区域全民健康信息平台
功能设计指导

主　编　胡建平

副主编　徐向东

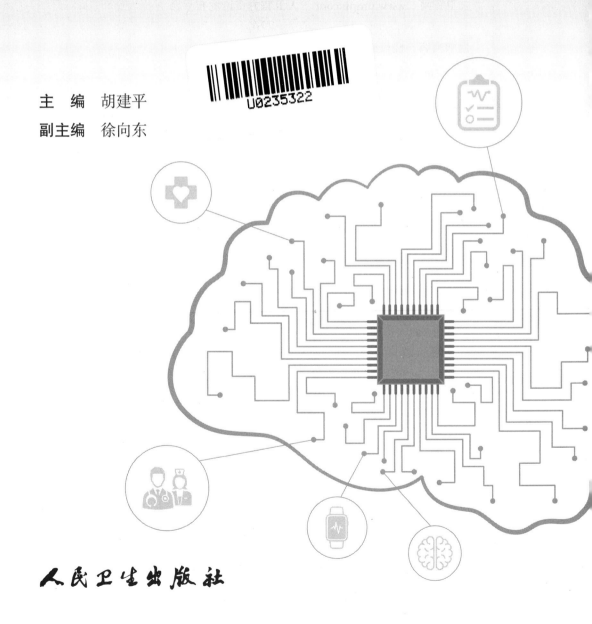

人民卫生出版社

图书在版编目（CIP）数据

区域全民健康信息平台功能设计指导 / 胡建平主编 . —北京：人民卫生出版社，2018

ISBN 978-7-117-26591-1

Ⅰ. ①区… Ⅱ. ①胡… Ⅲ. ①健康 – 管理信息系统 – 中国 Ⅳ. ①R194.3

中国版本图书馆 CIP 数据核字（2018）第 078699 号

人卫智网	www.ipmph.com	医学教育、学术、考试、健康，购书智慧智能综合服务平台
人卫官网	www.pmph.com	人卫官方资讯发布平台

区域全民健康信息平台功能设计指导

主　　编：胡建平
出版发行：人民卫生出版社（中继线 010-59780011）
地　　址：北京市朝阳区潘家园南里 19 号
邮　　编：100021
E - mail: pmph @ pmph.com
购书热线：010-59787592　010-59787584　010-65264830
印　　刷：北京铭成印刷有限公司
经　　销：新华书店
开　　本：787×1092　1/16　　印张：17
字　　数：424 千字
版　　次：2018 年 5 月第 1 版　2018 年 7 月第 1 版第 2 次印刷
标准书号：ISBN 978-7-117-26591-1/R·26592
定　　价：52.00 元

打击盗版举报电话：010-59787491　E-mail: WQ @ pmph.com
（凡属印装质量问题请与本社市场营销中心联系退换）

《区域全民健康信息平台功能设计指导》
编写委员会

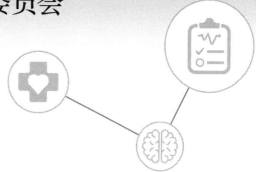

主　　编	胡建平
副 主 编	徐向东
编辑助理	周光华
编　　者	（按姓氏笔画排序）

王永峰　吕　炜　朱忠良　刘学峰　江　涛　孙　卫　孙向东　李　新
李志荣　杨　白　杨　帆　肖树发　吴天智　吴新兰　何　炜　张　斌
张宇希　陈　坤　武　琼　周光华　郑　静　赵　飞　胡建平　俞建明
徐向东　高昭昇　郭　一　盛　军　梁　刚　彭　飞　葛　伟　傅承主

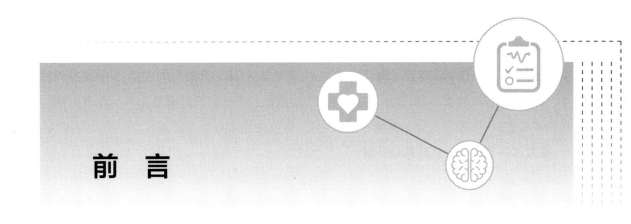

前　言

中共中央、国务院《"健康中国 2030"规划纲要》明确提出,全面建成统一权威、互联互通的全民健康信息平台,到 2030 年,实现国家省市县四级全民健康信息平台互通共享、规范应用。建设区域全民健康信息平台对于推进医疗健康大数据开放共享、深度挖掘和广泛应用具有重要意义。为指导和促进区域全民健康信息平台功能建设规范化、标准化水平,国家卫生计生委规划与信息司、统计信息中心 2016 年组织编制了《省统筹区域人口健康信息平台应用功能指引》,全面体现了国家对全民健康信息平台建设要求,充分考虑了各级平台建设的现状和存在问题。

为保障功能指引文件要求的落地实施,开展功能指引解读工作非常必要和紧迫,国家卫生计生委统计信息中心确定了"客观公正、紧贴实际、引领发展"的基本原则,组织全国部分省市卫生计生委统计信息中心的相关专家、从事卫生信息化的知名企业、专家围绕《省统筹区域人口健康信息平台应用功能指引》开展了解读。经过多次讨论、校核、修改完善,历时近一年完成了《区域全民健康信息平台功能设计指导》。

本书总体上围绕功能指引原文展开,各章节相互联系又相对独立,读者可以根据实际需要跨章节阅读。第一章包括 23 个功能点,介绍如何加强惠民服务功能,增强群众的获得感;第二章从 18 个功能点解读如何促进业务协同效率,推动管理纵横联动;第三章中 29 个功能点,阐述如何提升业务监管水平,提供政令落地抓手;第四章对 13 个功能点解读如何夯实平台基础建设,对强化信息支撑保障。具体内容参考了各地实际实施开展的应用,对于每个功能点从场景描述、流程分析、功能设计等 3 个层面进行解读。场景描述通过分析功能点涉及参与主体或者业务主题,向读者介绍功能点使用的部分业务场景。流程分析是梳理、归纳了功能点涉及业务的具体操作,给出具体、直观的流程图或架构图,读者需要结合实际业务需求进行设计和实施。功能设计是针对功能点涉及的主要功能进行具体、详细说明,在功能设计、开发实施阶段可以参考使用。

　　本书体现了新时代全面深化医改的要求、全民健康信息化发展规划的要求，具体内容涉及业务需求分析、技术实现路径等，旨在面向决策领导者、业务管理人员、CIO、系统研发人员等，是辅助管理决策支持、指导区域平台建设、规范信息系统研发的重要参考。本书的撰写得到诸多省级、市级卫生计生委统计信息中心、信息化建设有关专家的大力支持和帮助，在此，对大家的辛勤劳动表示衷心感谢！

编者

2018 年 2 月

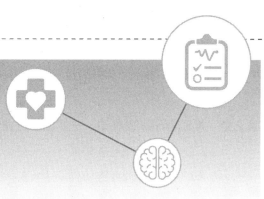

目 录

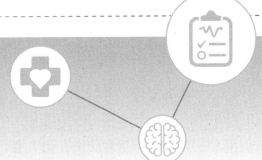

第 **1** 章

增强群众的获得感
——如何加强惠民服务功能

1.1 预 约 挂 号

1.1.1 功能原文

为广大居民提供预约专家号、普通号服务,可以通过健康网站、手机 APP 等多种方式实现。

具体功能包括:统一号源池管理、医疗机构号源管理、患者身份认证、预约规则管理,预约、挂号流程、医疗机构和专科专家介绍。

1.1.2 应用场景

(1) 居民注册与认证

居民首次预约,通过网站、手机 APP、自助机、智能机器人等多种方式进行个人注册,注册就诊人的真实有效基本信息,包括就诊人的真实姓名、有效证件(身份证、居民健康卡、社保卡)、性别、联系方式等,通过身份证、居民健康卡、社保卡、手机号码、生物识别等形式进行个人身份验证。

(2) 信息查询与预约支付

居民通过多种方式,查询医疗机构和专科专家介绍或根据智能导诊服务调阅医疗机构和专科专家介绍以及相关号源信息,根据个人需要选择合适的号源,确认预约后通过统一支付服务完成线上支付或选择线下支付。

(3) 预约反馈与就诊

预约挂号服务根据预约规则,审核居民的预约信息,将审核结果通过多种方式反馈居民,包括预约失败、重新预约提示及预约成功凭证(预约条码、预约编号等)。居民通过预约凭证或有效身份证件,根据预约挂号流程前往预约的医疗卫生机构就诊。

(4) 预约号源管理

预约挂号服务采集医疗机构提供的号源、科室和专家等信息,并根据时间、专科、医疗机构、疾病等标准进行分类管理,通过多种渠道发布预约形式、预约内容、预约时间等信息。

(5) 预约信用管理

对于预约但未履约的居民,爽约达到一定次数后,将其纳入预约黑名单,一定时间内(比如 6 个月)不可使用预约挂号功能。同时将失信居民信息反馈到所在地区的居民信用体系中。

1.1.3　业务流程

居民通过多种预约渠道,进行注册和个人身份认证;根据个人选择或者智能导诊推荐,查询预约挂号服务统一管理的预约号源,确认预约并支付,完成预约;预约挂号服务审核预约申请并反馈;居民根据预约时间和预约凭证前往医疗卫生机构就诊(图 1.1.3-1)。

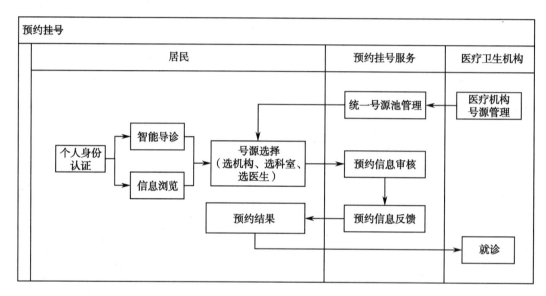

图 1.1.3-1　预约挂号业务流程图

1.1.4　功能设计

(1) 统一号源池管理

预约挂号服务提供统一的预约号源交互服务,包括:号源信息采集服务,采集号源、医疗机构、科室、专家等信息;号源信息发布服务,向多种渠道发布号源信息;预约审核服务,提供统一号源池取号,医疗机构号源确认和号源释放等服务;预约信息反馈,提供向预约居民反馈预约成功或失败信息、预约电子凭证和预约挂号流程等信息。

(2) 医疗机构号源管理

医疗卫生机构对院内门诊、检验检查、住院等资源进行管理,包括:预约号源管理,按照医疗卫生机构门诊排班、检验检查设备、医院床位、限号数等信息自动生成号源,并配置号源的属性、生成周期和渠道取号周期等;号源分配,按照限号总量、限号比例或自定义放号源等方式按预约渠道灵活分配号源。

(3) 患者身份认证

对预约居民提供身份认证,包括:①居民注册,手工录入或者通过智能设备自动采集居民身份证、居民健康卡等基本信息;②患者绑定,注册用户可绑定多个就诊患者,包括就诊患者姓名、性别、身份证号、社保卡号、手机号码、与本人关系、就诊患者费用类型等信息;③患者信息审核认证:通过身份证件、居民健康卡、社保卡、生物识别等形式对预约患者个人信息的合法性和准确性进行自动校验和人工审核。

(4) 预约规则管理

按照卫生计生行政管理部门对预约挂号的管理要求对预约规则进行设置,包括:预约诊疗形式、预约诊疗内容、预约诊疗时间、预约分类、号源发布时间、单用户预约和撤销频次、黑名单、预约就诊流程和患者评价等,并视实际情况可对预约规则进行调整。同时可按照预约规则提供预约确认、预约取消、就诊确认和预约就诊评价等服务。

(5) 预约、挂号流程、医疗机构和专科专家介绍

预约挂号服务通过多种形式向居民提供预约指导与帮助,包括:预约形式、预约内容、预约时间、挂号流程、医疗机构和专科专家介绍等相关信息。

(6) 预约黑名单管理

实现对预约挂号的爽约管理,能够记录爽约次数,同一居民爽约一定次数后,系统自动将其纳入黑名单管理,一定时间内不可使用预约挂号功能。将黑名单管理功能与本地区的居民信用体系对接,将居民的爽约情况反馈到居民信用体系中。

1.2 智能导诊

1.2.1 功能原文

针对患者提供就医导诊的互联网服务,主要是提供给患者安全、可靠、权威的就医指导意见,保障居民合理、有序、安全地就医。

具体功能包括:医疗机构介绍(包括医院简介、医生简介、科室简介、人均费用/平均住院日/手术费指标等)、医生检索(提供按照医院、专家、症状、疾病等不同条件检索查找医生)、就医体验与评价(查看居民在医疗机构就诊的就医体验和对医疗机构、医生的评价)、就医推荐(根据推荐规则,如距离、热度(如就诊人次)、历史评价等,推荐就医医疗机构或医生)。

1.2.2 应用场景

(1) 医疗卫生服务检索

居民通过多种方式,在预约挂号等各类惠民服务中检索区域范围内的医疗卫生服务信息;智能导诊服务根据居民自身的症状、疾病、位置和医疗卫生机构的专科特色、专家特长、医疗费用和用户评价等信息推荐就医,并支持对接预约挂号服务完成预约挂号。

(2) 智能导医

根据居民的基本信息(姓名、性别、年龄、居住地等)、医疗卫生机构的信息(位置、专科、专家、患者评价等)和居民录入的症状、部位等疾病信息,通过大数据分析和人工智能技术,向患者推荐就诊的医院、科室、医生,并支持对接预约挂号服务完成预约挂号。

(3) 导航与就医服务评价

居民完成预约挂号后,支持地图导航、网约用车等多种出行服务,帮助患者到达就医机构;居民就诊结束后,对就医体验与医疗服务进行评价,同时,医疗卫生机构对居民的就医体验与医疗服务评价给予公开,为他人就诊需求提供参考。

1.2.3   业务流程

居民通过多种方式,人工检索区域内医疗卫生服务情况,按照机构等级、科室特色、距离远近、医生专长、门诊排班、剩余号源等情况检索合适的就医推荐;或通过输入病症等相关信息获得推荐医疗卫生机构、科室和医生。确认就医后对接预约挂号服务完成预约挂号,通过导航地图等多种手段辅助出行帮助居民到院就医。就医后对医疗机构、医生进行就医体验评价,并提供评价反馈与查询(图 1.2.3-1)。

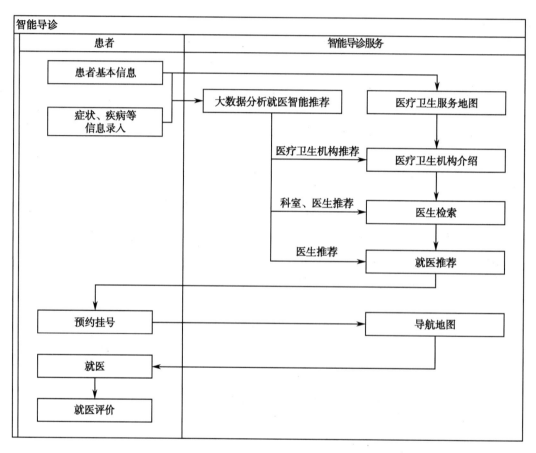

图 1.2.3-1   智能导诊业务流程图

1.2.4   功能设计

(1) 医疗机构介绍

居民通过多种方式在预约挂号等多种惠民服务中查询区域医疗卫生服务信息,包括医疗卫生机构简介(机构基本情况、诊疗科目、科室、特色专科、主要专家、交通引导、医院网址等)、科室简介(科室基本情况、病区床位、专业特点、人员组成、学术科研等)、医生简介(姓名及照片、职称、执业医生资格、专长、出诊时间等)、就诊指南(预约挂号流程、门急诊就诊流程、住院就诊流程等)、预约排班、平均住院日(按病种的平均住院日)、诊疗费用(常见病、多发病和按病种收费疾病的门诊或住院费用)等。

（2）医生检索

居民在预约挂号等多种惠民服务中筛选检索条件（医院、科室、症状、部位、疾病、职称、患者评价等），在医疗卫生服务目录中检索符合条件的医生列表，显示医生姓名及照片、职称、执业医生资格、专长、从医经历、科研教学、出诊时间等信息。

（3）就医推荐

对居民健康医疗数据（个人基本信息、地理位置、健康档案、电子病历、症状、部位、疾病等）和医疗卫生服务资源数据（医疗机构水平、医生特长、号源剩余数量、就诊热度情况和就诊满意度等）进行数据分析，向患者推荐就医建议。

针对适合由社区卫生服务机构首诊或开展慢性病管理的病种，可优先推荐附近社区卫生服务机构，并重点宣传社区全科诊疗、家庭医生签约服务与健康档案管理、慢性病管理等制度，逐步引导居民通过家庭医生签约和分级诊疗体系进行诊疗服务。

（4）就医体验与评价

居民完成就医后在多种惠民服务中对就医过程（包括医院环境、医疗技术、医疗质量、医护人员服务态度、窗口人员服务态度、就医流程、隐私保护等）、服务主体（包括医疗卫生机构、科室、医生和护士等）进行全面评价。医疗机构在患者评价后，可对患者的就医体验与医疗服务评价给予公开。支持根据居民评价和医院改进措施，生成医疗卫生服务满意度评分，并提供评分查询检索和大数据分析。

1.3 双 向 转 诊

1.3.1 功能原文

在双向转诊过程中，利用居民健康卡等实现转诊身份确认，可以通过跨院医生之间的交流、上级医院医生与患者交流，及时对患者作出临床诊断，并提供心理疏导和健康教育，为联系和安排相关医疗资源、利用区域人口健康信息平台等实现转诊身份确认及信息共享，为方便患者顺利转诊提供服务。

具体功能包括：远程医患交流、诊间预约、转诊绿色通道等服务、医保（新农合）转诊的业务联动。

1.3.2 应用场景

（1）上转

上转是指下级医院将患者转诊到上级医院的转诊模式，包括门诊转诊、检查转诊以及住院转诊。上转可以是基层医疗卫生服务机构向二三级医院的转诊，也可以是二级医院向三级医院的转诊。

以基层医疗卫生服务机构向二三级医院的转诊为例，对于无法确诊或者危重患者，基层医生向上级医院通过转诊绿色通道发起转诊申请，提交转诊单以及患者病历资料，上级医院接诊确认后为患者优先安排就诊。

对于基层医院无法开展的检验检查项目，基层医生为患者开立检验检查申请单，并为患者预约上级医院的检验检查，患者直接到上级医院进行检验检查。上级医院将患者的检验检查结果以及诊断报告回传至基层医院。

（2）下转

患者在上级医院完成治疗后，对于需要进行后续治疗、康复治疗、疾病监测以及护理的患者，上级医院结合患者意愿，并宣传、鼓励、动员患者转入到下级医院，由下级医院完成后续治疗。上级医院将患者的病历资料发送给下级医院，向下级医院接诊医生交代患者病情。

1.3.3 业务流程

以基层医疗卫生服务机构（下级医院）与二三级医院（上级医院）之间的双向转诊为例，患者在基层医疗卫生机构首诊后，医生调阅患者健康档案进行辅助诊断。对于需要转诊的患者，由基层医生向上级医院发起上转流程，并向上级医院发送初步诊断、检验检查、治疗等相关信息。上级医院在接收转诊患者后，调阅患者的健康档案，安排诊断治疗。患者在上级医疗机构完成诊疗后，对于需要进行后续治疗或康复的患者，上级医生将患者转回基层医疗机构，同时说明诊疗过程、康复治疗建议及注意事项，基层医生应根据患者实际情况提供进一步的治疗和康复服务，必要时可以将患者再次转诊（图 1.3.3-1）。

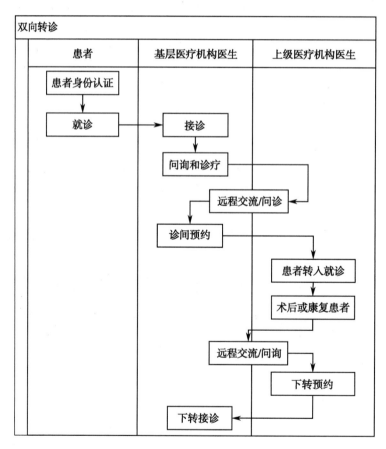

图 1.3.3-1 双向转诊业务流程图

1.3.4 功能设计

（1）转诊通道管理

转诊机构管理。实现对双向转诊业务参与方的管理，包括发起方（申请机构、申请科室、申请人)、监管方(行政管理部门)、接收方(申请机构、申请科室、申请人)。

转诊权限管理。维护转诊参与机构的权限,包括申请权限、审批权限、接收权限、对患者医疗资料共享查看的权限(可查看患者部分诊疗资料或全部资料)、对患者资料编辑的权限(填写会诊意见、发布检验报告、检查报告)等。

转诊通道配置管理。维护双向转诊的业务通道,将申请机构、监管机构和接收机构关联起来,能够支持转诊机构之间的业务流转和信息传递。

(2) 转诊业务管理

转诊申请。为医生提供转出申请单功能,包括患者的基本信息、转入医院信息、转出医院信息以及提交患者病历信息等。

转诊审核。支持转出医院管理部门对医生转出申请的审核,以及转入医院或者区域转诊管理部门对转诊申请的审核。

转诊处理。转入医院同意接收患者后,医院做接诊处理。主要功能包括接诊处理意见录入、转入患者列表、转诊单信息查看等。

就诊确认。医院在接收患者后,为患者在本院信息系统做登记,并将患者的转诊前病历信息导入本院信息系统。

转诊病历调阅。支持转入医院医生对患者病历信息的调阅,包括诊断信息、检查检验报告、处方和治疗信息等。

健康档案调阅。支持转出医院和转入医院在转诊过程中对患者健康档案的调阅,查看患者的健康记录、疾病史、过敏史等健康情况。

(3) 转诊绿色通道服务

支持患者身份识别,通过读取居民健康卡等介质,实现转诊患者身份确认,并将患者识别为待转诊患者。若该患者为签约患者,可通过转诊绿色通道将患者上转,上级医疗机构接收转诊请求,并将转诊患者标识为"优先服务",可优先保障转诊患者的诊疗服务。

(4) 医保(新农合)转诊的业务联动

医保转出。转出医疗机构审核、确认患者诊疗费用,为患者办理转诊结算手续和转出手续,并将患者就诊状态调整为转出状态。

医保转入。转入医疗机构通过居民健康卡等介质实现患者转诊身份确认,为患者办理转入登记和医保业务接续。

1.4　统一支付服务

1.4.1　功能原文

基于居民健康卡整合居民就诊支付渠道,提供覆盖主流在线支付机构(基本 / 商业医疗保险、银行、第三方支付平台)的统一支付服务。

具体功能包括:用户管理(个人用户、接入机构用户、黑名单)、个人用户实名制认证管理、接入机构资质管理、促销管理、积分管理、综合分析、手机 APP。

1.4.2　应用场景

(1) 线下支付

自费患者通过缴费窗口或自助机支付医疗费用,除现金方式外,患者可以使用居民健康卡、银行卡、第三方支付等多种支付方式支付医疗费用。医保患者(含新农合患者)使用医保卡刷卡支付医保部分的费用,自费部分的费用支付方式同自费患者。

(2) 线上支付

患者通过统一支付平台 APP,绑定居民健康卡支付账户、个人医保账户、银行卡支付账户、第三方支付账户,开通线上支付功能。医院将患者的医疗费用电子账单提交到统一支付平台,患者确认后通过 APP 进行线上支付。

为保证资金的安全,对支付的安全保障,除常规的密码策略外,还会采用生物认证的方式,如人脸识别、指纹识别等。

(3) 先诊疗后付费

先诊疗后付费是一种信用支付方式。对于已经签约先诊疗后付费协议的患者,签约机构为患者授信一定的支付额度,在授信范围以内的医疗费用不需要在就诊过程中支付,患者可以在就诊结束后对本次医疗费用进行支付,可以线下支付,也可以线上支付,可以结算医保费用,也可以支付自费费用。医疗费用支付后,恢复患者的授信额度。

1.4.3　业务流程

(1) 线下支付

自费患者就诊后,医生开立检验检查申请单、处方,如果患者使用居民健康卡支付,医院系统将调用统一支付平台的居民健康卡支付功能,从患者的居民健康卡账户中扣除医疗费用。当患者居民健康卡账户余额不足时,需要通过现金、银行卡、第三方支付等方式补足医疗费用。

医保患者的支付除调用医保结算接口外,其他流程与自费患者相同。医院系统可以直接与医保系统对接,也可以通过统一支付平台与医保系统对接(图 1.4.3-1)。

(2) 线上支付

线上支付是指医院将患者医疗费用账单发送到 APP,患者通过 APP 进行在线支付。开通线上支付的前提是患者必须有居民健康卡账户,而且必须是统一支付平台的实名认证用户。医保患者需要绑定其医保账户并开通医保账户的线上支付功能。

对于自费患者,统一支付平台首选健康卡账户自动扣款,不足部分由居民使用银行卡或第三方支付方式补足。在线支付不成功的,转线下支付(图 1.4.3-2)。

对于医保患者,医院通过统一支付平台向医保系统发出结算申请,医保系统结算后返回结果。对于需要自费部分的费用,支付流程同自费患者。

(3) 先诊疗后付费

患者需要先与政府委托的管理机构或金融机构签约,才可以享受"先诊疗后付费"服务。患者签约后,平台为患者分别提供门诊和住院的授信额度。对于在授信额度内的就诊费用,患者在就诊过程中可以先不用支付,直接接受医疗服务。待就诊结束后,患者需要在规定时间内通过线上或线下的支付方式,完成本次医疗费用的支付,平台为患者恢复授信额度(图 1.4.3-3)。

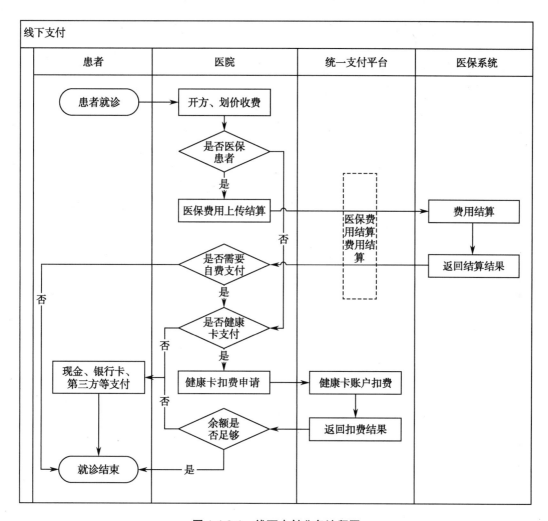

图 1.4.3-1 线下支付业务流程图

1.4.4 功能设计

（1）用户管理

提供用户注册、个人信息管理、密码管理等功能。对需要开通支付功能的用户进行实名认证，可以到指定机构的窗口进行认证，也可以在线认证。提供健康卡账户和医保账户绑定服务，绑定后可由统一支付平台自动扣款。

（2）医疗机构接入管理

包括医疗机构的机构注册、资质审核、数字证书认证、前置设备注册、设备安全接入等功能。

（3）支付渠道管理

实现统一支付平台与医保系统、健康卡系统、银行系统以及第三方支付系统的对接，为各医疗机构提供统一的支付入口服务。医疗机构可以通过统一支付平台实现与医保系统的对接。

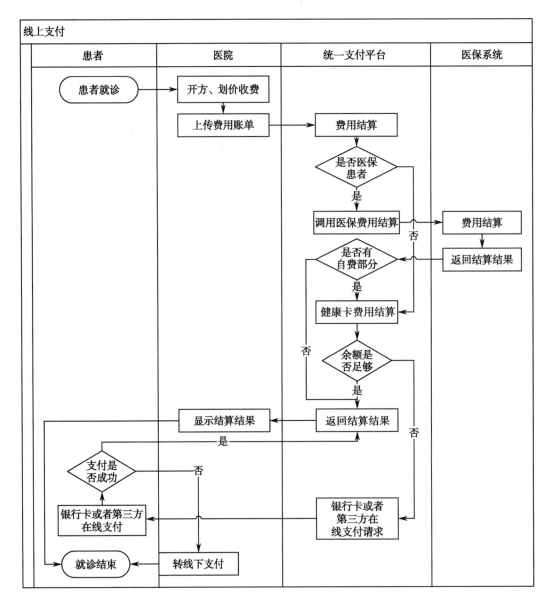

图 1.4.3-2 线上支付业务流程图

具体功能包括资金通道基本信息维护、结算通道维护、通道密钥与证书维护、通道路由维护等。

(4) 先诊疗后付费管理

提供患者授信管理功能,包括签约管理、授信额度管理、额度调整、信用评级、黑名单管理等。医院信息系统可与授信管理结合,实现诊间的信用支付。提供通过线上、线下等支付方式进行还款的功能,还款成功后恢复患者的信用额度。

(5) 综合分析

机构订单查询。医疗机构用户可以查询交易记录和退款记录,包含交易时间、交易金额、交易类型、交易状态等信息。

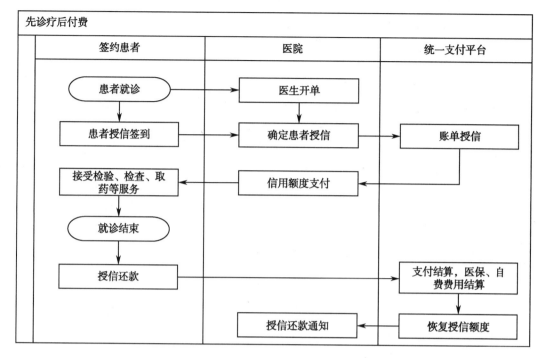

图 1.4.3-3　先诊疗后付费业务流程图

对账管理。提供统一支付平台与医疗机构的对账管理、与资金渠道的对账管理功能。基于对账结果,为医疗机构和支付机构提供差错处理功能。

清分管理。提供医疗机构与支付机构之间的清分管理,医疗机构将需进行对账和结算的交易按照不同的资金通道进行筛选分离和汇总统计,得到针对不同资金通道的应收笔数、应收金额、应付金额、总笔数等汇总文件,以及相应的对账明细文件。

(6) 手机 APP

本次交易确认。患者可以通过手机 APP 做线上支付确认,查看当次交易的详细结算情况,包括医保部分的费用和自费部分的费用及账单明细。

退费管理。支持通过 APP 的退费功能,可以将费用按原支付方式退回。

历次交易记录查询。患者可查询历次支付交易记录以及交易的详细信息,可按就诊机构统计医疗费用,可查询退款记录。

1.5　检验检查报告查询

1.5.1　功能原文

广大居民可以通过区域全民健康信息平台提供的门户网站、手机 APP 等多种途径,查询近日在区域内医院进行的检验检查报告。

具体功能包括:报告提醒、报告查询、报告定制与推送。

1.5.2 应用场景

(1) 报告提醒与定制

居民在医疗卫生机构所做的检验检查报告结果生成时,检验检查报告服务通过区域全民健康信息平台门户网站、手机 APP 等多种途径向注册用户发送检验检查报告提示信息,包括报告结果生成提醒、对应的查阅方式和定制推送的检验检查结果;对于居民未查阅的检验检查结果信息给予特殊标识和提示。同时居民可根据检验检查项目、异常结果等条件定制报告推送时间、推送频次和推送内容等。

(2) 报告查询

居民接受检验检查报告生成提醒后,可通过推送内容中的查询方式和地址通过多种在线方式查阅检验检查报告结果;或使用居民健康卡或居民身份证件等介质,在线下通过自助机、医院一站式服务窗口查询本次或历史检验检查报告。

1.5.3 业务流程

居民在医疗卫生机构就医过程中完成检验检查服务生成报告时,检验检查报告查询服务根据用户定制的提示信息和推送内容,向用户推送报告查询提示或直接推送检验检查结果,居民可以根据查询提示通过多种途径查询相关报告结果(图 1.5.3-1)。

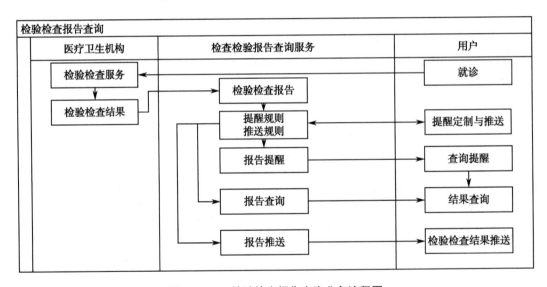

图 1.5.3-1　检验检查报告查询业务流程图

1.5.4 功能设计

(1) 报告提醒

医疗机构生成检验检查结果时,提供检验检查报告上传服务、检验检查报告提醒服务,根据检验检查报告上传的检验检查项目、检验检查时间和检验检查异常等数据,依据居民定义的信息提醒和报告推送规则,向居民指定的渠道推送相关提示信息和报告,提示居民进行查阅,对于未查询信息按照定制规则进行后续消息提醒和信息推送。

（2）报告查询

居民在收到检验检查结果提醒信息后，注册用户可通过多种渠道查询本次检验检查结果和报告，或者使用居民健康卡或居民身份证件等标识介质在自助机和医院一站式服务平台查询本次或历史检验检查报告结果、支持报告结果数据导出和打印等服务。

（3）报告定制与推送

居民通过多种途径，按照服务时间、服务机构、检验检查科目、异常结果等条件定制信息提示、结果推送和查询服务的时间和内容；报告提醒、报告查询和报告推送服务依据居民的定制结果推送对应的提醒消息和检验检查结果报告以及历史变化趋势等信息。

1.6　出院病人随访服务

1.6.1　功能原文

病人出院后一段时间内，由主管医生与社区全科医生协同对患者提供的随访服务。

具体功能包括：随访规则管理、随访方案制定、随访信息记录、复查情况记录、随访结果分析与推送。

1.6.2　应用场景

（1）随访方案制订

医疗机构的主管医生结合患者实际情况制订患者出院随访方案，并与社区全科医生进行交流，为患者院外康复治疗及复诊提供专业指导与服务。

（2）随访方案执行

社区全科医生根据随访方案对患者进行随访，详细记录患者随访与复查情况等各类随访信息。社区全科医生随访结束后，将随访数据上传至区域全民健康信息平台，医疗机构的主管医生和社区全科医生对随访信息进行统计与分析及随访方案的调整。

1.6.3　业务流程

社区全科医生按照医疗机构主管医生制订的患者出院随访方案为出院病人提供随访服务，并将随访信息、患者复查信息上传至区域全民健康信息平台。区域全民健康信息平台将上述信息分别推送至电子病历数据库及电子健康档案数据库，便于主管医生根据患者最新情况调整随访及康复治疗方案。医疗机构主管医生与社区全科医生可对随访信息进行统计分析，随访分析结果可通过区域全民健康信息平台推送给患者，为患者康复或进一步治疗提供参考建议（图 1.6.3-1）。

1.6.4　功能设计

（1）随访规则管理

结合随访周期、随访疾病分类、随访疾病阶段设定随访规则，可以根据患者最新病情及康复情况对随访规则进行调整。

（2）随访方案制订

提供随访方案的新增、修订和删除等维护功能，可以根据患者实际情况、疾病类别、康复

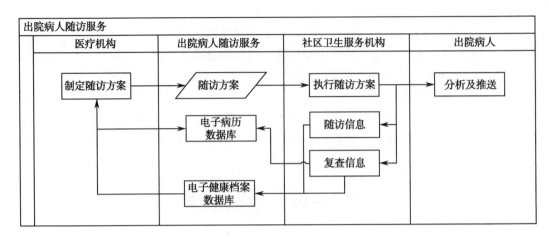

图 1.6.3-1　出院病人随访服务业务流程图

要求、治疗需要等因素制订随访方案,包括随访时间、随访内容、注意事项等内容;能够根据患者康复与治疗情况对随访方案进行调整和修订。

(3) 随访信息记录

社区全科医生在对患者进行随访时,可查看患者基本信息、门诊和住院诊疗信息、历次随访记录等既往资料,能够对随访所获取的相关信息进行记录。

(4) 复查情况记录

主管医生与社区全科医生协同为出院患者提供复诊服务,支持对复诊时间、复诊病历的记录以及对历次复诊信息查询。

(5) 随访结果分析与推送

对患者的历次随访与复查结果进行统计分析,为主管医生调整患者的治疗与康复方案提供支持;支持将随访结果和分析结果通过区域全民健康信息平台推送给患者,为患者下一步康复治疗提供专业指导与服务。

1.7　出院病人膳食指南

1.7.1　功能原文

为术后患者提供出院后的膳食指导,明确不同疾病、不同身体状况的饮食规则,避免常见的饮食误区,提供有针对性的个性化膳食指导以及对特定人群开展指导。

具体功能包括:膳食设置检索、膳食知识库、膳食推荐与评价。

1.7.2　应用场景

(1) 膳食方案制订

患者出院后,医疗机构的营养师以及主管医生根据患者的疾病、身体状况,共同为患者制订膳食方案,并将膳食方案交给患者本人及患者所属的社区卫生服务机构。

(2) 膳食方案执行

患者根据医院的膳食方案安排日常的饮食,社区卫生服务机构对重点患者的饮食进行指导,并对膳食效果进行评价。医疗机构的营养师和医生根据膳食评价结果对膳食方案进行调整。

1.7.3 业务流程

医疗机构的营养师和医生根据出院患者的诊疗情况、禁忌证、体质分类等综合因素,参考膳食知识库,为出院患者制订膳食指导方案。社区机构的工作人员根据膳食方案对患者的日常饮食进行指导,并根据患者康复情况,及时对膳食效果进行评估,将评估结果反馈医疗机构,医疗机构根据膳食应用和评价效果,调整膳食方案(图 1.7.3-1)。

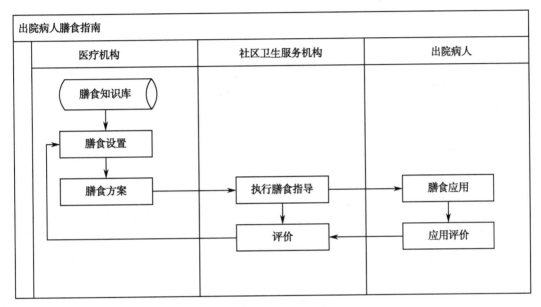

图 1.7.3-1 出院病人膳食指南业务流程图

1.7.4 功能设计

(1)膳食设置检索

根据患者疾病分类、疾病成因、诊断结果、体检结果、检验检查身体状况、中医辨识体质、注意事项、禁忌和膳食食品分类等属性信息对患者的膳食进行设置;支持膳食字典管理、信息的标准化和规范化管理。

支持从膳食知识库检索推荐的膳食计划,搭配具体的膳食制作方法及注意事项,结合患者检验检查结果数据,设定适应膳食方案的区间值,并根据不同阈值推荐对应的膳食组合和膳食计划。

(2)膳食知识库

提供多种形式的疾病营养指导、营养健康教育资料,提供针对不同人群、病种、体质的膳食选择原则、膳食营养指南、膳食原料的营养成分及数量、膳食组合的营养搭配,及适合个人要求的膳食组合选择。

(3)膳食推荐与评价

支持按疾病分类、禁忌证分类、食品分类、中医辨识体质分类等查询条件,推荐膳食搭配,并可就膳食推荐进行评价。

1.8   家庭医生签约服务

1.8.1   功能原文

面向社区、乡镇居民,通过门户网站、手机 APP 等多种途径,预约家庭医生上门服务、查询服务记录、在线健康咨询。

具体功能包括:家庭医生签约服务申请与服务签订、个人及家庭就诊记录的查询和推送、家庭医生上门服务记录的查询和推送、居民健康咨询回复信息的查询和推送、健康常识及惠民活动信息的发布、社区医生信息的发布。

1.8.2   应用场景

(1)居民 / 家庭

居民 / 家庭通过多种途径查询社区家庭医生信息,明确签约服务内容、方式、期限和双方的责任、权利、义务及其他有关事项,选择合适的家庭医生签约。签约居民依据签约服务内容享受基本医疗、公共卫生和约定的健康管理服务。

(2)家庭医生

家庭医生与居民签约,为居民提供基本医疗、公共卫生和约定的健康管理服务,具体服务内容包括常见病和多发病的中西医诊治、合理用药、就医路径指导和转诊预约等;国家基本公共卫生服务项目和规定的其他公共卫生服务;针对居民健康状况和需求,制定不同类型的个性化签约服务内容,包括健康评估、康复指导、家庭病床服务、家庭护理、中医"治未病"服务、远程物联网健康监测等。

1.8.3   业务流程

居民 / 家庭通过多种途径,选择家庭医生、服务项目、服务期限,提交签约申请;家庭医生根据自身签约情况和服务能力,审核签约协议向居民发送回执信息(审核通过或审核未通过的原因),审核通过的申请签署服务协议。家庭医生按照协议要求向居民提供基本医疗、公共卫生和约定的健康管理服务,服务完成后,详细记录服务信息。签约居民 / 家庭获取相关记录并评价服务质量(图 1.8.3-1)。

1.8.4   功能设计

(1)家庭医生签约服务申请与服务签订

为居民 / 家庭提供签约服务协议内容,包括:①签约机构选择,按照居住区域查询可签约医疗卫生机构的详细情况并选择;②家庭医生选择,查询可签约的家庭医生信息(团队成员、姓名、性别、职称、执业医生资格、专长、照片、从医经历等)并选择;③签约服务内容选择,选择服务套餐、服务项目、服务期限等。

签约服务协议生成与签订,根据居民 / 家庭选择的签约机构、团队、人员、服务内容和期限自动生成签约服务协议;签约服务申请,阅读确认同意家庭医生服务协议后提交家庭医生签约申请;签约服务协议签订,提供居民 / 家庭通过身份证、居民健康卡、电子签名、生物识别等身份识别手段进行在线签约或线下签约。

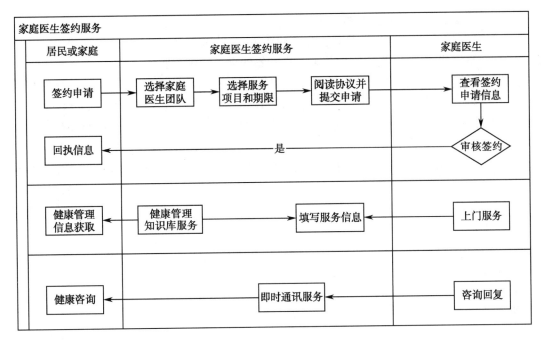

图 1.8.3-1　家庭医生签约服务业务流程图

为家庭医生提供签约居民信息管理、优先签约居民筛选、签约服务协议审核和签约服务协议签订服务。签约居民信息管理服务，支持对首次签约申请、续约用户自动判定，对于首次签约支持健康档案检索，未建档提示建档，维护居民签约信息和对应健康档案信息；优先签约居民筛选服务，支持从健康档案自动筛选优先签约的居民／家庭，如慢性病患者、精神障碍患者、老年人、孕产妇、儿童、残疾人等；签约服务协议审核和签约服务协议签订，支持根据签约服务负荷和签约服务能力审核签约服务申请，并支持线上和线下签约。

（2）签约服务记录的查询和推送

个人及家庭就诊记录的查询和推送服务，为签约居民提供个人及家庭就诊历史记录查询服务，包括历次就诊过程的各类申请信息、诊疗记录、交流记录等；支持多种途径接收上述信息的推送服务；支持对家庭医生提供的基本医疗服务进行满意度评价。

家庭医生上门服务记录的查询和推送服务，为签约居民提供家庭医生上门服务记录查询服务，包括历次服务的服务内容（基本医疗服务、公共卫生、健康管理服务等）、服务对象、服务时间、服务评价等；支持多种途径接收上述信息的推送服务；支持对家庭医生提供的上门医疗和健康服务进行满意度评价。

居民健康咨询回复信息的查询和推送服务，为签约居民和家庭医生提供在线咨询通道，支持文字、图片、图表、问卷、音频、视频等方式的实时交互服务；支持签约居民通过多种方式查询健康咨询的回复信息，并可接收上述信息的推送服务；支持对家庭医生提供的健康咨询服务进行满意度评价。

健康常识、惠民活动和社区医生信息的发布服务，为签约服务机构提供家庭医生基本情况、团队特色和满意度反馈等方面的服务介绍，并通过多种方式对辖区居民发布；为签约的家庭医生，提供签约家庭健康状况；为签约家庭定期、及时、主动的发布健康知识、季节性或突发性公共卫生事件信息、疾病预防、惠民活动等信息，为居民提供健康管理服务。

（3）家庭医生签约的服务与绩效管理

为家庭医生签约服务机构提供签约区域管理、签约医生管理、签约服务管理、签约协议模板管理、签约费用管理、签约优惠政策管理和签约绩效管理等服务。

签约区域管理服务，规划签约区域并制定负责此区域的家庭医生；签约医生管理服务，支持新增、修改、删除家庭医生维护服务，支持对团队成员的新增、修改、删除等维护功能；签约服务管理，提供包含基本医疗（涵盖常见病和多发病的中西医诊治、合理用药、就医路径指导和转诊预约等）、公共卫生（涵盖国家基本公共卫生服务项目和规定的其他公共卫生服务）和健康管理服务（包括健康评估、康复指导、家庭病床服务、家庭护理、中医"治未病"服务、远程物联网健康监测等）的服务目录和针对居民健康状况和需求，制定不同类型的个性化签约服务套餐；签约协议模板服务，支持协议模板的新增、修改、删除等维护服务；签约费用管理服务，支持根据签约服务费按个人、医保基金和基本公共卫生经费的分担比例划分，对居民自费部分完成线上或线下支付操作；签约优惠政策管理，支持签约优惠政策的新增、修改、删除等辅助，支持将签约优惠政策自动纳入签约协议。

签约绩效管理服务，支持自动采集家庭医生签约服务记录和居民满意度反馈，按照服务数量、服务质量等因素对家庭医生进行绩效管理。

（4）新兴技术辅助签约服务

大数据智能健康评估服务，为签约的居民和家庭医生提供健康风险评估模型，对完整的健康数据进行分析，包括年龄、性别、个人史、既往史、家族史、生活习惯、医疗数据等，提供疾病等健康风险的量化评估，帮助居民综合认识健康风险，纠正不健康生活行为和习惯，帮助医生识别高危人群；支持制订个性化的健康管理干预计划；支持多种评估形式。

智能个性服务推荐，提取签约居民 / 家庭的健康、医疗、生活、健康评估、健康风险等数据，形成个性服务标签，支持标签化个性服务推荐和精准干预治疗措施。

物联网远程健康监测服务，为签约居民提供可穿戴的健康监测设备，实时测量传送居民的体重、身高、体温、睡眠、体脂、血压、血氧、心电、脉搏、呼吸、血糖、血脂、尿酸、胆固醇、胎心、胎动、地理位置、运动能耗等生理指标；对实时传送的健康数据进行智能监测，支持根据居民的健康标签、评估结果和监测数据趋势自动分析指标，并将异常指标实时提醒家庭医生和指定联系人。

常见疾病辅助诊断服务，根据疾病诊断指南结合医疗健康大数据分析，为家庭医生在进行基本医疗服务中提供常见病的风险分级和诊疗干预方案推荐，辅助家庭医生进行疾病风险判别，推荐最优诊疗或干预方案。

1.9   中医治未病服务

1.9.1   功能原文

为居民提供高可及性的疾病预防和常见疾病高危因素等知识，提供疾病预防保健指南、各时节多发疾病预防知识、简易验方、公共卫生常识等多种健康知识，力求降低常见疾病发病率、增加疾病康复成功率，从而实现降低医疗支出、促进全民健康的目标。

具体功能包括：预防保健机构注册与审核、预防保健机构信用管理、"治未病"各类健康干预服务数据采集等、"治未病"数据分析与决策支持系统。

1.9.2　应用场景

（1）机构管理

包括"治未病"机构的注册审核、信用评价等工作。由"治未病"服务机构与主管机构共同完成,用于保证"治未病"服务机构的专业水准与公信力。

（2）健康教育

由"治未病"服务机构设计并经主管部门同意后,结合各时节易患病,发布若干健康教育内容,将"治未病"工作前移,降低疾病危险因素对服务对象在日常生活中的影响。

（3）数据采集

"治未病"从业人员通过系统采集服务对象的体检记录、健康评价、诊疗记录等各类数据,为基于数据科学化开展"治未病"业务提供支持。

（4）信息查询

服务对象可查询系统中的健康指导知识、统计数据等,从而了解疾病的各方面知识。

（5）数据分析

通过对"治未病"数据的统计分析与挖掘,可以得出"治未病"开展状况、公共卫生状况等一系列有价值数据。

1.9.3　业务流程

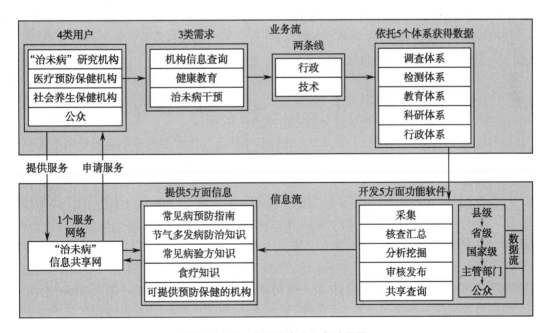

图 1.9.3-1　中医治未病业务流程图

1.9.4　功能设计

（1）中医预防保健机构登记

"治未病"机构通过网站填写注册信息(包括机构代码、机构名称、地址、联系方式、成立日期、机构等级、"治未病"特色专科、专家设置等),申请预防保健机构注册备案。由相关主管部门进行审核,如审核未通过,"治未病"机构需按照审核意见重新提交注册备案申请。

1) 门户注册:在注册模块中,填写或选择本机构的基本信息,包括机构代码、机构名称、地址、联系方式、成立日期、机构等级、"治未病"特色专科、专家设置等。

专家设置、"治未病"特色专科,均可上传专家典型案例或证明材料,以辅助审核。

2) 信息审核:主管部门对注册信息进行审核,检查申请机构的基本信息、专科特点、"治未病"业务经验等,出具审核意见。

必填项要求。审核结果为必填,或直接审核通过,或说明未通过原因。

审核时限。可按注册机构申请时间排序。

3) 注册信息发布:审核通过后,以邮件等方式通知申请单位,同时在系统门户上发出公告,并添加到"治未病"可选机构列表中,为患者或疾病高危人群提供就诊选择服务。

4) 未通过者反馈:对审核未通过的,将以邮件等方式通知申请机构,申请机构按照审核意见重新提交审核申请。

(2) 中医预防保健机构信用管理

对提供"治未病"服务的机构进行信用管理。系统根据指定"治未病"机构日常工作的数据,分析其疾病预防保健监管与服务的信用信息,并根据评价指标规则进行分类评价,为管理部门的监管工作提供数据支持。

1) 信用信息收集:系统可抽取"治未病"机构的基本信息、从业人员信息、日常"治未病"工作的医疗服务记录,形成信用主题数据库。

抽取内容。因信用评价涉及多方面数据,并且在不同阶段可能有不同的政策要求,系统可通过模板机制,指定抽取的目标数据库与目标字段。

抽取任务管理。因"治未病"的日常服务工作属于业务工作,而信用评价工作属于管理类工作,前者数据在业务数据库中存储,后者由主题数据库负责存储,为防止对日常业务工作造成性能干扰,系统可提供抽取任务的定时或负荷指标。

2) 信息审核:系统对收集的"治未病"机构基本信息与医疗服务数据进行最基本的审核工作,如有一票否决式指标,也可在本环节完成。经过本环节审核的数据方可进入下一环节进行信用评级。

3) 信用评价:系统根据收集的"治未病"信用评价数据,按照预定义的信用指标进行信用评级,并将评级结果发布到系统门户上;信用评级未通过者,则将评价结果返回给原机构,等待下一次审核。

信用指标设置。机构的信用评级指标,可由系统进行设置后发布到门户上,使"治未病"机构知晓并在工作中贯彻执行;同时,下一次信用评级即按照最近设置的信用指标进行。

信用管理机制。系统记录各"治未病"机构的历次信用评级,若某机构多次评为较差级别,系统可将其归类到"低信用机构"类型当中,相关管理部门可酌情处置。

(3) "治未病"健康教育

"治未病"服务机构可在系统中发布中医预防保健信息,国家中医药管理部门可对信息进行审核并发布,实现中医预防保健信息资源共享。

可提供常见疾病的预防保健指南、节气多发疾病预防知识、简易验方、公共卫生常识等多种健康知识。同时,结合用户需求及个性化特征,可主动进行知识推送。

1) 知识生成:"治未病"健康教育知识管理机构负责维护预防保健类知识,结合最新行业政策、寒暑时节等诸多因素,维护健康教育知识。

知识分类管理。可将"治未病"健康教育知识按预定义的分类进行管理,如"脾胃病""儿童易患"等。分类体系可由知识管理机构维护。

关键词检索。在分类基础上,每篇"治未病"文档均可设置若干关键词。所有添加的关键词均可作为检索条件,便于用户快捷找到知识内容。

知识提交。"治未病"知识管理者可将某些需要发布的内容选中后,提交至审核人进行审核,此环节自动检查既往已发布过的内容,由知识管理者决定是否重复提交。

2) 信息审核:"治未病"主管部门负责审核健康教育知识。

3) 知识发布:经审核的"治未病"知识可发布到系统门户。此信息同时可开启订阅模式,手机用户可订阅此系统发布的内容。

(4)"治未病"数据采集

"治未病"数据采集模块,是根据预防目标设计的结构化模板,完成数据采集工作。本阶段可采集的数据包括:诊断类数据、辩证分析数据、干预措施(包括物理措施、外治措施、内治措施)数据等,通过全面的健康干预服务过程数据采集,精确地分析"治未病"效果,探索改进措施,为管理决策提供参考。

1)"治未病"模板设计:系统可根据"治未病"的病种等工作要求,制作包含各种健康状况描述的模板,"治未病"工作人员在模板基础上完成健康档案数据记录工作。模板当中还包括一些自动信息抽取工作,减少手工完成内容。

2) 数据预选:在记录服务对象健康档案过程中,系统可根据所选择的服务对象,后台匹配其基本信息与既往健康干预史,从而对当前的数据记录给出建议以及禁忌列表。

3) 健康档案记录:系统提供专用表单,"治未病"工作人员可选择模板后添加一次服务记录,完成数据记录任务。

数据记录过程中,由系统辅助完成数据校验与转换等一系列工作;健康档案记录的一些重点环节如下:

病历部分规范内容完成。"治未病"健康档案中某些内容与病历规范相同,模板中也会提供常用描述模板,选择合适的模板内容完成即可。

中医查体内容记录。根据中医四诊规范,从模板中选择相应的面诊、舌诊、脉诊等内容,完成查体内容记录。

中医诊断内容记录。模板当中可内置标准的中医疾病与证候诊断,选择完成记录即可。

中医辨证记录。模板当中可设置常见疾病的表征描述过程,记录健康档案时,根据服务对象具体情况选择修改完成。

中医诊疗记录。中医常见病的诊疗过程可以设置在模板当中,由"治未病"工作人员针对服务对象具体情况选用。

4) 数据记录辅助功能:

数据转换。支持值域映射,支持模糊匹配及人工匹配确认双重映射方法,简化映射复杂性,提升实施效率。

支持默认值填充,可自定义默认值内容。支持函数转换,可根据业务需要自定义转换规则。包括数据过滤、数据清洗、数据替换、数据计算、数据验证、数据加解密、数据合并、数据拆分、数据裁剪、数据追加、数据丰富等功能。

数据校验。在数据产生的业务机构完成数据质量校验工作,根据校验规则执行数据校验,仅上报校验通过的数据。

对校验失败的数据,支持生成校验报告。校验业务包括字段级合理性校验及业务级完整性校验。

数据缓存。结合浏览器的缓存机制,提供内置缓存库,可进行保存前数据备份,并提供多种存储策略与清空策略。

(5)"治未病"信息查询服务

公众在注册后可根据查询条件输入信息,查询平台内的"治未病"资源情况(如预防保健机构简介、专科简介、专家简介等)。同时可查询可提供"治未病"预防保健机构的信用记录。

1)查询条件设计:用户可根据城市、医院、专科、专家姓名等设置查询条件。城市、医院等字典型数据可实现级联选择,专家等内容可选,也可直接填写姓名作为条件。

2)查询条件分析:系统可对查询条件进行分析,处理其中的逻辑关系、否决关系等,以及同义词、相似词的自动填充。

3)检索数据库:系统根据分析完毕的查询条件,查询数据库中与查询条件相似度较高的内容。

4)返回查询结果:系统可将查询出的所有内容,根据用户查阅率、自身权重关键词等因素综合排序后,展现在前端。

(6)"治未病"数据分析与决策支持

可将机构注册信息、咨询服务信息、服务对象咨询信息、健康评价信息、机构信用信息等各类数据进行汇总、分析。建立科学分析指标体系,采用专业工具对采集的数据进行汇总、分析和深度挖掘,用报表和图形等多种方式进行展现,为中医预防保健监管和服务改善提供数据依据。分析方式包括统计分析和趋势分析等。

1)数据选择:系统可选择指定时间范围、指定机构范围的某病种或多病种"治未病"数据。

2)模型选择:根据所研究的问题类型及数据特征,选择适当的模型。系统默认给出常见的统计与数据挖掘模型。

3)统计量输出:系统可在选择的数据基础上,默认输出常见的统计量,如均值、方差、中位数等。

4)报表输出:系统可输出多种管理决策工作所需要的报表,并提供报表生成工具,通过可视化操作实现数据指标配置报表,典型报表有:

患病指标报表。可生成某病种的患病率、患病年龄、性别等诸多要素的报表。

危险因素报表。可生成目标人群的吸烟、血压、总胆固醇、运动状况等危险因素报表。

随访指标报表。可生成患病人群的随访率、依从性等诸多指标的随访工作报表。

预防保健质量报表。可生成目标病种生存率、生存质量报表。

同时,在此环节可根据预设的健康评价指标,生成健康评价报表,完成目标人群的健康评价工作。

1.10　健康档案查询

1.10.1　功能原文

居民通过互联网、自助服务等多种途径,依据居民健康卡等进行身份实名安全认证与有效授权,实现对居民电子健康档案的查询。

具体功能包括:居民可查询个人自身的就诊记录、检验检查结果、公共卫生服务记录、授权查询规则等。

1.10.2　应用场景

（1）居民查询健康档案

居民可随时通过门户网站、手机客户端等多种途径使用居民健康卡查询个人健康档案,主要包括:就诊记录、检验检查结果、公共卫生服务记录等内容。通过比较一段时间内自身健康数据变化情况,实时了解自身健康状况、疾病发展趋向、治疗效果等,对自身健康状况做到有效跟踪和健康管理。

（2）健康档案查询权限设置

居民健康档案系个人隐私,居民可通过互联网、自助服务等多种途径对健康档案查询权限隐私进行设置。居民只有开放健康档案查询权限后,医生方可查询该居民的健康档案。

1.10.3　业务流程

（1）健康档案查询

在居民进行健康档案查询之前,居民必须利用身份证或居民健康卡等进行身份实名安全认证,认证通过后,居民才可调取全民健康信息平台中的个人健康档案,查询就诊记录、检验检查结果、公共卫生服务记录等信息（图 1.10.3-1）。

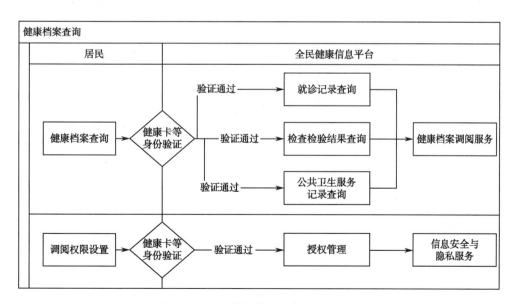

图 1.10.3-1　健康档案查询业务流程图

(2) 调阅权限设置

居民调用全民健康信息平台的"信息安全和隐私服务"发起调阅权限设置申请、验证居民身份信息、对授权规则进行配置、设置信息安全保护与隐私保护。该权限设置只影响到居民本人的健康档案调阅。

卫生计生行政管理部门也可调用全民健康信息平台的"信息安全和隐私服务",设置区域内所有居民的授权规则及信息安全保护和隐私保护调整。

1.10.4   功能设计

(1) 就诊记录查询

居民通过身份实名安全认证与有效授权后,可利用居民健康卡选择就诊类型、就诊医疗机构、就诊时间、就诊科室等查询条件查询个人在不同时期、不同医疗机构的就诊记录,包括诊断、药品处方、检验检查报告结果等。

(2) 检验检查结果查询

居民可查询检验检查项目及进展状态等,包括检验检查项目名称、标本类型、采集时间、送检时间、检验部门、报告时间、报告状态、是否有危急值等。对已出报告的检验检查项目,可以查看检验检查报告,居民通过报告结果趋势变化图,了解同一检验检查指标在居民历史检验检查过程中的变化情况。

(3) 个人公共卫生服务记录查询

居民能够查询个人在区域内享受的公共卫生服务。比如:公共卫生机构预防接种、儿童健康、孕产妇健康、老年人健康、慢性病、传染病等公共卫生服务记录情况。

(4) 授权查询规则

授权使用:卫生计生行政管理部门授权公共卫生服务机构(例如社区卫生服务中心)发放居民健康卡,居民在区域内社区卫生服务中心首次就诊时,通过健康卡等进行身份实名安全认证与权限设置、规则授权等;居民可以针对不同授权对象,设置详细的授权规则,包括授权时长、查看目录等。

授权情况历史查询:居民可以查询电子健康档案授权历史列表,包括授权时间、授权对象、当前状态等。

访问记录查询功能:查询居民健康档案在某一时间内的被访问信息,可查看调阅者、调阅时间等信息。

1.11   健 康 评 估

1.11.1   功能原文

依据健康评估模型对收集到的居民数据(诊疗数据、疾病管理数据、妇幼保健数据、健康体检数据等)进行健康评估以及相关危险因素分析。

具体功能包括:评估模型建立、指标体系建立、个人健康评估、群体健康评估,与个人健康管理互动,让健康医疗大数据服务惠及百姓。

1.11.2 应用场景

（1）健康评估模型与健康指标体系管理

全民健康信息平台支持健康评估模型和健康指标体系的自定义管理,包括健康评估模型和健康指标体系的增加、删除、修改,实现不同类型的健康评估功能。

（2）居民个人健康评估

个人健康评估用于辅助社区家庭医生对签约居民健康进行个体健康评估。居民与社区全科家庭医生签约后,家庭医生须对居民健康数据(诊疗数据、疾病管理数据、妇幼保健数据、健康体检数据等)及居民生活方式信息进行健康评估和相关危险因素分析,准确掌握签约居民健康状况,有针对性地进行健康干预与指导等。

平台支持居民与家庭医生交流互动;家庭医生可根据健康评估结果,对居民进行在线健康指导与干预;居民可通过健康咨询,与家庭医生交流个人健康有关问题。

（3）群体健康评估

群体健康评估主要用于卫生计生行政管理部门公共卫生人员,根据公共卫生监测趋势,从区域、特定人群、特定病种等方面对群体健康状况进行评估,为区域环境、食品安全、职业卫生等提供数据支撑。

1.11.3 业务流程

（1）个人健康评估

签约家庭医生可根据居民人群分类,向居民推送个人健康评估。全民健康信息平台根据面向居民的健康测评问卷/访谈和平台居民健康档案基础信息(诊疗数据、疾病管理数据、妇幼保健数据、健康体检数据等),生成健康评估报告。家庭医生对健康评估报告进行确认复核和编制制定相应的健康改进计划后推送给居民。居民可在线与家庭医生实时沟通,落实个人健康管理计划。居民可通过面向公众的"健康评估"进行健康自我评估(图 1.11.3-1)。

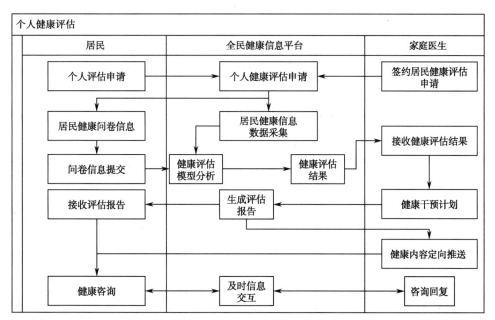

图 1.11.3-1 个人健康评估业务流程图

(2) 群体健康评估

卫生计生行政部门公共卫生工作人员可根据区域疾病监测 / 健康危险因素监测状况，通过全民健康信息平台开展群体健康评估。全民健康信息平台通过对区域性或群体性相关数据的采集、录入、分析，经健康评估模型评估分析后，生成群体健康评估结果。群体健康评估结果经审核同意后，可在区域范围向居民公示公告，预防和降低群体性健康疾病风险的发生 (图 1.11.3-2)。

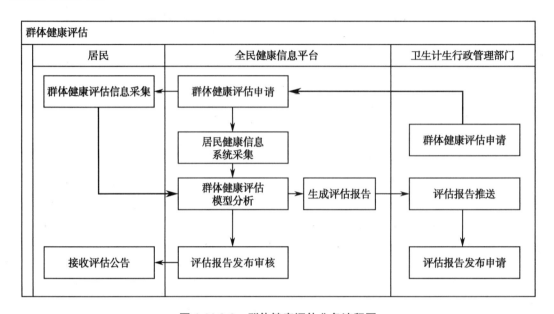

图 1.11.3-2　群体健康评估业务流程图

1.11.4　功能设计

(1) 评估模型建立

评估模型建立主要依据收集的个体或者群体健康信息对目标的健康状况、未来患病或者死亡的危险性用循证医学、循证公共卫生学的模型进行量化评估，旨在预测评估目标的健康潜在风险性。

评估模型建立提供健康评估模型的管理维护，包括新增、删除、修改、查询功能。可对评估模型进行分类维护管理和树型结构展示。评估模型分类主要包括健康过程与结果评估、生活方式及健康行为评估、公共卫生监测与人群健康评估等。

(2) 指标体系建立

健康评估指标体系要符合健康评估模型的需求，一般包括有生理指标、生物遗传指标、环境因素指标、行为因素指标、流行病学指标以及医疗服务指标等。

建立健康评估指标体系知识库，可对评估指标进行多维度分类、维护、查询等，可对具体指标内容进行新增、删除、修改、查询，可根据评估指标体系自定义评估问卷。

(3) 个人健康评估

个人健康评估包括个人健康信息的收集、风险评估、评估报告等。

个人健康信息包括基础信息、体格检查、实验室检查等。基础健康信息包括：一是年龄、性别、文化程度、职业、经济收入、婚姻状况等数据；二是现在健康状况、既往史、家族史；三是生活习惯,包括吸烟状况、身体活动状况、饮食习惯及营养调查、饮酒状态等;四是危险因素,如精神压力等。体格检查及实验室检查主要包括:身高、体重、腰围、血压、血脂、血糖等。个人健康信息收集,可通过问卷调查/访谈向居民采集和通过全民健康信息平台调取居民健康档案信息来完成。

风险评估。根据评估类型,基于健康评估模型算法和健康评估指标知识库,完成健康评估以及相关危险因素分析。

评估报告。根据健康评估及相关危险因素分析结果,自动生成对应类型的个人健康评估报告。

(4) 群体健康评估

通过区域性或群体性相关数据的采集、录入、分析,发现相关危险因素,生成对应评估结果或报告。

群体评估数据采集,包括面向居民的调研问卷和面向全民健康信息平台的区域性健康数据采集、清洗、过滤及逻辑关联处理功能。

对于采集完成的相关数据,根据群体健康评估模型,按地域/人群分类进行环境、食品安全、职业卫生等方面评估分析,并生成相关结论性、趋向性的评估报告。

(5) 个人健康管理互动

个人健康管理互动提供居民与签约家庭医生在线互动能力。

在线健康咨询,提供网站、手机客户端、第三方通信工具等多种形式的在线健康咨询服务。对于医生端提供咨询内容分类管理功能,包括按咨询时间排序、咨询关键字查询等提供关键信息通知提醒服务;提供咨询专家分级、分类管理功能。

健康干预与提醒。家庭医生可根据居民健康评估结果制订健康干预计划。健康干预计划可基于知识库自动生成,提供健康干预计划模版制定、管理、引用功能和健康干预计划生成逻辑维护、管理功能等。

1.12　慢性病管理

1.12.1　功能原文

面向居民通过门户网站、手机 APP 等多种途径,提供针对高血压、2 型糖尿病等慢性病的信息查询和信息推送服务。

具体功能包括:慢性病监护、随访评估信息、健康体检信息、健康状况信息、健康宣教和日常护理知识等。

1.12.2　应用场景

医疗卫生机构为辖区内高血压、2 型糖尿病等慢性病患者提供慢性病筛查管理、随访与评估、体检评估、慢性病诊疗及转诊等服务,以电子健康档案和电子病历为基础,通过全民健康信息平台同步信息,患者可以调阅慢性病管理信息和健康宣教知识。

(1) 慢性管理信息查询服务

医疗卫生机构为患者提供的慢性病管理和干预指导意见,并通过平台推送给慢性病患者。慢性病患者通过门户网站、手机 APP 等多种途径,经身份实名安全认证后可调阅查询个人高血压、2 型糖尿病等持续的慢性病监测信息、随访评估信息、健康体检信息、健康状况信息等,实时了解个人慢性病情况并主动管理。

(2)慢性病监护服务

医疗卫生机构在随访时采集慢性病患者的血压、血脂、空腹和餐后血糖等健康指标信息,或者绑定慢性病监护设备远程采集血压、血糖、运动计步等监护信息,上传到全民健康信息平台。患者可通过门户网站、手机 APP 随时查阅个人的慢性病监护信息,跟踪监护指标的变化。

(3)慢性病健康宣教和日常护理知识服务

医疗卫生机构发布的慢性病宣教知识同步到全民健康信息平台,根据居民的慢性病管理记录,识别居民的疾病类型和慢性病等级,从平台调阅同类型同等级疾病的健康宣教和日常护理知识,推送到该患者的个人门户或手机 APP。

1.12.3　业务流程

医疗卫生机构对慢性病患者建立慢性病专档,提供随访、评估、监护、体检等慢性病管理服务,采集慢性病监护信息、慢性病随访评估信息、健康体检信息、健康状况信息。通过全民健康信息平台同步到健康档案数据中心,患者在门户网站、手机 APP 与平台同步患者信息,查阅慢性病随访信息、健康体检信息、慢性病监护信息,接收健康宣教和日常护理知识的推送信息(图 1.12.3-1)。

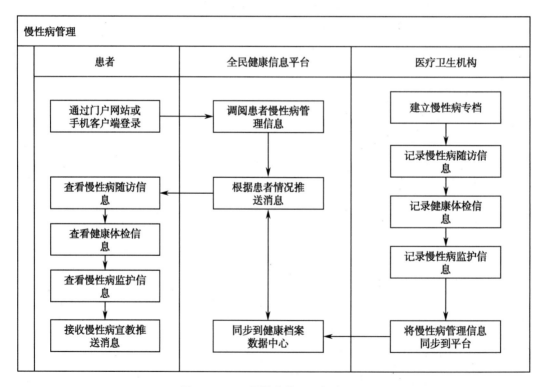

图 1.12.3-1　慢性病管理业务流程图

1.12.4　功能设计

（1）慢性病监护

医疗卫生机构对辖区内高血压、2 型糖尿病等慢性病患者进行随访评估,采集血压、血脂、空腹和餐后血糖等健康指标信息,也可由患者绑定智能慢性病监测设备(或移动端)远程上传血压、血糖等监护数据。患者通过门户网站、手机 APP 等多种途径随时查询个人监护指标变化,医疗卫生机构对监护信息进行跟踪,为患者提供慢性病管理指导、干预、健康教育服务。

（2）随访评估信息

医疗卫生机构对原发性高血压患者、确诊的 2 型糖尿病,每年提供多次面对面的随访,测量空腹血糖和血压等指标,询问患者疾病情况和生活方式,并评估是否存在危急情况,根据评估结果对患者进行健康管理干预。患者绑定个人身份标识,安全认证通过后在门户网站、手机 APP 查阅随访记录的指标信息、医生的评估指导意见。

（3）健康体检信息

医疗卫生机构对原发性高血压患者、确诊的 2 型糖尿病,每年进行 1 次较全面的健康体检,体检可与随访相结合。内容包括体温、脉搏、呼吸、血压、身高、体重、腰围、皮肤、浅表淋巴结、心脏、肺部、腹部等常规体格检查,并对口腔、视力、听力和运动功能等进行判断。患者绑定个人身份标识,安全认证通过后在门户网站、手机 APP 查阅个人的健康体检记录和体检报告。

（4）健康状况信息

医疗卫生机构对慢性病患者提供健康状况评估服务,通过问诊了解其基本健康状况、生活方式信息、慢性疾病常见症状、既往所患疾病、现已确诊疾病、治疗及目前用药和生活自理能力等情况。患者绑定个人身份标识,安全认证通过后在门户网站、手机 APP 查阅个人的健康状况信息。

（5）健康宣教和日常护理知识

患者通过门户网站、手机 APP 等多种途径,查询健康宣教和日常护理知识信息,包括健康生活方式信息、健康膳食信息、运动健康信息、心理健康信息、日常护理常识和注意事项等信息。根据患者的慢性病管理情况,个性化地进行知识的推送。

1.13　精神疾病管理

1.13.1　功能原文

面向居民通过门户网站、手机 APP 等多种途径,提供针对各种精神疾病的信息查询和信息推送服务。

具体功能包括:就诊记录信息、随访评估信息、健康体检信息、日常心理健康和护理知识等。

1.13.2　应用场景

医疗卫生机构为精神疾病患者提供诊疗服务、随访服务以及体检服务后,通过数据交换功能,将患者就诊信息、随访评估信息以及健康体检信息推送区域全民健康信息平台,平台提供数据共享服务,针对精神疾病居民(患者及家属),定期将连续有效的健康管理信息通过门户网站、手机APP等多种途径为居民(患者及家属)进行推送,结合居民的精神疾病管理状况推送相关的日常心理健康和护理知识。

(1)精神疾病管理信息查询服务

医疗卫生机构为居民提供的精神疾病管理信息通过平台推送给居民(患者及家属)。居民(患者及家属)通过门户网站、手机APP等多种途径,经身份实名安全认证后可调阅查询患者精神疾病相关的就诊信息、随访评估信息、健康体检信息等,实时了解患者精神疾病状况并进行管理。医务人员为患者提供的精神疾病管理和干预指导意见可以通过平台推送给精神疾病患者及家属。

(2)日常心理健康和护理知识推送服务

面向居民提供日常心理健康和护理知识推送服务,根据居民的健康管理记录,识别居民的精神疾病患病信息,根据患者的精神疾病管理状况,从平台调阅健康宣教和日常护理知识,推送到该患者及家属的个人门户或手机APP,患者及家属可以进行查阅。根据精神疾病居民的诊疗服务、随访服务及体检服务记录,结合居民的精神疾病管理状况,为患者及家属推送相关的日常心理健康和护理知识。

1.13.3　业务流程

医疗卫生机构为精神疾病患者提供诊疗服务、随访服务以及体检服务后,通过数据交换功能,将患者就诊信息、随访评估信息以及健康体检信息推送至全民健康信息平台。患者及家属可以通过门户网站、手机APP等多种途径调阅精神疾病管理服务信息,查阅就诊记录信息、随访评估信息、健康体检信息、日常心理健康和护理知识等信息,了解病情及发展状况(图1.13.3-1)。

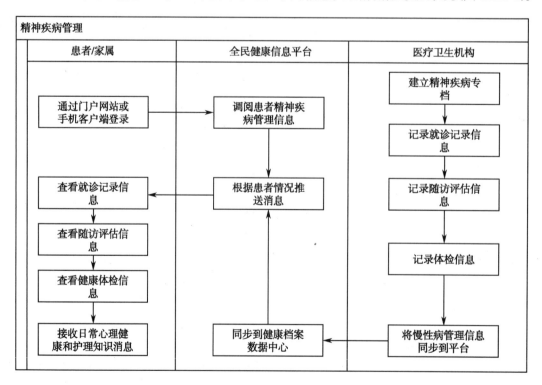

图 1.13.3-1　精神疾病管理业务流程图

1.13.4　功能设计

（1）就诊记录信息

医疗卫生机构为患者提供精神疾病诊疗服务，记录诊疗信息并同步到平台，通过平台的共享服务，患者及家属通过门户网站、手机 APP 等途径查询患者个人精神疾病相关的就诊记录信息，实时掌握了解相关诊疗情况、用药、治疗以及康复指导方案等，通过获取到的药品信息，患者及家属可以在手机 APP 设置用药提醒，根据医嘱按时服药。

（2）随访评估信息

医疗卫生机构为患者提供精神疾病随访评估服务，记录随访评估信息并同步到平台。通过平台的共享服务，患者及家属基于全民健康信息平台，通过门户网站、手机 APP 等途径查看患者个人精神疾病相关的随访评估信息，实时掌握了解近期评估情况，根据评估情况做好精神疾病的健康管理；同时患者及家属通过门户网站、手机 APP 等方式向全民健康平台以及医疗卫生机构反馈患者监护记录信息，主要包括患者居家情况（居家、走失、外出打工、迁居他处、住院、其他）、日常行为表现（自伤、自杀、伤害他人、砸物、其他）、病情（好转、无变化、加重）、用药情况（用药依从性、是否按医嘱服药、药品不良反应）等。

（3）健康体检信息

医疗卫生机构为精神疾病患者提供健康体检服务，记录健康体检信息并同步到平台，通过平台的共享服务，患者及家属通过门户网站、手机 APP 等途径查看健康体检信息，了解患者身体各项指标状况，包括血压、血糖、血常规、肝功能、心电图以及健康指导信息，便于患者及家属结合就诊记录信息进行日常监护和信息反馈。

（4）日常心理健康和护理知识

患者及家属可以通过门户网站、手机 APP，查询日常心理健康和护理知识，引导患者心理健康发展，保持心理健康，消除忧郁和痛苦，帮助其融入社会。帮助患者及家属了解护理注意事项，高度关注患者心理健康，加强心理危机干预，有效辅助治疗，预防和减少极端案（事）件的发生。平台根据患者的精神疾病管理情况，个性化地进行日常护理、不良反应处理措施以及干预措施等知识的推送。

1.14　接种免疫服务

1.14.1　功能原文

通过免疫接种服务记录在区域内的共享和互认，为儿童提供跨定点机构的接种服务，加强免疫接种服务过程中的信息对称，为居民提供免疫接种服务提醒和相关知识。

具体功能包括：免疫接种服务提醒、接种记录查询、跨区免疫接种服务、接种知识定制与推送、接种档案记录。

1.14.2　应用场景

基于全民健康信息平台为居民提供面向医疗卫生机构的免疫接种服务和面向居民的免疫公众服务。

(1) 免疫接种服务

通过免疫接种服务在区域内不同机构间的数据共享,实现接种人群在不同机构进行连续的跨机构接种服务,提高接种效率和提升接种服务水平。免疫接种服务信息包括接种时间、接种疫苗、接种反应等可在区域内共享和互认,实现免疫接种跨区域的医疗信息协同服务。

(2) 免疫公众服务

免疫公众服务向居民提供接种查询、提醒、信息推送等服务,使得居民能主动参与到接种流程中,提升免疫公众服务水平。免疫公众服务通过网站、手机客户端等途径,为居民提供接种服务提醒、接种记录查询、接种知识定制与推送、接种档案查询等多项公众信息服务。

1.14.3 业务流程

医疗卫生机构进行免疫接种并记录接种档案信息,通过全民健康信息平台实现跨区域免疫接种的信息共享。居民通过门户网站、手机客户端等方式可以进行接种记录查询,接收消息提醒,获取免疫知识信息,并能够对接种后不良反应进行及时反馈(图 1.14.3-1)。

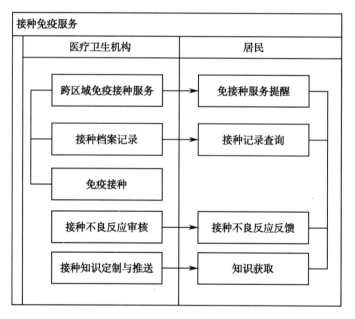

图 1.14.3-1   接种免疫服务业务流程图

1.14.4 功能设计

(1) 免疫接种服务提醒

根据儿童出生日期、健康档案及当前已接种疫苗的相关信息,按照疫苗接种时间要求,生成下一次疫苗接种时间、接种内容等提示信息,通过网站、手机客户端等途径将相关免疫接种提醒信息推送给居民。

(2) 接种记录查询

提供接种记录查询服务,居民经过身份认证后可通过网站、手机客户端查询免疫接种记录。

(3) 跨区免疫接种服务

接种机构通过跨区免疫接种服务提供的接种记录查询功能,能够获取不在常住地接种单位进行接种的儿童基本信息和接种信息,并根据信息为跨区免疫接种的儿童提供接种服务,并通过全民健康信息平台进行数据交换,将本次接种的信息在健康档案及接种记录中进行更新。

(4) 接种知识定制与推送

建立和维护免疫接种知识库,提供录入和维护接种知识库信息、知识库信息查询等功能,对免疫接种机构信息、幼儿不同阶段免疫接种信息、疾病及疫苗知识、常见不良反应信息等信息进行维护。

全民健康信息平台提供信息推送服务,为消息订阅用户生成需要推送的接种知识信息。居民可以通过网站、手机客户端等方式搜索、订阅、接收和查看平台推送的接种知识信息。

(5) 接种档案记录

全民健康信息平台采集并整合区域内免疫接种档案记录,按照授权规则为其他应用系统提供接种档案信息接口服务,满足医疗业务协同以及信息共享调阅的需要。

1.15　医　养　服　务

1.15.1　功能原文

依托家庭医生签约机制,对社区内医疗护理服务与养老服务资源进行整合,以全民健康信息平台为纽带,以居民健康卡等为介质,以老年人适宜的医疗卫生服务为重点,实现区域内各类有需求的老年群体适宜的医疗卫生服务全覆盖。

具体功能包括:养护需求申请、服务计划推送、服务评价、全科医生与养老机构签约、需求评估、服务资源调配、服务计划制定、服务前提醒、服务档案记录、服务质控、服务机构排名等。

1.15.2　应用场景

医养服务主要包括机构养老、社区养老或日间照护中心及居家养老等医疗健康与养老护理融合服务模式,为慢病、易复发病、大病恢复期、残障、失能、绝症晚期等服务对象提供医养护一体化融合服务。通过基层医疗、养老护理、健康管理一体化融合服务,将服务延伸到老人家中,延伸到社区与养老机构。

(1) 居家养老服务

养老服务机构按照居家养老服务偏好和个体特殊照护要求,为养老服务对象提供个性化的上门养老照护服务;同时,家庭医生为签约服务对象制定有针对性的健康管理服务,远程监测各项健康指标并将监测信息发送至全民健康服务平台,签约家庭医生可通过家庭医生服务工作站和家庭医生移动 APP 实时访问签约服务对象健康档案和实时体征监测信息,由家庭医生根据各类健康指标及健康管理对象身体实际状况上门提供定期体检、定期巡诊、家庭病床、社区护理等服务;养老服务机构根据能力评估和服务协议为居家养老服务对象提供日间照护等服务。

（2）机构养老服务

养老服务机构对有医养结合服务需求的老年群体提供集中的养老照护服务场所和集中养老照护服务,由养老护理人员提供专业护理和心理照护等服务。

（3）健康管理服务

签约家庭医生根据健康管理对象进行服务人群分类和健康评估,提供针对性的健康管理计划,包括健康评估、定期巡诊、定期体检、智能提醒、智能推送、远程监测等健康管理服务。

1.15.3　业务流程

（1）养老服务

由养老服务对象提出护理、生活照护需求或通过养老服务机构的能力评估确定养老护理服务类型与服务等级,养老服务机构为养老服务对象提供明确的服务项目和服务内容,并签订服务保障协议。养老服务机构信息化平台按照服务需求生成养老护理服务计划和服务订单,自动生成养老护理服务排班计划,并将服务起止时间及服务人员的信息与联系方式反馈给养老服务对象,养老服务机构信息平台提供单次服务评价及服务满意度测评功能,并形成养老服务机构排名基础信息依据（图 1.15.3-1）。

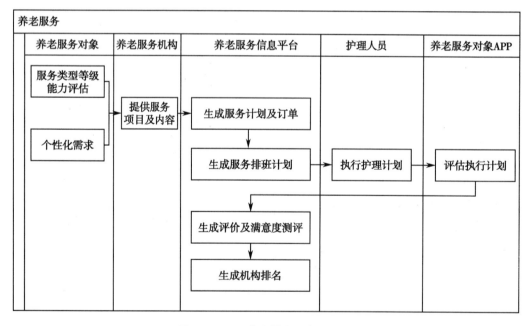

图 1.15.3-1　养老服务业务流程图

（2）健康管理服务

签约家庭医生根据健康管理对象对服务人群进行分类和健康评估,形成个性化的健康管理计划,为健康管理服务对象提供健康评估、定期巡诊、定期体检、智能提醒、智能推送、远程监测等健康管理服务。服务对象通过智能终端完成服务质量、服务态度的满意度评价（图 1.15.3-2）。

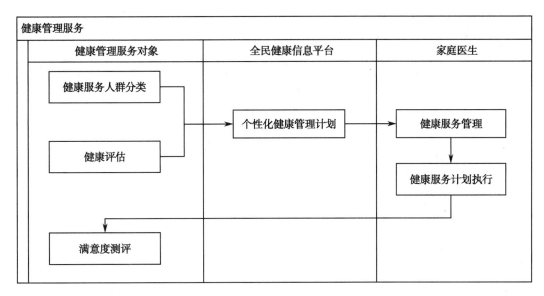

图 1.15.3-2　健康管理服务业务流程图

1.15.4　功能设计

（1）养护需求申请

养老服务对象向养老服务机构提出护理的需求申请。结合身体实际情况，以勾选表单的形式选择所需要的服务，表单内包含的服务内容包含生活护理需求、基本医疗服务、康复护理需求等，不同服务分别对应不同的服务提供者。

（2）服务计划推送

养老服务对象在提出养护需求并确认后，养老服务机构信息平台将相应的服务计划推送给养老服务对象，服务计划中包含服务类型、服务等级、服务项目、服务对象、服务人员、服务周期、服务时长、服务频度、服务注意事项等内容。养老服务信息平台向养老护理服务人员发送工作提醒，向养老服务对象提供服务信息提醒。

（3）服务评价

养老服务对象可以对养老服务机构服务人员，针对服务态度、服务专业程度、服务质量等方面进行满意度评价，评价可分级分档，服务评价结果将作为对养老服务机构和人员考核的依据和养老服务机构评价与排名的依据。

（4）需求评估

针对养老服务对象的实际失能情况和具体养护需求进行能力评估，提供个性化养护计划与方案，包括养护项目、护理等级、资格级别、工作年限。

支持多种评估标准、用户自定义评估项目，根据设置的分规则自动生成评估等级，为养老服务对象提供护理需求准确匹配的信息依据。

包括被评估者信息，如疾病诊断、近 30 天意外事件、信息提供者及联系人信息、日常生活活动评估表、精神状况评估表、感知觉与沟通评估表、社会参与等级；养老服务对象评估报告，如一级指标分级、养老服务对象能力初步等级、等级变更条款、养老服务对象能力最终等级、根据能力等级确定护理等级。

(5) 服务资源调配

全民健康信息平台可对区域内养老资源进行动态调配,以应对供需不平衡、服务供应不足的情况。具体表现为对机构床位的轮候管理和绿色通道安排。通常情况下遵照养老服务对象意愿或属地化服务的原则,当所属地服务资源无法满足需求时,可以从其他机构空闲的资源中进行调配,以满足养老服务对象的需求。

(6) 服务计划制定

养护计划包括养护起止日期、护理等级、护理人员、联系方式、记录入量、记录出量、日常用品消毒、勤换衣物、注射胰岛素、测量血压、指甲护理、洗浴及护理频次等。

(7) 服务前提醒

根据养老服务对象不同业务服务需求,养老服务信息平台和全民健康信息平台可根据服务计划,自动提前提醒养老服务对象、签约家庭医生及护理人员,提高计划的执行效率和可靠性。

(8) 服务档案记录

帮助医生、护士用移动端快速记录老人护理的完整过程,填写护理档案。对护理过程的记录内容包括护理前身体症状、护理后症状、体征信息、膳食情况、服务项目、服务时间、护理记录、现场录像和照相等。

(9) 服务质控

监管人员定期对养老服务对象进行回访,对服务质量和服务满意度进行询问和跟踪,对机构和服务人员的服务质量进行监管;对服务人员上门护理、康复的规范化流程的执行情况、护理档案记录内容进行质控。

(10) 服务机构排名

根据计划和服务执行情况,从服务效率、服务次数、满意度等各个维度对各养老服务机构的服务情况进行排名,展现各个养老服务机构的工作情况。

1.16 用 药 服 务

1.16.1 功能原文

面向居民和社区医生提供合理用药与安全用药知识查询服务。针对艾滋病、结核病、高血压、糖尿病、精神疾病等需要长期服药的疾病,面向妇女、儿童、老年人等特定人群提供规范用药提醒服务。

具体功能包括:药品信息查询、规范用药提醒等。

1.16.2 应用场景

(1) 居民用药服务

居民日常或患病时,针对病种或具体的药物提供药品的基本信息查询,同通用名、同品规药品信息查询,适应证、剂量、禁忌证、药物相互作用、配伍禁忌、过敏症、药物副作用及不良反应等安全用药相关知识查询,提高居民自身的用药安全意识和健康素养。

对需长期服用药物的妇女、儿童、老年人等特定人群,通过短信、手机客户端等方式进行规范用药的提醒,帮助患者得到及时有效的治疗。

（2）社区医生诊疗辅助服务

在社区医生开展诊疗服务时，提供相关药品的基本信息查询，同通用名、同品规药品信息查询，适应证、剂量、禁忌证、药物相互作用、配伍禁忌、过敏症、药物副作用及不良反应等安全用药相关知识查询，以及抗菌药物临床应用管理、重点监控、基本药物使用等合理用药相关知识查询，提高社区医生的服务能力和水平。

1.16.3　业务流程

全民健康信息平台建设合理用药与安全用药药品知识库，居民或社区医生可通过网站或移动客户端等渠道进行按病种或具体药物的相关用药知识检索。平台根据规范用药规则匹配需提醒的患者，向社区医生 / 家庭医生进行针对患者的用药提示，向患者推送规范用药提醒（图 1.16.3-1）。

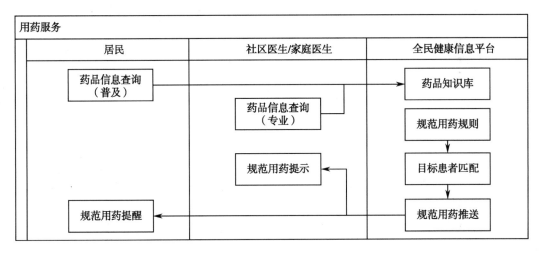

图 1.16.3-1　用药服务业务流程图

1.16.4　功能设计

（1）药品信息查询

建设合理用药和安全用药知识库。按病种或具体药物进行相关药品的基本信息查询，同通用名、同品规药品信息查询，药品适应证、剂量、禁忌证、药物相互作用、配伍禁忌、过敏症、药物副作用及不良反应等安全用药知识查询，以及抗菌药物临床应用管理、重点监控、基本药物使用等合理用药相关知识查询。

针对居民和社区医生分别提供普及和专业两种药品信息查询渠道。

（2）规范用药提醒

对已确诊需要长期服药的妇女、儿童、老年人等患者进行定向的规范用药提醒。包括在诊疗过程中提醒医生对患者给予规范用药的提示，将规范用药提醒推送给患者的家庭医生，通过短信或手机客户端等方式将规范用药提醒推送给目标患者。

1.17　健　康　教　育

1.17.1　功能原文

为全省或辖区居民提供健康教育服务,包括普及性教育和针对特定目标人群(如慢病、精神疾病、传染病、妇女儿童、老年人等)的精准教育,并对教育效果做出评价。

具体功能包括:资源库管理、信息推送服务、健康教育服务登记、健康教育评价。

1.17.2　应用场景

(1) 居民普及性教育

健康教育工作人员根据年度健康教育计划规定,进行健康教育服务登记。根据登记的健康教育服务内容,依托健康教育资源库提供相关健康教育服务内容,向全省或区域内居民推送健康教育信息,实现居民普及型健康教育。在完成健康教育后,可通过健康教育评价模块,面向居民开展健康教育评价。

(2) 特定人群精准教育

健康教育工作人员根据年度健康教育计划中特定人群健康教育要求,通过平台进行特定人群健康教育服务登记。健康教育工作机构根据登记的健康教育服务内容,针对特定目标人群(如慢性病、精神疾病、传染病、妇女儿童、老年人等),依托资源库,向其推送特定健康教育信息,实现精准教育。在完成健康教育后,可通过健康教育评价模块,面向居民开展健康教育评价。

1.17.3　业务流程

健康教育工作人员根据年度健康教育计划,通过全民健康教育平台进行健康教育登记,发起健康教育活动,并依托健康教育资源库调取相关主题的健康教育内容,为开展健康教育提供内容支撑。健康教育工作人员通过平台健康教育信息推送功能,向居民手机终端推送健康教育信息。在完成健康教育后,健康教育工作人员通过平台健康教育评价发起健康教育评价至居民,居民对健康教育效果进行评价后反馈给平台,存入本次健康教育活动档案,同时反馈至健康教育工作人员 (图 1.17.3-1)。

1.17.4　功能设计

(1) 资源库管理

实现对健康教育材料信息(知识库信息、音像制品、印刷物等)的登记与信息管理,可对健康教育材料信息进行增加、删除、修改、查询等。

(2) 信息推送服务

将健康教育活动信息推送到参加健康教育活动居民的手机或邮箱,包括健康知识讲座时间、地点信息,健康咨询或义诊活动开展的时间、地点信息等,并可以根据季节、天气情况和辖区居民健康状况等条件定期推送健康保护常识信息。同时,根据特定目标人群(如慢性病、精神疾病、传染病、妇女儿童、老年人等)的不同特点,提供有针对性的精准健康信息推送服务。

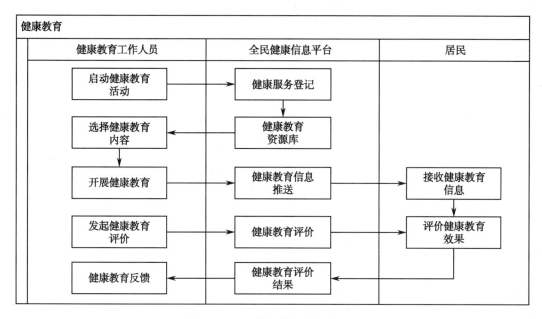

图 1.17.3-1　健康教育业务流程图

（3）健康教育服务登记

对开展的健康教育服务进行信息管理，包括对各种健康教育服务的实施进行流程管理、结果登记、结果查询，对参与健康教育服务的对象进行登记，可以利用居民电子健康档案信息和健康教育知识库自动识别健康教育对象，并可根据居民所填写的问卷调查表对健康教育活动效果进行评估。

（4）健康教育评价

建立健康教育评价模板，并根据年龄、病种、人群等不同分类维护健康教育评价模板，自动生成健康教育问卷，提供健康教育评价的统计和分析功能，利用统计分析结果改善健康教育服务效果。

1.18　新农合结算服务

1.18.1　功能原文

面向参合农民、各级医疗机构、各级新农合经办机构等对象，以平台推送、网站信息发布、手机 APP 信息查询等服务方式，利用居民健康卡（含金融功能）等进行参合身份有效识别、费用结算、报销资金便捷发放，方便农民就医，保障农民健康，提高基金安全管理水平。

具体功能包括：报销费用查询、跨地域转诊信息服务、定点医疗机构查询、跨地域费用核查服务、跨地域费用结算服务（急诊、住院）、跨地域骗保行为信息发布、新农合就医报销补偿政策查询、公布功能、就医报销目录比对功能和跨区域基金流转预警。

1.18.2　应用场景

（1）参合人

参合人能够通过门户网站、手机 APP 等方式，便捷查询定点医疗机构、报销补偿政策、报销目录、新农合个人信息、参保信息、缴费信息、报销费用信息等,应用居民健康卡完成异地就医或转诊结算的实时报销。

（2）定点医疗机构

定点医疗机构能够通过居民健康卡的身份识别功能对异地参合人进行参合身份有效识别和跨地域实时结算服务,方便参合人跨地域就医。

（3）新农合经办机构

新农合经办机构能够通过对基金、参合人、跨地域转诊、费用结算等方面进行综合监管,及时识别资金风险,提高基金安全管理水平,并面向公众发布便民服务信息。

1.18.3　业务流程

（1）信息服务

以服务门户或通过手机 APP 的形式面向社会公众提供新农合重大政策和事件的权威发布等,提供面向跨地域参合人的综合信息查询服务,包括跨地域定点医疗机构、报销补偿政策、报销目录、参合人个人信息、参保信息、缴费信息、报销费用信息等,为其他相关部门提供对外信息共享查询服务等(图 1.18.3-1)。

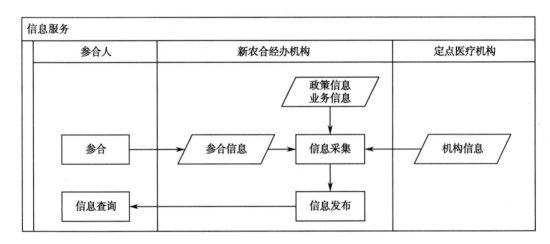

图 1.18.3-1　信息服务业务流程图

（2）跨地域结算

参合人需跨地域就医或转诊时,应提前到参合地新农合经办机构申请办理跨地域就医或转诊备案。跨地域出院或急诊费用结算时,使用居民健康卡身份识别功能,就诊地定点医疗机构跨地域远程访问参合人异地就医备案库系统,完成参合人基础信息和就诊信息在参合地与就诊地信息系统间的交换,实现急诊与出院费用异地实时结算报销。新农合经办机构根据预先设定的补偿规则,生成补偿清单并进行相关的跨地域出院或急诊结算。新农合经办机构能够进行统计分析,并与就诊医院进行费用对账与结算工作(图 1.18.3-2)。

跨地域异地就医执行就医地支付政策,包括基本医疗保险药品目录、诊疗项目、医疗服务设施标准等。报销起付标准、支付比例和最高支付限额执行参保地政策。

（3）监督管理

提供跨地域转诊备案、跨地域费用报销核查、跨地域骗保行为核查与发布等功能。实现

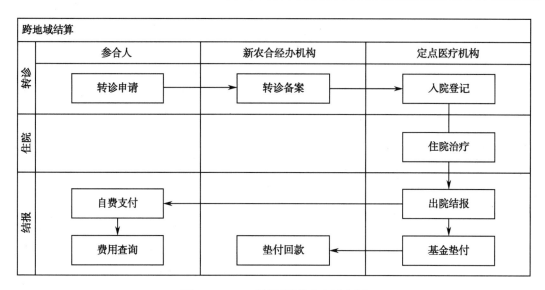

图 1.18.3-2 跨地域结算业务流程图

跨区域基金流转预警,通过专业工具实现数据分析和挖掘,为各级管理者提供各类数据的查询、多种形式的展示和辅助决策应用(图 1.18.3-3)。

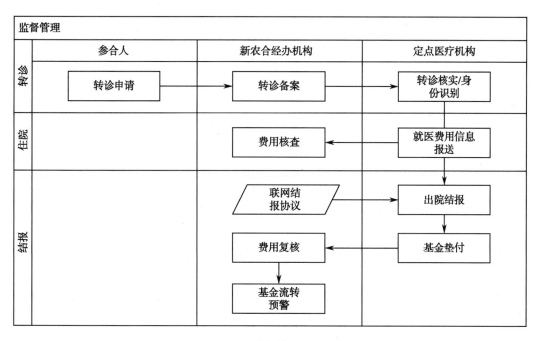

图 1.18.3-3 监督管理业务流程图

1.18.4 功能设计

(1) 信息服务

通过门户网站、移动 APP、信息发布、信息推送等多样化的互联网信息渠道和手段提供信息服务,包括信息查询、业务公示等功能。

信息查询。提供有关参合、诊疗、补偿、基金收支等信息的查询服务。

政策公示。对新农合政策及业务的公示,包括新农合基本政策、政府补助政策、报销补偿政策、个人缴费政策等,报销药物目录、诊疗项目目录和就诊转诊流程等定点医疗机构情况公示,参合人住院补偿、慢病补偿、特殊疾病补偿和重大疾病补偿等信息公示。

办事指南。发布省、地市、县(区)新农合补偿流程、结算政策、定点医疗机构信息等。

(2) 跨地域结算业务

包括转诊与异地结算管理功能,转诊与异地结算管理为参合人在统筹区域之间转诊以及逐级转诊提供转诊认证、补偿结算等相关服务。包括转诊申请备案、转诊参合人确认、异地住院监测和住院清单审核、异地实时补偿、转诊结算与基金划转等。

转诊申请备案。定点医疗机构或新农合经办机构向省级平台提交通过审批的转诊申请。

转诊确认。异地定点医疗机构从省级平台下载参合人转诊申请信息,进行信息核对,确认转诊参合人身份。核对信息包括异地就医参合人所属地区、姓名、性别、身份证号、转诊原因等。鼓励将居民健康卡作为异地就医时参合身份识别的主要依据和结报凭证。

异地参合人住院监测和住院清单审核。新农合经办机构通过省级平台对异地定点医疗机构提交的住院诊疗数据进行实时监测,并对异地医疗机构提交的住院清单进行审核。

异地实时补偿。异地实时补偿实现定点医疗机构对转诊参合人的现场补偿,并将补偿信息上传至省级平台。

转诊结算与基金划转。新农合经办机构从省级平台下载并审核转诊诊疗信息、转诊补偿信息,对异地定点医疗机构进行结算,并通过相关金融机构进行资金划转。

(3) 监督管理

新农合就医报销补偿政策发布。面向公众发布与维护新农合就医报销补偿政策。

跨地域转诊备案。新农合经办机构对参合人提交的转诊申请的有效性、合理性进行审核。

跨地域费用核查。对医院上传的参合人就医费用单据与新农合经办机构提交的费用核查申请单进行统一管理、分析与监控,通过费用核查系统,对跨地域就医费用凭证的真实性进行核实。

跨地域骗保行为识别与信息发布。通过建立预防跨地域骗保行为智能分析模型,将以经验为基础的新农合业务规则与海量业务数据生成的模型规则相结合,建立智能骗保分析模型,支持快速修改现有规则或制定新规则。

就医报销目录比对。实现对异地医疗机构上传的新农合报销目录与本地新农合报销目录数据的比对。

跨区域基金流转预警。实现对新农合基金个人缴费、财政补助、费用报销以及基金在跨区域经办机构间流转过程进行实时监控,建立预警模型和预警指标集。按时间、地域、项目等维度,进行同比、环比、钻取分析,对跨区域基金流转过程进行实时预警和智能分析。

1.19 生育登记网上办理

1.19.1 功能原文

夫妻生育第一个或第二个子女的,通过网上办事大厅、移动客户端等全民健康信息平台办理生育登记,并享受相关服务。夫妻申请再生育的,也可以网上办理。

具体功能包括:办事指南、服务指南、申请登记、办事进度查询、资格审查、领证通知、证照管理。

1.19.2 应用场景

(1)办理对象

合法结婚(含再婚)的居民按照国家及各省份关于生育登记的相关规定,符合登记条件且无须审批的,可直接或委托他人在网上办理申请。具体可通过网上办事大厅、移动客户端等途径向户籍地或现居住地的卫生计生业务办理部门提交登记申请及相关证明材料。

(2)受理机构

乡镇(街道)卫生计生机构具体办理生育登记服务工作。村(居)民委员会卫生计生工作人员协助做好相关工作。

受理机构查验居民提交的登记申请及相关证明材料,并通过网上办事大厅、移动客户端向申请人反馈查验结果。对审核通过的登记申请,通知申请人领取《生育登记服务证》;对审核未通过的登记申请,向申请人说明原因。

1.19.3 业务流程

居民应就全民健康信息平台中个人基本信息进行补充确认,并填写个人婚育情况承诺书(图 1.19.3-1)(居民在网上填写并提交的"个人婚育情况承诺书"与其亲笔签名的纸质版具有相同的法律效力,应如实认真填写,如出现与全民健康信息平台信息不符的,需到现场办理)。

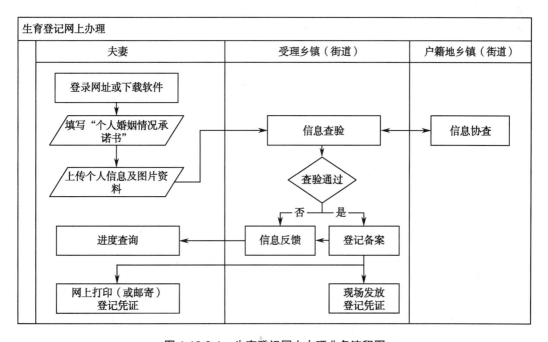

图 1.19.3-1 生育登记网上办理业务流程图

社区(村)和乡镇(街)分别就居民提交的申请进行审核,作出是否出具《生育登记服务证》的决定,并通过电话或短信等方式告知当事人,如审核未能通过,向居民说明理由。《生育登记服务单》办理成功后,可通过邮寄或自行下载打印等方式发证。

1.19.4　功能设计

居民可通过网上办事大厅、移动客户端等多种形式,获取办事指南、服务指南,进行生育登记网上申请、网上办事进度查询、资格审查结果查询。为居民提供办结提醒、领证通知及个人证照管理等服务。

(1) 办事指南

提供对网上计生办事的具体操作指导。例如:提供一、二孩生育网上登记流程及所需材料;网上计生办事流程及注意事项等。后台可提供对办事指南的新增、编辑、删除等功能,前台可提供实时更新最新办事指南展示的功能。办事指南建议在网上办理首页醒目处显示,方便居民快速了解网上办事相关业务。

(2) 服务指南

结合国家计划生育相关政策对计划生育服务进行知识普及和业务指导。例如:国家及所在省份相关计生服务政策解读;计生服务动态最新通知等。后台可提供对服务指南的新增、编辑、删除等功能,前台可提供实时更新最新服务指南展示的功能,服务指南以指导为主,范围较广,可作为办事指南功能的补充。

(3) 资格审查

受理机构对居民提交的信息进行核查,审查数据的真实性和准确性。要求居民如实填写本人的妊娠信息、婚姻信息和子女生养情况等,通过全民健康信息平台审核是否具备生育资格。居民可随时查看资格审查进度。

(4) 申请登记

生育申请登记需由居民(或其委托代理人辅助)详细阅读"生育登记服务告知书"并确认后进行下一步操作。需填写的个人信息包括男女双方姓名、有效证件(如:居民身份证、军官证、护照等)号码、出生日期、工作单位、现住地址、户籍地址、婚姻状况、婚史状况和子女情况等。提交后需填写个人婚育情况承诺书,主要填写内容包括本人姓名、性别、年龄、联系电话、身份证号码、现居住地址、工作单位,以及婚姻情况、生育和收养子女情况等,并上传各相关证件图片格式附件,要求清晰可辨。

居民在提交申请后至资格审核完毕期间,不能就申请信息进行修改或删除。如审核不通过,可修改信息后重新提交申请。

(5) 办事进度查询

居民可通过输入身份证号、手机号等方式实时查询申请办理进度,在该阶段对申请信息不可修改或删除。

(6) 领证通知

受理机构对居民提交的申请审核后,可通过网上办事大厅、移动客户端等方式通知居民,居民可按照通知要求领取《生育登记服务证》。

(7) 证照管理

居民领取《生育登记服务证》时,由受理机构进行打印并发放。证照管理可作为生育登记监管的主要依据。

1.20　计划生育药具网上配送

1.20.1　功能原文

居民通过门户网站、手机 APP 等多种途径申领计划生育药具,填写电子申领表格,对确认身份并申领成功的居民提供线下药具配送服务。

具体功能包括:计划生育药具申领申请、申领人身份核实、配送计划管理、申领规则库、异常申领警示、人员黑名单管理、免费药具需求预测功能。

1.20.2　应用场景

居民可通过门户网站、手机 APP 等多种途径领取国家免费避孕药具,除在当地街道(乡镇)计生部门、(村)居委会、社区卫生服务中心等免费药具发放网点直接领取外,还可通过网上申领,并可享受线下配送到家等便捷服务。

(1) 居民

居民通过门户网站、手机 APP 等多种途径获取计划生育药具网上配送应用,注册相关个人信息后提交申领申请,该申请经审核通过后,药具网上配送相关单位在居民支付配送等费用后按照居民提供的配送地址、联系方式等信息提供配送服务。

(2) 管理人员

管理人员按照各地药具管理部门制定的申领规则并结合居民个人情况审核居民在线提交的申领申请,审核通过后系统将根据后台库存管理机制自动调用本地库存剩余情况,如库存不足将会向管理人员提示,并提供异地配货的合理建议。管理人员审核确认可为居民发放的,系统将生成完整的配送计划并自动派单给相关配送业务单位进行打包和配送。

1.20.3　业务流程

居民通过门户网站、手机 APP 等途径登录计划生育药具网上配送系统填写相关信息并提交申领申请。药具网上配送管理人员按照申领规则对居民提交的申请进行审核。居民的申领申请经审核通过并支付配送等费用后,药具网上配送管理人员按照居民提供的配送地点、收货人、联系方式等信息安排配送事宜(图 1.20.3-1)。

1.20.4　功能设计

(1) 计划生育药具申领申请

药具申请申领功能可录入申领人姓名、性别、年龄、身份证号、通信地址、联系方式、婚姻状况、申领药具类别等信息。登录居民可实时查询申请审核结果及历次申领记录。

(2) 申领人身份核实

药具网上配送管理人员对申领人身份信息进行核实,对于符合申领要求的居民,审核通过并安排发放;对于不符合申领要求的居民,告知审核不通过原因。

(3) 配送计划管理

对审核通过的居民申请,药具网上配送管理人员完成配送计划,具体包括配送货物名称、配送时间、配送地址、收货人姓名、收货人联系方式等信息;居民对配送计划确认无误后

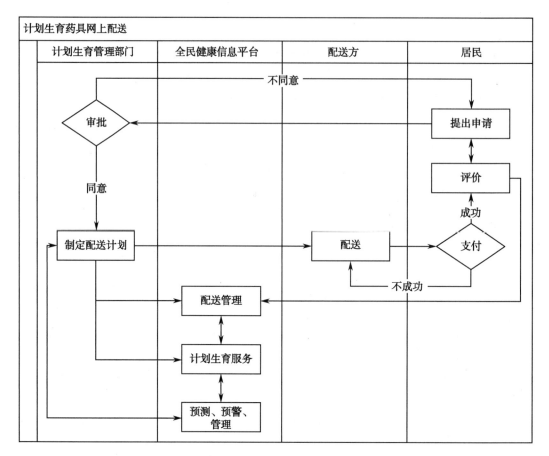

图 1.20.3-1 计划生育药具网上配送业务流程图

支付相关快递费用并等待配送。配送结束后可对配送服务进行评价。

（4）申领规则库

按照国家关于计划生育药具申领相关规定,制定申领规则,杜绝资源浪费,满足适龄人群计划生育需求,提高居民服务满意度。

（5）异常申领警示

如居民的申请内容不符合申领规则时,系统将进行异常申领警示,提示不能正常申领并告知原因。例如:按照申领规则,该居民未达到申领规定的法定年龄,系统将自动根据身份证号等信息进行判断,综合评估驳回该居民的申请并给出拒绝申领的理由。

（6）人员黑名单管理

可提供人员黑名单管理功能,药具网上配送管理人员可对黑名单进行维护,包括可修改、删除列入黑名单的人员。例如:不法分子通过非法手段攻击网上配送应用,或由于某些目的多次恶意无效申请等情况,系统将自动记录每次访问的 IP 及相关信息,自动或由管理人员手工维护黑名单,将隐患拒之门外,并保留将此类非法信息提交公安机关的权利。

（7）免费药具需求预测

根据育龄人群实际需要、人均使用量、现有库存等,综合分析预测免费药具需求,为药具网上配送供应提供参考依据。

1.21　计划生育服务和指导

1.21.1　功能原文

为人流或分娩后服务对象提供安全避孕咨询与指导。针对已生育或未生育人群提供个性化的技术指导与关怀,提高其保健意识和安全避孕能力。

具体功能包括:各类避孕节育措施的特点、禁忌证、使用方法、注意事项、可能出现的副作用及其处理方法,与计划生育药具网上配送的连接途径和方式等。

1.21.2　应用场景

计划生育服务机构可通过门户网站、移动客户端等方式,向育龄妇女普及、宣传各类避孕节育知识、生殖保健等计划生育服务信息,居民可根据个人需要或在专业人员指导下选择适合的避孕节育方法。

(1) 对未婚育龄妇女的指导

对未婚育龄妇女,计划生育服务机构可为该类人群提供科学的避孕知识,对意外妊娠女性提供人工流产或分娩方面的专业指导。另外,从性安全、性卫生角度普及相关知识,最大程度减少性病、艾滋病等疾病的传播。

(2) 对已婚未育育龄妇女的指导

对已婚未育育龄妇女,计划生育服务机构可为该类人群提供计划生育政策法规、生殖保健、优生优育等知识的宣传和指导,防止和减少出生缺陷发生风险,提高出生婴儿健康水平。

(3) 对已婚已育育龄妇女的指导

对已婚已育育龄妇女,特别是无生育意愿的妇女,计划生育服务机构可对该类人群加强避孕节育措施的宣传,便于其自主选择安全、有效、适宜的避孕节育措施,预防和减少非意愿妊娠。此外,提供计划生育政策法规、生殖保健知识的宣传和指导,对施行避孕、节育手术和输卵(精)管复通手术的,在节育手术前、后提供相关的指导、咨询和随访。

1.21.3　业务流程

计划生育服务机构定期整理计划生育政策法规、生殖保健、优生优育、避孕节育、药物器具等知识,形成计划生育服务知识库,实现避孕节育措施信息、药物器具等计划生育服务信息的信息发布和检索。

居民通过门户网站、移动客户端等方式查询各类避孕节育知识、生殖保健等计划生育服务信息,并可根据个人需要或在专业人员指导下选择适合的避孕节育方法和计划生育服务技术指导。此外,居民可获得计划生育药具网上配送的连接途径和方式,方便申领计划生育药具(图 1.21.3-1)。

1.21.4　功能设计

(1) 计划生育服务知识库维护

更新维护计划生育政策法规、生殖保健、优生优育、避孕节育、药物器具等内容;提供关键词、摘要、来源等元数据维护;提供分类目录、主题索引、全文索引等维护。

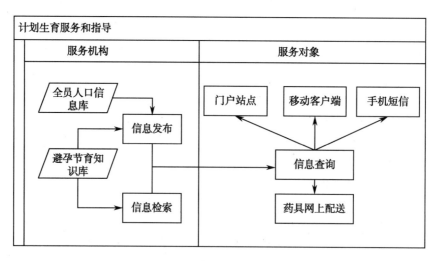

图 1.21.3-1   计划生育服务和指导业务流程图

（2）计划生育服务信息发布

实现计划生育政策法规、生殖保健、优生优育、避孕节育、药物器具等知识的发布，服务处所查询等信息服务，支持信息栏目创建、信息自动发布、信息分类发布、页面设置等功能，信息服务功能可集成在全民健康信息平台的公众健康服务门户。

（3）药具分类查询和关键词自由检索

内置搜索引擎提供以药具分类、适应证、禁忌证、不良反应、安全性分级等不同分类方式进行的药具信息查询；还可根据药具名称、适应证、禁忌证、不良反应、副作用等不同关键词进行药具相关信息的自由检索。

（4）计划生育药具网上配送连接途径和方式

提供计划生育药具网上配送的连接途径和方式，方便查询。用户可通过药具发放的门户网站或移动客户端注册相关信息，并按照申领规则申领计划生育药具。

1.22   医疗信息分级公开

1.22.1   功能原文

针对政府文件、部门规章、医疗卫生资源分级向公众公开，分为主动公开、依申请公开两类。具体功能包括：信息分级规则库、信息发布。

1.22.2   应用场景

（1）医疗信息公示

信息公开责任机构《医疗卫生服务单位信息公开管理办法（试行）》中规定的卫生计生综合监督机构、疾病预防控制机构、医院、妇幼保健机构、社区卫生机构、乡镇卫生院、计划生育技术服务机构、血站和健康教育机构等9类医疗卫生服务机构）依据信息公开的工作要求和公开目录，整合依法依规信息公开的医疗卫生服务机构信息公开目录，筛选与居民切身相关的内容和依法申请的相关内容生成医疗信息公开数据，通过医疗信息分级公开服务对社会公众提供准确、及时、便捷的医疗卫生服务信息。

（2）医疗信息公开登记与监管

信息公开服务机构依据信息公开目录对信息公开责任机构的公开信息内容进行注册登记，再经筛选和审核后面向社会发布。同时，对信息公开责任机构的信息公开情况予以监督。

（3）医疗信息获取

服务受众（居民、机构等）通过平台门户等合法渠道查询、调阅、下载、打印公开医疗信息，对于需要申请的公开信息依照《医疗卫生服务单位信息公开管理办法（试行）》提供公开申请、审核和发布。

1.22.3　业务流程

医疗卫生信息公开责任机构按照《医疗卫生服务单位信息公开管理办法（试行）》和信息公开目录对拟公开的医疗信息进行采集、登记、整理、筛选和公示；信息公开服务机构对采集的原始信息完成注册（抽取元数据标引），对元数据标引和公开信息进行审核，审核通过后发布到平台信息服务子系统，并对信息公开情况进行监察评估。居民可在平台门户等合法渠道获取公开信息（图 1.22.3-1）。

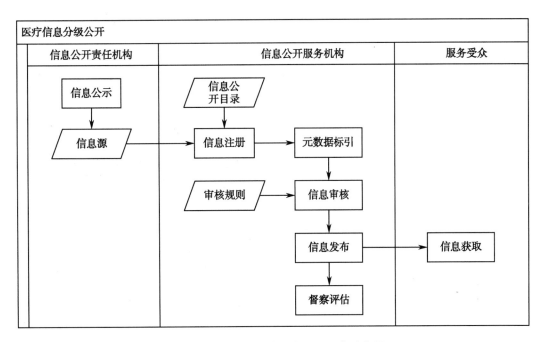

图 1.22.3-1　医疗信息分级公开业务流程图

1.22.4　功能设计

（1）信息分级规则库

提供医疗信息公开的分级规则维护，包括规则的新增、设置、删除、修改和查找等，分级规则以规则知识库的形式进行存储和利用。医疗信息公开的分级规则包括：信息公示内容（大类、中类和小类等）、信息时效范围、公示周期和频度、信息敏感程度、信息密级、信息受众群体等。

（2）信息发布

提供对医疗信息公开信息源的信息注册，通过自动或人工方式，抽取拟公开信息的标题、发布日期、发布机构等元数据标引；支持依据信息分级分类等审核规则对拟公开信息的内容和元数据标引结果进行筛选、审查、修订，提供审批、签发等功能；将通过审核的信息进行数据格式转换，并采取符合有关保密规定的方式传递给平台，支持对公开信息的新增、删除、修改、查找等。

（3）信息获取

提供多种方式获取已公开信息。支持分类目录逐级浏览；支持简单（全文）检索、高级（组合）检索，简单检索支持任意词组的查询等，高级检索支持核心元数据组合查询等，支持在结果中的二次检索；支持公开信息编排成电子文本供公众下载、打印。

（4）监督评价

提供主管部门对医疗卫生服务单位信息公开的内容准确性、完整性、及时性、合规性等进行监督检查，定期形成督察报告；支持公民、法人或其他组织认为医疗卫生服务单位未依法履行信息公开义务的，向医疗卫生服务单位相关部门或者上级主管部门投诉举报。

1.23   贫困人口健康信息服务

1.23.1   功能原文

为贯彻中央精准扶贫工作的精神和要求，依托区域全民健康信息平台，以居民健康卡为载体，为统筹区域的贫困人口提供健康医疗信息服务。

具体功能包括：贫困人口信息采集、更新、比对，贫困人口项目管理，贫困人口项目联动与协同。

1.23.2   应用场景

（1）贫困人口信息采集、更新、比对

健康扶贫专员根据扶贫人口基础数据对贫困人口进行信息采集。平台通过数据采集与交换，实现与医保、民政、残联等机构相关贫困人口信息的比对，并支持信息更新，实现贫困人口信息动态管理。

（2）贫困人口项目管理

卫生计生行政管理部门可对贫困人口健康扶贫项目进行管理，对项目基本信息、项目范围、项目受众、项目反馈等信息进行全面管理。

（3）贫困人口项目联动与协同

基于居民健康卡，医保、医疗等机构间实现互联互通和信息共享，完成跨系统、跨机构各类健康扶贫项目的实时联动与协同，开展"一站式"即时结算，及时准确地落实各项扶贫政策。

1.23.3   业务流程

基于扶贫人口基础数据，进行贫困人口信息采集、更新，并与医保、民政、残联等机构的扶贫对象信息进行比对，确认健康扶贫对象，建立电子健康档案和健康卡，形成贫困人口专项信息。

卫生计生行政管理部门通过平台进行扶贫项目管理,实现项目基本信息、项目范围、项目受众、项目反馈等信息的管理,匹配健康扶贫项目对象进行项目医疗信息采集。通过医疗、医保等信息管理平台互联互通,实行各类跨系统、跨机构健康扶贫项目的实时联动协同,开展"一站式"即时结算(图 1.23.3-1)。

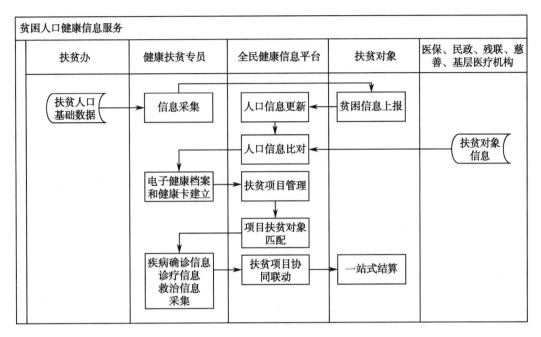

图 1.23.3-1　贫困人口健康信息服务业务流程图

1.23.4　功能设计

(1) 贫困人口信息采集

对贫困人口基本资料、家庭状况、致贫原因、健康情况等信息进行采集、录入和存储,形成贫困人口专项信息,实现健康扶贫对象的信息采集与动态管理。健康扶贫专员通过智能终端等便捷手段,实现对贫困人口的入户信息采集。

(2) 贫困人口信息比对

进行数据采集与交换,实现对公安户籍人口信息、民政救助帮扶人员信息、残联残疾人员信息、人社个人参保信息等数据的信息比对,确认健康扶贫对象身份信息,对疑点对象进行进一步核查。

(3) 贫困人口信息公示公告

通过公众门户网站等方式对初步认定为贫困人口的个人 / 家庭信息进行法定的公示公告。公示公告期结束,正式将公示公告人员纳入贫困人口专项信息。

(4) 贫困人口信息更新

定期对贫困人口的现状,包括人员信息、经济状况、家庭状况、健康状况等进行及时更新。

（5）贫困人口项目管理

对贫困人口健康扶贫项目进行全面管理,实现项目基本信息、项目范围、项目受众、项目反馈等信息的管理,加强项目监管。实现区域内健康扶贫大病集中救治、慢性病签约服务管理、重病兜底保障、大病专项救治、单病种救治等各类项目的管理与监管。

（6）贫困人口项目联动与协同

充分依托健康扶贫对象居民健康卡的身份识别功能,实现医疗救助与基本医疗保险、大病保险、疾病应急救助、商业保险等信息管理平台互联互通,实现信息共享与交互。在面向贫困人口开展分级诊疗、远程医疗、家庭医生服务、家庭病床、药事服务、公共卫生服务等过程中,实现扶贫身份快速精准识别,各类跨系统、跨机构健康扶贫项目的实时联动协同,开展"一站式"即时结算,及时准确地落实各项扶贫政策。

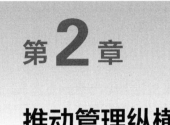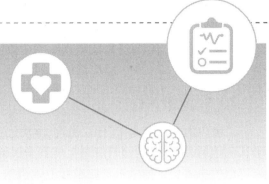

第**2**章

推动管理纵横联动
——如何促进业务协同效率

2.1 疾病监测业务协同

2.1.1 功能原文

二级以上医疗机构在进行免疫接种、传染病报告、结核病防治、艾滋病综合防治、精神疾病防治、血吸虫病患者管理、慢性病防治、职业病报告、职业性健康监护、伤害监测报告、中毒报告、行为危险因素监测、死亡医学登记等业务过程中,以电子健康档案和电子病历为基础,同步实现对疾控网底数据的建设,实现报病在医院、管理在疾控或专业医疗卫生机构、服务在社区的业务协同模式。试点业务包括心脑血管疾病、糖尿病、精神疾病、恶性肿瘤、呼吸系统疾病 5 类疾病。

具体功能包括:疾病诊断与建档协同、疾病分级分组管理与临床路径协同、医院门诊与随访管理协同、医疗体检与随访管理协同、医疗质量与疾病监管质控协同。

2.1.2 应用场景

通过区域全民健康信息平台,以居民电子健康档案库和电子病历库为基础,收集二级以上医疗机构在门诊、住院、体检等服务过程中产生的疾病数据,同步到全民健康信息平台,以疾病的监测业务协同服务为核心,基层医疗卫生机构可以对居民就诊过程中的诊疗数据、病历数据进行调阅和协同服务,疾控机构进行医疗质量与疾病监管质控协同。

（1）二级以上医疗机构

在疾病诊断中对慢性病、传染病患者的疾病监测信息进行收集,以电子健康档案和电子病历为基础,通过全民健康信息平台生成健康信息,为居民所属基层医疗卫生机构建档和健康管理提供协同支撑,将未建档的患者信息推送至基层医疗卫生机构进行建档,并将患者诊断信息推送至基层医疗卫生机构进行随访管理。

（2）基层医疗卫生机构

通过全民健康信息平台的共享协同服务,获取患者门诊、体检、诊断信息,为患者快速建档、制订随访管理计划和进行随访管理。

（3）疾控机构

通过全民健康信息平台的疾病监测业务协同服务，调阅疾病监测信息，对医疗机构的疾病管理数据进行监管和医疗质量控制。

2.1.3   业务流程

二级以上医疗机构在门诊、住院、体检过程中发现的疑似传染病、慢性病患者，通过诊断确认病情后，患者疾病诊断信息上传到全民健康信息平台，平台判断患者是否已经建档，将未建档的患者信息推送至基层医疗卫生机构进行建档，同时将病例信息通过平台上报至疾控机构，并将患者诊断信息推送至基层医疗卫生机构进行随访管理。疾控机构对疾病监测情况进行监管质控（图 2.1.3-1）。

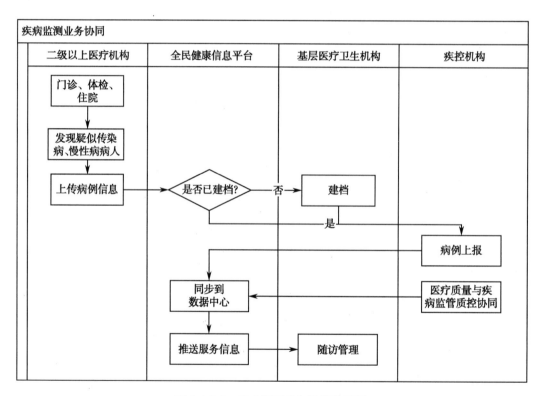

图 2.1.3-1   疾病监测业务协同流程图

2.1.4   功能设计

（1）疾病诊断与建档协同

二级以上医疗机构对疾病诊断确诊的高血压、糖尿病等慢性病、传染病患者，基于全民健康信息平台的区域电子健康档案和电子病历共享机制，将患者病历信息推送给相关基层医疗卫生机构，实现门诊建档、慢性病报卡的协同联动功能。基层医疗卫生机构通过接收建档提醒消息，调阅患者健康档案和二级以上医疗机构的疾病诊断记录和用药、检查、检验等信息，方便实现社区日常业务的开展，为居民提供连续的、完整的公共卫生服务。

（2）疾病分级分组管理与临床路径协同

二级以上医疗机构将疾病诊断和诊疗信息上传至全民健康信息平台，通过信息整合，为诊断不同但诊疗过程相同或相似的疾病，参照疾病诊断分组，依据临床流程建立共同的临床路径，向区域内的医疗机构提供疾病分级分组信息的协同调用。科学、合理地推进临床路径工作的实际开展，减少医生工作量，提高工作效率，实现从患者入院开始按照拟定的医治方案进行，保证患者的有效治疗。

（3）医院门诊与随访管理协同

二级以上医疗机构对门诊诊断确诊的高血压、糖尿病等慢性病、传染病患者，基于全民健康信息平台的区域电子健康档案和电子病历共享机制，将患者病历信息推送给相关基层医疗卫生机构，实现医院门诊与随访管理的协同联动功能。基层医疗卫生机构接收到随访提醒信息，调阅患者门诊诊疗记录，根据患者情况进行评估，制订随访计划，为患者提供持续的随访管理服务。

（4）医疗体检与随访管理协同

在医疗体检过程中，医疗机构确诊的高血压、糖尿病等慢性病、传染病患者的医疗体检信息，通过全民健康信息平台上传至区域电子健康档案中，并将患者病历信息推送给相关基层医疗卫生机构。基层医疗卫生机构接收检后随访通知消息，根据体检报告和医生检后管理指导意见，分析患者病情，为患者提供持续的检后随访服务，观察患者病情变化情况并采取相应措施对疾病进行控制。

（5）医疗质量与疾病监管质控协同

通过全民健康信息平台采集医疗卫生机构记录的客观、真实、准确、完整、规范的医学信息记录，包括医疗工作效率、医疗技术能力、患有特定疾病的个体数据、群体连续性的健康状况及持续性改善过程记录等。通过对疾病原始数据质控，为疾病监测提供质量优良的数据。对医疗机构的疾病管理数据进行监管和质控，依据医疗质量分类和疾病分类进行主题化管理分析，并提供跨机构的协同共享。

2.2　疾病管理业务协同

2.2.1　功能原文

基层医疗卫生机构在进行免疫接种、传染病、结核病、艾滋病、精神疾病、慢性病、职业病等个案处置、随访、干预、评估等业务过程中，同步实现对疾控网底数据的建设，实现报病诊疗在医院、管理在疾控或专业医疗卫生机构、随访服务在社区的业务协同模式。试点业务包括心脑血管疾病、糖尿病、精神疾病、恶性肿瘤、呼吸系统疾病等 5 类疾病。

具体功能包括：社区门诊与传染病、慢病随访填报协同、社区体检与传染病、慢病随访填报协同、辖区居民新增病例情况查询、全科医生任务推送和全科医生服务计划管理。

2.2.2　应用场景

通过区域全民健康信息平台，以居民电子健康档案库和电子病历库为基础，收集基层医疗卫生机构在门诊、体检等服务过程中产生的疾病数据，同步到全民健康信息平台，以疾病的管理业务协同服务为核心，二级以上医疗机构可以对患者进行诊断确认，将患者信息返回基层医疗卫生机构进行管理,为全科医生提供任务推送和服务计划管理服务。

(1) 基层医疗卫生机构

通过门诊或体检发现疑似传染病、慢性病患者,通过全民健康信息平台将信息推送至二级医疗卫生机构,对于确定传染病、慢性病患者,平台将患者信息返回基层医疗卫生机构进行随访管理。全科医生通过平台生成服务计划,根据服务计划为全科医生推送任务提醒。

(2) 二级以上医疗机构

二级以上医疗机构通过平台接收推送的传染病、慢性病患者的信息,并进行确诊,确诊后将患者信息上报至疾控机构。

(3) 疾控机构

疾控机构对辖区传染病、慢性病新增病例患者情况和病历详细信息进行查询,监控新增病例数量,对新增病例情况进行监管。

2.2.3　业务流程

基层医疗卫生机构在门诊或体检发现疑似传染病或慢性病患者,通过全民健康信息平台将患者信息推送到二级以上医疗机构进行确诊,确诊后将信息上报至疾控中心,同步至全民健康信息平台。全民健康信息平台提供疾控中心相关的数据监控,并将患者随访任务下发到基层医疗卫生机构,由基层医疗卫生机构对患者进行随访管理(图 2.2.3-1)。

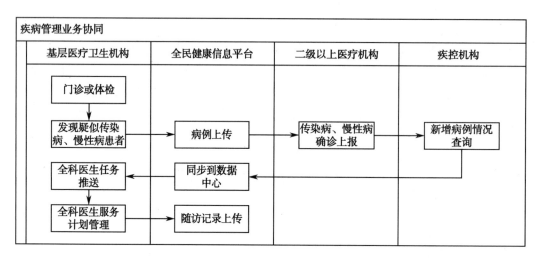

图 2.2.3-1　疾病管理业务协同流程图

2.2.4　功能设计

(1) 社区门诊与传染病、慢性病随访填报协同

基层医疗卫生机构在门诊过程中发现需要协同管理的传染病、慢性病患者,通过全民健康信息平台将患者信息推送至二级以上医疗机构进行确诊。确诊后将患者信息返回基层医疗卫生机构进行随访协同管理,定期进行上门随访服务,登记患者身体体征、症状、服药等信息,将患者康复过程中的临床数据与随访数据统一管理,形成完整的传染病数据监管记录。对传染病患者随访过程进行登记管理,包括问询记录、体征信息、健康评估等;对服药情况进行跟踪、记录管理,包括药品信息与不良反应等。

（2）社区体检与传染病、慢性病随访填报协同

基层医疗卫生机构在体检过程中发现需要协同管理的传染病、慢性病患者,通过全民健康信息平台将患者信息推送至二级以上医疗机构进行确诊。确诊后将患者信息返回基层医疗卫生机构进行随访管理,根据患者所患慢性病类型进行分类管理,提供随访信息登记、体征数据录入、服药记录跟踪等管理功能。对传染病患者信息实现双向协同,自动完成传染病信息实时预警,并把干预措施推送给相关医务人员,收集、分析和报告传染病监测信息,预测辖区内传染病的发生、流行趋势。

（3）辖区居民新增病例情况查询

通过全民健康信息平台,将基层医疗卫生机构门诊和体检过程中确诊的传染病、慢性病患者疾病数据及基本信息数据上传。疾控中心调阅共享数据,查询辖区内新增传染病、慢性病患者数量及病例详细信息,对新增病例情况进行统一监管;分析病例患者的诊疗数据,组织开展患者普查和康复随访活动。

（4）全科医生任务推送

通过全民健康信息平台,根据全科医生的患者管理记录和服务计划,向全科医生推送传染病、慢性病患者近期随访任务。

（5）全科医生服务计划管理

全民健康信息平台对全科医生管理的患者疾病信息、服务记录信息和服务提醒信息,生成全科医生服务计划表,为全科医生提供服务计划制订和管理工具。

2.3　突发公共卫生事件应急指挥协同

2.3.1　功能原文

为突发公共卫生事件应急指挥提供信息和技术支撑,满足卫生应急值守、综合监测、风险评估、预警响应、资源管理、指挥调度、辅助决策、应急评价、培训演练等应急管理工作需要,增强风险预判能力和指挥决策等能力。

具体功能包括:应急值班信息、突发急性传染病和突发公共卫生事件监测信息、相关舆情信息的收集、分析与研判;突发公共卫生事件预警信息发布;联防联控工作机制和卫生应急指挥部等会议保障;卫生应急队伍、专家、储备、预案、知识、案例等应急资源的管理;应急能力评估和工作评价等。

2.3.2　应用场景

突发公共卫生事件应急处置领域包括传染病、食物中毒、职业中毒、农药中毒、其他化学中毒、环境卫生事件、群体性不明原因疾病、免疫接种事件、医疗机构内感染、放射卫生事件、其他公共卫生事件。

突发公共卫生事件发生后,医疗卫生机构上报该事件,通过全民健康信息平台共享事件信息,并发送事件提醒,疾控机构接收到事件发生提醒,组织相关技术人员对事件进行核实,确认属实后发布预警。卫生计生行政管理部门组织制订应急指挥方案,调配应急物资,协调其他相关机构进行应急指挥处置。

（1）医疗卫生机构

在突发公共卫生事件发生后，立即上报该事件，并上传至全民健康信息平台，全民健康信息平台为疾控机构和卫生计生行政管理机构提供事件信息共享和推送服务。

（2）疾控机构

通过全民健康信息平台接收突发公共卫生事件提醒，调阅事件详细信息，组织相关技术人员对事件进行核实，确认属实后发布预警，预警信息同步到全民健康信息平台，推送给卫生计生行政管理部门。

（3）突发公共卫生事件应急管理机构

通过全民健康信息平台接收突发公共卫生事件预警消息，调阅事件详细信息，组织制定应急调配应急物资，进行应急指挥处置，对事件进行监测和决策分析，对处置机构的应急能力进行评估。

2.3.3　业务流程

突发公共卫生事件发生后，医疗卫生机构上报事件，数据推送至全民健康信息平台；疾控机构接收到事件，通过全民健康信息平台调取档案，对事件进行核实，核实后组织相关技术人员对事件进行调查，由卫生计生行政管理部门根据调查评估结果发布预警级别。卫生计生行政管理部门制订应急指挥方案，调配应急物资，控制 / 解决突发事件，对突发公共卫生事件处理情况进行工作评价 (图 2.3.3-1)。

突发公共卫生事件期间，多方应急机构相互协同，控制事件进展。应急机构包括医疗机构、疾控机构、公安、消防、血站、红十字会等，应急协同包含患者健康档案数据、血液调配、传染病疫情、群体性不明原因疾病、生化核辐射事故、由自然灾害引发的疾病控制等情况。主要协同类型包括：

（1）患者健康档案数据协同

当医务人员 / 消防人员在现场抢救患者的过程中获取患者身份信息，可通过全民健康信息平台查阅患者健康档案数据，包括过敏史、手术史、传染病史等，全面了解患者的身体状况，现场和转运过程中采取相应的治疗措施。

（2）应急血液调配协同

当医疗机构 / 消防人员在现场抢救患者的过程中获取患者身份信息，可通过全民健康信息平台查阅患者的血型数据以及相关血液传染病史，并及时通知医疗机构血站、相关血库备血，并对血液传染病患者采取必要的防护措施。

（3）传染病疫情控制协同

当发生传染病突发公共卫生事件时，医疗机构上报传染病情况，疾控机构开展传染病相关信息收集、现场快速检测和实验室检测，医疗机构配合进行流行病学调查和检测样本采集，同时进行院内隔离观察。公安 / 消防配合疾控机构进行现场隔离工作。疾控机构通过全民健康信息平台获取患者的健康档案数据，分析传染病的发病原因、易感人群等。

（4）群体性不明原因疾病控制协同

当发生群体性不明原因疾病突发公共卫生事件时，对于群体性不明原因疾病事件的调查、处理需要区域联手、分工合作。在事件性质尚不明确时，疾病预防控制机构负责进行事件的流行病学调查，提出疾病预防控制措施，开展实验室检测。卫生监督机构负责收集有关证据，追究违法者法律责任。医疗机构负责积极救治患者。卫生计生行政管理部门协调其

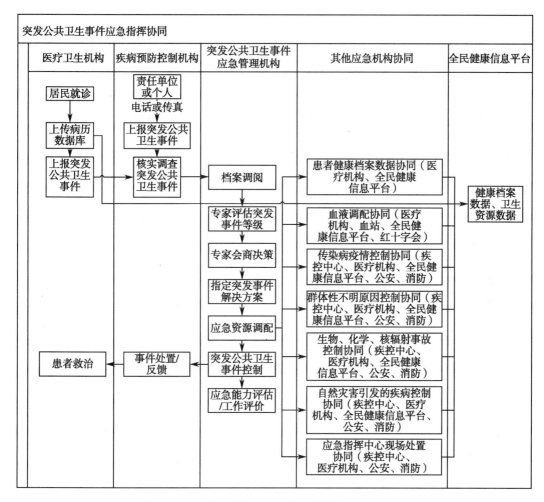

图 2.3.3-1　突发公共卫生事件应急指挥协同流程图

他相关部门开展应急处置工作。

（5）生物、化学、核辐射事故控制协同

当发生生化、核辐射突发公共卫生事件时，医疗机构上报患者情况，公安 / 消防人员赶赴现场进行人员疏散，现场隔离，配合疾控机构排查生化、核辐射事件源头。疾控机构提供对抗药物清单，医疗机构使用对抗药物对患者进行治疗，并通过全民健康信息平台获取患者的健康档案数据，例如过敏史等，给患者合理用药。

（6）由自然灾害引发的疾病控制协同

当地震、海啸、台风、山体滑坡等自然灾害发生后引发霍乱、流感、破伤风等传染性疾病，医疗机构上报传染病情况，疾控机构开展传染病相关信息收集、现场快速检测和实验室检测，医疗机构配合进行流行病学调查和检测样本采集，并进行院内隔离观察。公安 / 特警配合疾控机构进行现场隔离工作。

（7）应急指挥中心——现场情况信息协同

当突发公共卫生事件时，公安 / 消防赶赴现场报告现场情况，医疗机构、疾控中心到现场报告患者具体情况。卫生计生行政管理部门根据现场情况下达指令，各机构执行指令并且实时反馈进展,指挥中心通过现场情况的变化及时变更指令,达到控制突发公共卫生事件的目的。

2.3.4   功能设计

(1) 信息收集与研判

实现应急值班信息、突发急性传染病和突发公共卫生事件监测信息、相关舆情信息的收集与管理功能,并对各类突发公共卫生事件进行分析与研判。

主要功能包括突发公共卫生事件上报、事件信息核实、事件监测预警等。

(2) 预警信息发布

应急管理机构制定预警规则,平台根据突发公共卫生事件信息生成事件预警消息,经核实后按照事件性质、预警级别、危害程度、涉及范围、突发频率等进行预警信息发布,预警信息根据事件预警规则发送给相关机构,使各协同机构提前做好应急备战准备。

(3) 联防联控工作机制及保障

为联防联控和应急指挥联合会商提供辅助决策的信息服务、决策依据和分析手段,如提供传染病源的定位及跨区域分析、疫情的区域分布、卫生资源的占用及使用情况、区域人口、经济等社会基础信息等多方面信息,并在地图上进行疫情、事件信息等可视化展示与分析,同时支持对采集的声音、文字、数字、图形、图像的查看,能够支持对多方(包括远程)会议的信息传送,进而保障相关部门间的统筹、协调和联动。

(4) 应急资源管理

建立专家库、储备库、预案库、知识与案例库等,实现对应急资源的统一管理与调配。

专家库主要是进行卫生突发应急专家信息的储备和管理,在发生突发事件时可及时被抽取出来组建成各种应急队伍。

预案库主要是为应付各种突发事件,先期制作应急预案,可以维护好每个预案的级别、针对的事件、涉及的部门、相关的流程以及各流程所需的工作任务、相关的通知对象等。通过建立预案库,当采集的数据达到预警后,就可以启动相关的应急方案,从而可以辅助应急处理。

储备库主要是对于各种应急物资进行管理,还提供应急队伍配置功能,可以在申领时根据队伍的类型、人数和预计工作天数自动算出所需要的物资数量。

知识案例库主要提供疾病预防控制知识,主要包括常见传染病、食品卫生、环境卫生、职业卫生以及突发公共卫生事件的知识,并提供典型的案例事件,为业务人员开展工作提供辅助决策支持。

(5) 应急能力评估和工作评价

应急管理机构设定评估指标、建立评估模型。采用资料查阅、统计分析等多种形式,对应急准备和保障、应急预警能力、应急处置措施、应急救援能力、事件危害和处置效果等进行科学的事中、事后和阶段性评估与评价。并通过持续监测突发事件类型、规模、性质、人员伤亡情况等方面的变化,及时发布事件最新情况,进行各种分类统计、态势分析、GIS 显示与分析信息。

2.4　妇幼健康业务协同

2.4.1　功能原文

区域妇幼健康业务协同主要是指妇幼健康业务在区域内不同医疗机构之间的协同联动。主要分为儿童保健业务协同、妇女保健业务协同、计划生育技术服务业务协同和出生缺陷防治业务协同。

具体功能包括：妇女保健信息采集、儿童保健信息采集、产妇分娩信息和出生医学证明信息采集、计划生育技术服务信息采集、出生缺陷防治信息采集，以及妇幼健康服务信息整合、保健服务提示。

2.4.2　应用场景

妇幼健康业务在区域内关系到多家机构，包括基层医疗保健机构（以下指基层医疗卫生机构和基层妇幼保健机构）、助产机构（以下指妇幼保健院、助产医院、综合医院）、筛查与诊断中心、计划生育技术服务机构（以下指符合条件的医疗保健机构、助产医院）、上级医疗保健机构（以下指级别较高的医院或保健院）等，各机构之间互相协同，为服务对象提供及时优质的健康服务，包含以下场景。

（1）孕产期保健

基层医疗保健机构为孕产妇建册、产前检查；孕中晚期孕妇到助产机构进行产前检查、分娩；筛查与诊断中心为孕妇进行产前筛查和产前诊断；产妇所属基层医疗保健机构做产后访视和新生儿访视；产妇到助产机构或所属基层医疗保健机构做产后 42 天检查。上级医疗保健机构对其进行医疗救治。

（2）儿童保健

新生儿出生后，需要进行新生儿疾病筛查，由筛查中心对其进行新生儿遗传代谢病筛查，相关医疗保健机构为其进行听力筛查；所属基层医疗保健机构对其进行新生儿访视以及满月体检开始的儿童体格检查；上级医疗保健机构对其进行医疗救治。在此期间可以签发出生医学证明。

（3）婚孕前保健

婚前孕前保健阶段，由基层医疗保健机构开展，发现影响生育质量的将及时登记并告知本人，若需转诊处理的将转入上级医疗保健机构，治疗稳定后再转回基层医疗保健机构接受康复管理。

（4）艾滋病梅毒检测

任何阶段检测到艾滋病梅毒感染者，应及时登记并告知本人，需转诊处理的将转入上级医疗保健机构，治疗稳定后再转回基层医疗保健机构接受康复管理。

（5）妇女常见病筛查

妇女常见病筛查，包括两癌（宫颈癌和乳腺癌）筛查，由各级医疗保健机构开展，发现异常需登记转诊并进行后续随访。

（6）计划生育技术服务

计划生育技术服务机构可以是符合计划生育技术服务要求的各级医疗保健机构，提供计划生育技术服务中发生需转诊处理的将转诊至上级医疗保健机构,治疗稳定后再转回基层医疗保健机构接受康复管理。

(7)青春期和围绝经期保健

青春期或围绝经期由基层医疗保健机构开展,发现异常需转诊的,将转诊至上级医疗保健机构,治疗稳定后再转回基层医疗保健机构接受康复管理。

2.4.3　业务流程

(1)妇女保健业务协同

贯穿青春期、婚前、孕前、孕产期以及围绝经期,任何阶段都能获取前期的医疗保健信息,期间需要转诊救治的将转入上级医疗保健机构。治疗好转并在病情稳定后转回所属基层医疗保健机构进行后期康复管理(图2.4.3-1)。

孕妇在孕早期到基层医疗保健机构建立保健手册并进行首次产前检查,通过业务协同,在孕16周以后到助产机构进行中晚期产前检查,产前筛查和诊断结果将推送给所属基层医疗保健机构。产妇分娩后,助产机构将分娩信息推送至产妇所在基层医疗保健机构以便进行产后访视和产后42天检查。

(2)儿童保健业务协同

新生儿出生后,助产机构推送出生情况到产妇所属基层医疗保健机构,基层医疗保健机构进行新生儿访视以及从满月体检开始的各阶段体格检查,期间需要转诊救治的将转入上级医疗保健机构。治疗好转并在病情稳定后转回所属基层医疗保健机构进行后期康复管理。各阶段均可调阅前期儿童保健和治疗信息用以参考,包括在园期间,保健医也可以看到儿童在本园所之前的保健情况。

助产机构的分娩信息可以作为出生医学证明签发的依据。

(3)计划生育技术服务业务协同

计划生育服务对象可以向计划生育技术服务机构(有条件的医疗保健机构或助产机构)咨询有关问题,并自愿接受计划生育手术。计划生育技术服务机构可获得服务对象早期医疗保健记录作为参考。期间如发生本院无法处理的紧急情况或术后并发症,可通过妇幼健康业务协同转至上级医疗保健机构。

(4)出生缺陷防治业务协同

出生缺陷与婚前、孕前、孕产期、分娩、新生儿访视、儿童健康体检等多个阶段有关,并因不同阶段的保健服务会取得不同效果,提前预防以避免出现缺陷儿为首要任务,一旦缺陷儿降生通过早期介入治疗以彻底消除缺陷或尽力减轻缺陷带来的痛苦。

2.4.4　功能设计

因产妇分娩信息和出生医学证明信息发生在孕产期保健阶段,因此相关信息采集包含在妇女保健信息采集中。

(1)妇女保健信息采集

采集内容包括:青春期保健、婚前保健、孕前保健、妇女常见病筛查、孕产期产检及分娩、产前筛查与诊断、产后访视、产后42天检查、围绝经期保健、艾滋病梅毒检测信息采集。

无论在青春期还是婚前孕前阶段,医疗保健机构提供保健咨询和健康检查,为影响发育或生育的健康问题提出建议指导并积极治疗,对需要转诊治疗的服务对象提供转诊。对

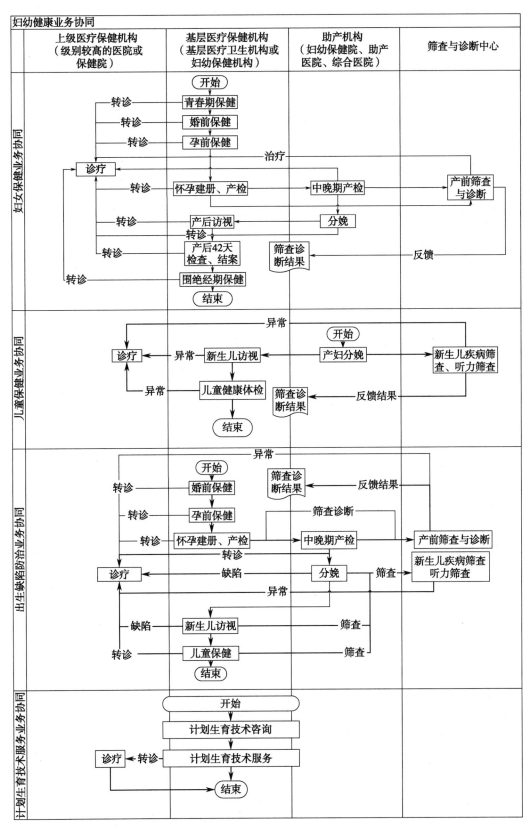

图 2.4.3-1　妇幼健康业务协同流程图

于妇女常见病筛查,包括两癌筛查,医疗保健机构对检出健康问题的患者提出建议指导并治疗,对需要转诊治疗的患者提供转诊服务。

基层医疗保健机构对辖区内孕妇提供建档和首次产检,并在孕16周后由助产机构采集保健信息,在助产机构分娩。发现出生缺陷患儿时需要采集缺陷信息,必要时转至上级医疗保健机构做进一步诊治。期间由筛查与诊断中心做产前筛查与诊断,对于高风险和确诊患者作出评估,对于需要终止妊娠的将提出建议,对于继续妊娠的需进行治疗。住院分娩阶段即形成新生儿出生信息,作为出生医学证明签发的主要依据。分娩后由助产机构推送信息到产妇所属基层医疗保健机构,基层医疗保健机构进行产后访视及产后42天检查。期间如有高危病情需转诊的,将转诊至上级医疗保健机构进行诊疗。

基层医疗保健机构进行围绝经期保健咨询和健康检查,对健康问题提出建议与指导治疗,并对需要转诊治疗的服务对象提供转诊。

（2）儿童保健信息采集

儿童保健业务数据采集。包括新生儿基本信息、新生儿访视、新生儿疾病筛查、新生儿听力筛查、儿童健康体检、高危及营养性疾病儿童专案管理、五岁以下儿童死亡报告、围生儿死亡报告等。

助产机构记录新生儿出生情况,如有出生缺陷将记录出生缺陷信息。助产机构记录新生儿听力筛查结果,提交血片至新筛中心做新生儿疾病筛查。并将新生儿出生情况推送到母亲所在基层医疗保健机构,由基层医疗保健机构进行新生儿访视,并持续进行健康体检。健康体检发现有高危或营养性疾病的将记录专案,对其进行随访。期间发现需转诊的健康问题将进一步转诊至上级医疗保健机构诊疗。发生死亡的需记录儿童死亡报告或围生儿死亡报告,并由所在区县内保健机构提交报告卡至上级妇幼保健机构审核。

（3）计划生育技术服务信息采集

计划生育技术服务信息采集包括:计划生育技术咨询信息、计划生育手术服务信息等。

各级提供计划生育技术服务的医疗保健机构和助产机构,可以提供计划生育技术咨询服务,并提供计划生育手术服务,手术结束后,由所在基层医疗保健机构进行随访。如术中术后出现问题需转院的,将转至上级计划生育技术服务机构治疗。

（4）出生缺陷防治信息采集

出生缺陷防治信息采集。包括婚检信息、孕检信息、孕产期保健、产前筛查与诊断、新生儿访视、儿童健康体检、新生儿疾病筛查及儿童听力筛查。

婚检孕检期间,发现对影响生育的健康检查进行记录并对服务对象提出建议和指导,必要时转诊治疗。

孕产期保健中,记录产前检查发现的影响新生儿的健康问题,记录产前筛查和诊断结果,并提出建议和指导,必要时转诊治疗。分娩期间记录出生缺陷情况,必要时进行转诊治疗。

新生儿疾病筛查和听力筛查出的确诊儿童需要及时进行干预,以减轻或消除出生缺陷带来的严重影响。

新生儿访视和儿童健康检查期间,对缺陷儿童及时随访,提出指导意见,必要时转诊治疗,以最大程度降低出生缺陷带来的严重影响。

（5）妇幼健康服务信息整合

通过妇幼健康业务协同,不同阶段妇幼保健服务需要获取各阶段健康信息,以快速准确了解服务对象的健康情况,提出合理保健和治疗建议。

产检和分娩期间,需要了解艾滋病梅毒情况,为分娩提供更多信息以保障母婴安全。对做过流产手术的孕妇作为关注人群加强保健服务,以保障母婴安全。对分娩过出生缺陷儿童的孕妇需要特别关注,以加强出生缺陷防治手段,降低母婴风险。

(6) 保健服务提示

妇幼保健期间需要信息衔接互联,涉及多个环节。

保健期间如需要转诊的,由基层医疗保健机构提出转诊申请,转诊申请提交后直接推送到上级妇幼保健机构,及时进行转诊和治疗。服务对象在上级医疗保健机构接受诊疗后,上级医疗保健机构及时推送信息到其所在基层医疗保健机构以方便基层了解人群健康情况,更准确对其进行健康管理。

产妇分娩后,助产机构推送分娩信息到产妇所在基层医疗保健机构,由基层医疗保健机构联系服务对象并对其进行产后访视和产后 42 天检查,同时也方便基层医疗保健机构进行新生儿访视及儿童健康检查。

孕产期间做了产前筛查和诊断的,由产检筛查及诊断中心将筛查和诊断结果推送到对应基层医疗保健机构,由基层医疗保健机构联系服务对象并对其进行健康管理。

妇女病筛查出的风险人群,艾滋病梅毒检验阳性结果的,做过计划生育手术的服务对象,相应机构能够及时推送信息到服务人群所在医疗保健机构。

在妇幼保健期间,发生的出生缺陷、孕产妇死亡以及儿童死亡信息需要及时推送到其所在基层医疗保健机构。

2.5　卫生计生监督应用协同

2.5.1　功能原文

包括行政许可、日常监督检查和行政处罚,依托行政许可数据、平台健康档案和医疗质量数据,为卫生监督执法提供本底数据、监督执法线索和依据,化被动执法为主动发现。

具体功能包括:实现卫生行政许可,日常卫生计生监督检查、现场行政处罚等业务工作的信息化管理,实现卫生计生监督移动执法,实现健康档案与健康危害因素关联分析。

2.5.2　应用场景

(1) 医疗机构与人员资格核查

卫生监督机构现场执法时,需要现场实时提取医疗机构执业资格、执业范围、医疗人员执业资格、执业注册等信息,重点专科特殊资质信息,规范医疗服务行为,实现现场快速准确核查和处罚,取缔非法行医。

(2) 采供血机构与人员资格核查

现场执法需要提取采供血机构的执业资格、执业范围及其从业人员的资格信息,以便进行监督检查,打击非法采供血行为。

(3) 食品与餐饮经营卫生许可证与从业人员健康证核查

卫生监督机构现场执法检查时,需要实时调取卫生许可证、从业人员健康档案体检报告及健康证信息,完成核查或进行行政处罚。

（4）医疗美容诊疗资格、医疗机构超出登记范围、医生定期考核核查

现场查询相关资格信息、经营范围信息、不良执业行为与不良行为记录，快速有效依法依规查处违法行为。

2.5.3　业务流程

（1）卫生计生行政许可

行政管理相对人递交卫生计生行政许可申请，从全民健康信息平台调取行政管理相对人基础本底信息，卫生计生监督机构依法依规进行登记、受理与审查。通过审查的申请单位，由卫生计生监督机构进行文书打印、制证、发证以及结果公示（图2.5.3-1）。

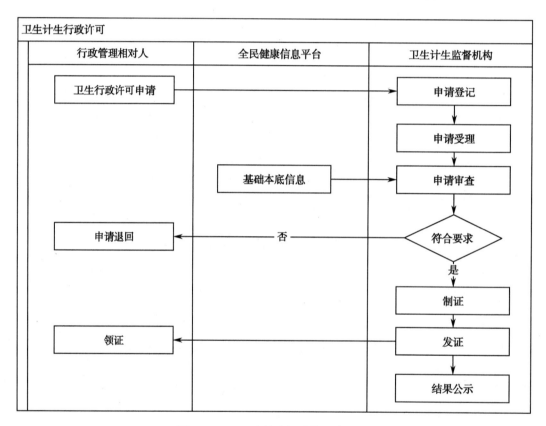

图2.5.3-1　卫生计生行政许可流程图

（2）日常卫生计生监督检查与处罚

卫生计生监督机构下达执法任务，监督执法人员开展现场监督检查，查询管理相对人的档案与查验证件，从全民健康信息平台实时调取其基础本底信息，对存在违法违规行为的单位开具行政处罚，自动打印文书（图2.5.3-2）。

执法结束后，监督执法人员上报卫生监督信息报告卡。结案后，如果发生行政复议或行政诉讼，将相关信息更新到报告卡，并再次上报。

执法结束后，移动执法手持设备生成相关的卫生监督信息报告卡并上报。结案后，如果发生行政复议或行政诉讼，将相关信息更新到报告卡，并再次上报。

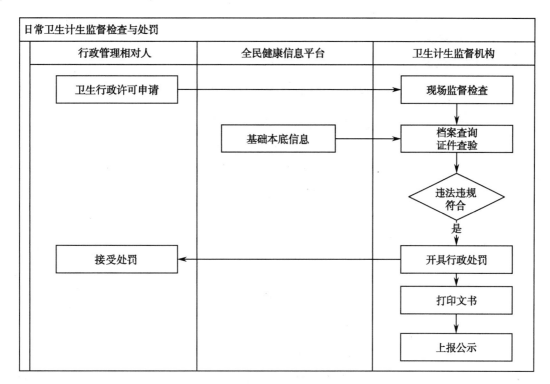

图 2.5.3-2　日常卫生计生监督检查与处罚流程图

（3）健康档案与健康危害因素关联分析

卫生计生监督机构从全民健康信息平台获取医疗事故数据、健康档案指标异常人群数据,分析健康危害因素主要因素,分析是否存在行政管理相对人关联违法因素与线索,现场核查违法行为并依法依规进行处罚(图 2.5.3-3)。

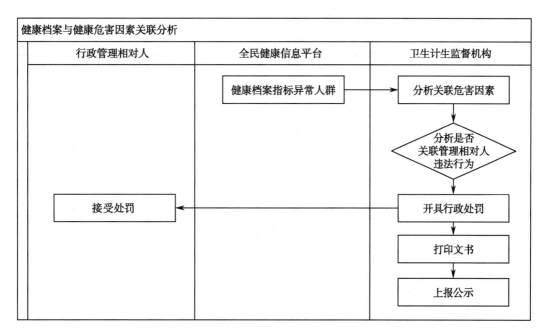

图 2.5.3-3　健康档案与健康危害因素关联分析流程图

2.5.4   功能设计

(1) 卫生计生行政许可

业务管理。实现处理许可业务的动态管理功能,主要包括申请登记(备案)、受理、基础本底数据检索、审查、决定。

制证与文书管理。实现满足许可业务需要的许可文书打印发放功能,主要包括文书打印、制证、发证。

归档管理。实现许可业务处理结束后对管理相对人统一归档管理的功能。

结果公示。许可项目在受理环节的审核结果、决定环节的审批结论在结果确认后进行公示。

(2) 日常卫生计生监督检查、现场行政处罚管理

卫生计生监督机构下达执法任务,监督执法人员开展现场监督检查,查询管理相对人的档案与查验证件,从全民健康信息平台实时调取其基础本底信息,对存在违法违规行为的单位开具行政处罚,自动打印文书。对日常卫生监督检查工作进行动态管理,规范日常卫生监督检查工作,并实现与卫生计生行政许可审批管理、卫生监督人员管理和卫生监督信息报告业务的衔接。

(3) 健康档案与健康危害因素关联分析

卫生计生监督机构通过全民健康信息平台获取健康档案数据及医疗质量数据,为卫生计生监督执法提供本底数据、监督执法线索和依据,化被动执法为主动发现,采集健康档案指标异常人群数据,分析健康危害因素主要因素,分析是否存在行政管理相对人关联违法因素与线索,现场核查违法行为并依法依规进行处罚。

2.6   血液安全管理业务协同

2.6.1   功能原文

联通血液管理中心和采血机构、医疗机构,在平台上实现血液采集、检测、制备、存储、运输、使用等业务跨机构的信息共享,收集单采血浆站原料血浆采集、检测、存储、供应等信息,监督采供血工作,开展血液安全风险监测。

具体功能包括:采血信息采集、血液使用追溯、血库资源调配、血库库存预警、血液安全预警、输血不良反应管理,收集单采血浆站原料血浆采集、检测、存储、供应等信息。

2.6.2   应用场景

通过血液安全管理业务协同功能,血液管理中心获取区域内各采供血机构、医疗机构间血液相关信息,开展采供血监督和血液安全风险监测工作。

(1) 血液调控

血液管理中心及时准确了解区域内各采供血机构及其采血点、储血点和医疗机构的需、存、用血信息,进行区域内血液的智能调控,对紧急用血、大量用血等情况,实现区域内及时、统一的精确调度和高效供给,避免血液采集浪费。在血液紧张的时候通过上级主管部门的审批可以跨区域调血。

（2）临床用血全程追溯

血液管理中心实现快速、准确、全流程的追溯源头、监控献血者和受血者的献血／输血不良反应，进行及时的血液安全预警、血液产品质量确认（过程控制和差错管理）和全程跟踪；进行献血者和受血者的流行病学追踪、紧急危险评估、干预和决策支持；促进合理使用血液、降低医疗费用。

2.6.3　业务流程

血液管理的业务流程分为采供血机构和用血机构管理。业务协同主要对备血（受血者血样采集操作流程）、取血（血库取血）和输血 3 个连续的过程进行协同管理，对各环节所需要提交和核对的数据进行信息共享（图 2.6.3-1）。

在采供血机构中，血液管理的主要业务流程是：预约献血、血液初筛（核对初次献血者的血型、体重、乙肝、梅毒、转氨酶、血红蛋白量、血小板计数、血细胞比容等，其中后两项主要用于血小板采集，以及近期的各项生活饮食、身体状况、用药状况，查看是否符合献血条件；对重复献血者还需要核对是否在允许献血期时间内进行献血）、血液采集、待检库血液入库、待检库血液出库、血液制备、血液制备过程中发生破损后的消毒处理、血液实验室检测、合格血入库、报废血报废、血液库存管理、用血申请核对、合格血出库、合格血运输发往临床，期间要根据血液制品的种类按要求进行全程的冷链控制管理。并且在采供血机构中关键物料、设备必须进行质控，如有些设备是强制检测设备（采血称等），所有的血袋要进行质控抽样，出具合格报告后才能做物料入库；所有工作人员均需持有不同等级的岗位资格证书，否则视为不合规。

在用血机构中，血液管理的主要业务流程是：血液入库（核对用血计划和发血信息是否一致，是否出现血型错误）、用血者输血前血液配型与交叉配血（核对献血者和用血者血型和关键性传染病，核实是否存在窗口期和是否会出现溶血情况）、血液出库、血液冷链管理（该血液从出库到输注到用血者身体中的时间是否在规定时间内，因为不同的血液制品有对时间和温度的不同保存要求）、临床输血（监控在临床输血中是否按输血规范操作，核准用血人信息、监测输血不良反应）、血样管理（血袋上的献血者小辫和用血者的血液采样）、报废血液管理（主要对发往临床的血液出现脂血严重、过期、破损等不合格情况后，应按规定的程序经高压蒸煮后再按医疗废物的管理流程进行管理）。

2.6.4　功能设计

（1）采血信息管理

采血信息管理包括信息采集、检测、存储等。

供血者健康信息管理。采集供血者的基本身份信息、血型、献血证、健康等信息，可以进行记录、上报和管理。

采集管理。采集采血前准备工作信息，包括健康检查和血样化验信息、采血人员资格信息、采血器材信息、血袋及标本信息等。采集采血过程中相关信息，包括血液采集时间、速度、初筛结果核对、血型核对、献血不良反应等记录。采集相关物料信息，包括血袋的生产厂商资质信息、血袋有效期、血袋抽样质控信息、存放环境信息等。完成血液包装标签打印与记录管理等。

血液检测管理。包括检查人员记录、原料血浆检测项目、检测结果记录等。

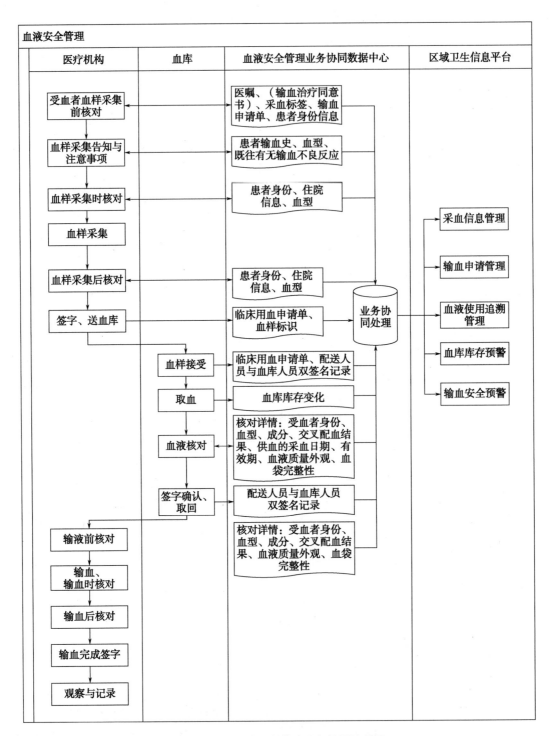

图 2.6.3-1　血液安全管理业务协同流程图

（2）血液使用追溯

临床使用管理与追溯。通过区域全民健康信息平台实现采供血单位与用血单位的信息系统松耦合，确保血液信息从采集到临床使用的一致性，同时传送血液实物流和信息流，实现临床用血统一、准确、高效和可追溯，保障区域内用血安全。用血单位可及时将临床输血信息反馈给血站，使血站对血液的去向进行跟踪，掌握临床诊断及输血反应等信息，便于指导临床输血工作。

（3）血液资源调配

为区域内血液资源平衡、特殊血液及时调剂和血液信息追溯、应急指挥调度等提供技术支持。原则上区域内血液资源调配仅限于成品，即合格血液产品的调配。血液资源调配管理功能包括常规调配和应急调配两种，其中常规调配主要用于跨区域间、区域内的血液资源平衡，实现不同地域、不同采供血服务区域、不同血站间的血液资源平衡，进而实现了区域内血站的融合，弥补单个血站的血液资源自我平衡能力的不足，促进了采供血服务的均等化；应急调配主要用于跨血站供应区域的紧急用血供应，区域内卫生计生主管部门可根据区域内各级血液中心和中心血站的常规血液库存量，以及与应急地点的距离、交通运输等条件，按照支援调配预案进行血液资源调配。

（4）血库库存预警

库存量查询。实现在采供血机构及其采血点、储血点中存放的待检血液和合格血液的存量情况。实现采供血机构和医院的库存实时查询与预警，保障血液库存安全，及时进行血液采集与调拨的指导。

库存分级预警。库存状态分级包括库存积压、正常、偏少、紧缺、严重短缺等，对库存分级设置对应预警，根据预警级别自动提示血库库存情况。

（5）血液安全预警

有效期预警。设置血液有效期预警，可查询近效期血液产品。

血液产品监督。对血液安全进行管理，监督献血者信息，包括性别、年龄、国籍、文化程度、职业、血型、献血数量、献血地点、献血类型、采血形式和献血史等；监督血液/成分相关信息，包括采供血机构代码和用血单位代码、血液/成分种类、数量、血型、产品特性和产品状态等；物料和设备质控监督信息，包括生产企业的资质、生产的物料产品的使用批号、使用效期、质控结果；采集、制备、检验等设备的检测信息、有效期等。

血液产品使用监控。对输血安全进行管理，监控受血者信息，包括医疗机构代码、供血单位代码、就诊号、性别、年龄、血型、科别、既往病史和临床诊断等。监控输血相关信息，包括输注血液/成分种类、数量、血型、输血时间、输血中有无麻醉、输血前用药、输血使用的辅助设备和输血类型等。监控输血事件基本信息，包括发生时间、发现时间、临床症状及实验室检查异常结果、类别、等级划分、与输血相关程度、事件发生后的干预措施及随访与追踪。输血史信息监管及可追溯管理，对区域内献血者档案、淘汰献血者档案、稀有血型档案信息等进行管理；对献血者的历次献血记录进行相关分析。

报废血液监控。加强对输血工作相关环节的信息采集，对血液报废原因进行分析，提升血液质量。

（6）输血不良反应管理

输血反应监测。监测输血前患者发热、皮疹、瘙痒记录；输血中患者体温、脉搏、呼吸、血压记录；输血后患者体征数据定期监测记录。

输血不良反应报告。包括时间、报告单位、报告人、输血不良反应情况、初步判断、处理情况等内容,生成"输血不良反应报告单"。

输血不良反应处理。输血不良反应处理过程和措施记录。

输血不良反应上报。报告事件发生地的采供血机构和临床用血机构,各级血液安全监控机构按规定启动调查、管理和干预程序。整个过程和各节点提交内容、提交人、接收人处理状态均进行系统记录、消息同步发送,实现对不良事件的信息化管理和及时追踪。

输血不良反应追踪回访。在处理输血不良反应后,对及时跟踪、回访获得的信息进行记录与管理,进一步明确输血反应发生的类型、原因及处理措施。

献血者不良反应管理。对献血者在献血中或献血后的不良反应进行信息采集,分析献血不良反应的发生原因并做好记录。

(7) 单采血浆站血浆管理

单采血浆站管理包括原料血浆采集、检测、存储、供应等信息管理。

原料血浆采集管理。采集前健康检查和血样化验记录、采血人员资格记录、采血器材记录、血浆袋及血浆标本记录。

原料血浆包装标签打印与记录管理。原料血浆的采集、包装、储存、运输应当使用明确的包装袋标签进行信息标明,包括单采血浆站的名称、供血浆者姓名、编号或者条形码;血浆重量、血浆类型、采集日期、血浆编号、有效期等。

原料血浆检测管理。检查人员记录、原料血浆检测项目、检测结果记录。

原料血浆存储管理。原料血浆储存、运输装箱单记录和打印;化验合格单记录、血浆复检标本记录。

原料血浆发送管理。记录原料血浆发送出入情况,包括发送时间、接受机构、原料血浆类型、原料血浆数量等。

2.7　院前急救业务协同

2.7.1　功能原文

实现 120 等急救车和医疗机构之间,就急救患者的生命体征信息数据、健康档案信息共享,以及基于患者为核心的医疗数据应用于急救环节。

具体功能包括:患者健康档案、既往病例信息提取、传输、共享,急救车患者信息采集和传输、急救车实时监测生命体征与医疗机构信息互联、急救指引,车辆定位、视频互动等。

2.7.2　应用场景

(1) 急救呼叫

居民在意外发生时通过电话、手机 APP 等途径快速拨打 120 急救电话,并通过手机 APP 等方式了解合适的急救自救措施和急救车辆状态。

(2) 院前急救

在居民呼叫 120 的同时,急救中心能够查询急救对象的居民健康档案、位置信息。并将患者的既往病史、过敏史、体检记录、家庭住址、亲属的联系方式和急救指导意见等信息传送到急救车辆和急救医生,为现场急救做好准备。

120 急救医生通过身份证、居民健康卡或生物识别等方式采集确认患者身份、查询患者居民健康档案,调整急救措施,在急救过程中将患者信息和急救车实时采集的生命体征数据共享至医院,与上级医院专家实时视频互动(反馈患者信息,接受急救指导等),并协同院内急救完成急诊、床位、手术等预约。

(3) 院内急救准备

在 120 急救过程中,医院根据急救车辆确认的患者信息调阅患者居民健康档案和既往医疗信息(患者疾病基本信息、疾病史、检查检验报告、手术史、过敏史等),并通过物联网技术实时采集患者在 120 急救过程中的急救措施和生命体征数据等,实时指导 120 急救人员调整急救措施,及时协调院内专家、床位、手术室等急救资源。

2.7.3　业务流程

急救车辆和医务人员接到急救任务后,在前往急救现场途中,通过全民健康信息平台调取患者的健康档案及既往史信息,制定急救措施。从现场返回医院途中,患者的生命体征数据实时传输到医院急诊部门,参与救治的院内医护人员可实时查看患者体征数据和急救车辆视频互动(图 2.7.3-1)。

2.7.4　功能设计

(1) 患者健康档案、既往病历信息提取、传输、共享

120 急救中心急救调度员、120 急救医护人员通过固定、车载或移动终端接收院前急救业务协同服务推送的患者急救关键信息(从患者健康档案和既往病历中提取的姓名、性别、年龄、血型、家庭地址、联系方式、紧急联系人、既往史、药物过敏史等),支持身份证、居民健康卡、生物识别等多种方式的患者身份识别。

(2) 急救车患者信息采集和传输

120 急救医护人员通过车载或移动终端智能采集患者身份信息,支持身份证、居民健康卡、生物识别等多种方式;支持 120 急救设备(呼吸机、体外诊断器械、急救呼吸机、除颤监护仪、心肺复苏器等)和生命体征监测设备(血压、血氧、脉搏、心电图等监护仪器)数据的智能采集;支持现场(语音、图像、视频、GPS 等)的资料智能采集;并支持将采集数据实时传输到指挥中心、急救站和医院等医疗卫生机构。

(3) 急救车实时监测生命体征与医疗机构信息互联

120 急救车提供物联网生命体征监测设备,实时监测到患者的血压、血氧、脉搏、呼吸、心电图等生命体征数据,并通过车载无线网络和院前急救业务协同服务,将生命体征数据实时传输到接诊医院的急诊科室;支持数据的实时存储和离线查阅。

(4) 急救指引

提供急救知识库,支持急救报警人通过平台门户、手机 APP 等多种途径了解急救常识并引导现场急救和自救措施,包括:判断生命体征(气道、呼吸、脉搏等)、现场转运伤者(必须马上转移的情况、暂时不动体位的情况和常用搬运伤者的方法等)、人工呼吸方法、心肺复苏方法、外伤包扎和止血措施、常见急救办法等),支持通过物联网可穿戴设备采集患者生命体征数据并结合患者个人健康医疗数据,通过急救指引模型和急救知识库智能推荐急救自救措施和附近的 AED 智能除颤仪等急救设备。

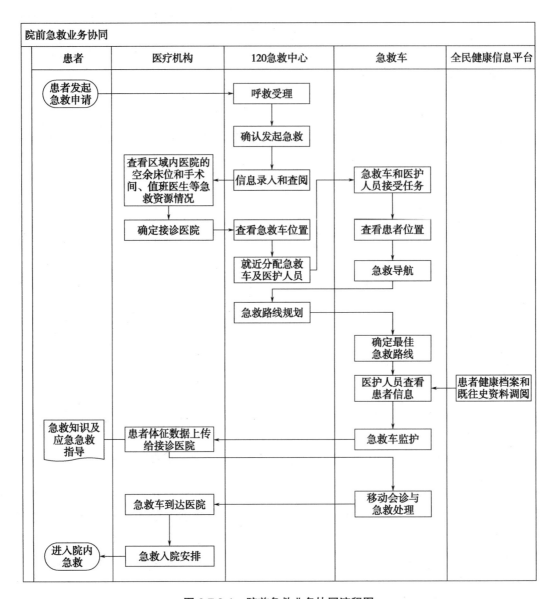

图 2.7.3-1   院前急救业务协同流程图

(5) 车辆定位

提供对 120 急救车辆位置、状态、速度、时间、方向和运行轨迹等数据的实时监控和记录；支持监控数据的查询和回放；支持实时和历史监控数据的电子地图进行直观展示；支持自动标记患者位置自动导航；支持根据实时交通情况智能优化导航路线；支持多种定位系统。

(6) 视频互通

提供 120 急救人员可穿戴和 120 急救车车载的音视频采集和传输终端，实时采集急救现场和急救车辆上患者的基本情况、采取的急救措施等音视频信息，并实时将信息传输指挥中心、急救站和急救医院等医疗卫生机构；支持 120 急救医生和急救医院、专家之间的语音、视频通信，实现远程指导、紧急救助、视频会诊等服务。

2.8 分级诊疗协同

2.8.1 功能原文

推动机构间和医生间的信息共享和服务协同，为医院间分级诊疗提供信息化支撑，实现"基层首诊、双向转诊、急慢分治、上下联动"。

具体功能包括：分级诊疗签约服务、向上转诊、下转社区、社区医生抄方、医医互动和带教。

2.8.2 应用场景

通过分级诊疗协同服务将疾病按照轻、重、缓、急及治疗的难易程度进行分级，支持不同级别的医疗卫生机构承担不同疾病的治疗，支持基层医疗卫生机构与上级医疗卫生机构医生间的互动与教学培训，实现基层首诊、双向转诊、急慢分治和上下联动。

（1）基层医疗卫生机构

分级诊疗协同服务的重点工作是强基层，促进基层医疗卫生机构以常见病、多发病、慢性病分级诊疗为突破口，提高医疗资源利用效率。

基层医疗卫生机构可通过分级诊疗协同服务实现远程会诊/诊断、向上级医疗卫生机构转诊和服务能力提升等。基层医疗卫生机构判断需要上级医疗卫生机构远程会诊/诊断的患者，可申请预约上级医疗卫生机构专家资源。对需要进行门诊（医技、住院）上转的患者，可直接预约上级医疗卫生机构的门诊（医技、住院）资源，并传送患者电子病历、检验检查结果信息和（或）电子健康档案等信息，协助并追踪患者转诊流程。基层医疗卫生机构若需提升自身服务能力，可直接申请上级医疗卫生机构的教学资源。

（2）上级医疗卫生机构

上级医疗卫生机构在分级诊疗协同服务中，主要承担诊断中心、资源开放、带教等工作。

上级医疗卫生机构可与基层医疗卫生机构合作形成远程诊断业务模式，上级医疗卫生机构作为诊断中心，对于需要上转的患者需要开放相应的门诊（住院）资源。同时，上级医疗卫生机构需要承担对基层医疗卫生机构的带教工作。

2.8.3 业务流程

患者在基层医疗卫生机构首次就诊，经基层医疗卫生机构医生判断属于无法诊断的复杂病情，可通过分级诊疗协同服务申请预约上级医疗卫生机构进行远程会诊。上级医疗卫生机构通过远程会诊，判断患者需转诊到上级医疗卫生机构诊疗，可通过分级诊疗协同服务实现患者上转，并且在患者病情稳定后再将患者下转到基层医疗卫生机构（图2.8.3-1）。

基层医疗卫生机构可和上级医疗卫生机构共同建立远程诊断中心。将患者在基层医疗卫生机构进行的检验检查等影像数据，上传到上级医疗卫生机构统一诊断，上级医疗卫生机构给出诊断报告，再下传到基层医疗卫生机构。

另外，基层医疗卫生机构在有业务提升需求时，也可通过分级诊疗协同服务进行资源预约。符合条件的上级医疗卫生机构可提供相应的远程或现场教学，帮助基层医疗卫生机构提升业务能力。

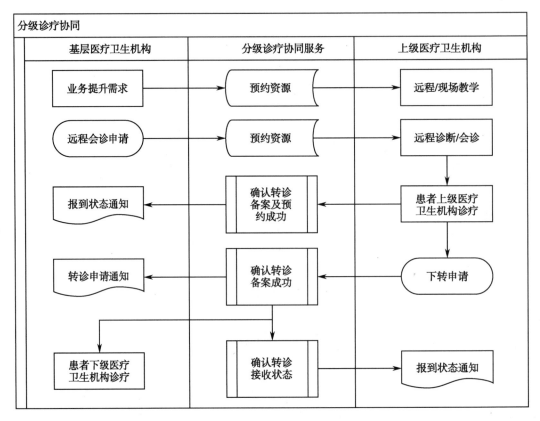

图 2.8.3-1　分级诊疗协同流程图

2.8.4　功能设计

(1) 分级诊疗签约服务

以建立社区居民与全科医生的健康服务契约关系为目标,基于分级诊疗协同功能认证有效的签约,绑定社区居民与全科医生在签约期内的健康服务关系,并在居民个人电子健康档案和居民健康卡中予以标识。支持签约服务管理、签约流程管理和签约信息管理。

(2) 向上转诊

向上转诊包括门诊上转、住院上转、医技上转。通过分级诊疗协同功能上级医疗卫生机构医生能够调阅患者在基层医疗卫生机构就诊时的检验/检查报告、处方和治疗信息,查阅患者健康档案、电子病历信息。

门诊(医技、住院)上转。实现对区域内各级医疗卫生机构的接入,重点在区域内推进基层医疗卫生机构全科医生门诊(医技、住院)预约转诊,完善对上转流程的管理。主要功能包括患者上转、上转审核、患者接收处理、结果反馈、病历上传等。

(3) 下转社区

通过分级诊疗协同功能,基层医疗卫生机构医生能够调阅患者在上级医疗卫生机构就诊时的检验/检查报告、处方和治疗信息,查阅患者健康档案、电子病历信息。具体下转功能包括:门诊下转、住院下转。

门诊(住院)下转。通过分级诊疗协同功能进行门诊(住院)下转。主要功能包括患者下转、下转审核、患者接收处理、结果反馈、病历上传等。

（4）社区医生抄方

通过分级诊疗协同，实现各级医疗卫生机构之间的处方信息共享。主要功能包括处方上传、处方信息查看（近期就诊记录，用药等信息）等。医疗卫生机构医生可在上级医疗卫生机构医生及患者许可下调用并抄写处方。

（5）医医互动和带教

医医互动。医医互动包括医生间的点对点互动，也包括医疗卫生机构间端对端互动两种形式。不同医疗卫生机构间的协同业务模式，包括远程会诊业务、远程诊断中心业务、远程带教业务等。可实现机构间共享患者资料信息，建立起上下级医疗卫生之间的紧密联系。

带教。通过分级诊疗协同功能，上级医疗卫生机构医生协助基层医疗卫生机构医生为下转患者制订随访计划和随访方案。基层医疗卫生机构医生根据自动推送的随访计划信息进行随访，随访结果反馈给上级医疗卫生机构医生。上级医疗卫生机构医生跟踪指导基层医疗卫生机构医生，根据随访情况及时变更随访计划和方案。功能模块包括计划方案制订管理、结果反馈、意见指导、计划方案变更。

2.9 医疗医药联动应用协同

2.9.1 功能原文

医疗服务需求与医药采购要求联动，统筹采购医药，支持医药采购监督、核查。临床机构把医药不良反应反馈给平台，加强药事服务、指导临床用药。

具体功能包括：药品需求预测、药品采购监督、用药不良反应反馈。

2.9.2 应用场景

医疗医药联动应用协同根据医疗卫生机构的实际服务需求出发，对药品的需求、采购、预测全流程进行管理，对用药信息、采购数据进行统一汇总分析，从而完成对集采执行情况的监督。

（1）药品需求预测

各级医疗卫生机构根据本机构临床用药情况、近期及未来疾病变化情况，对用药需求进行周期性上报，卫生计生行政管理部门对用药需求进行汇总整理并进行分析预测。

（2）药品采购监督

将医疗卫生机构药品使用数据与药品采购数据进行合并对比，监督医疗卫生机构药品采购执行情况；监督医疗卫生机构药品采购来源，监督医疗卫生机构阳光采购，杜绝使用不明来源药品，保障药品质量统一，确保质量。

（3）用药不良反应反馈

医疗卫生机构通过联动协同对用药不良反应情况进行上报，由卫生计生行政管理部门进行核实，加强药事服务、指导临床用药，保障用药安全。

2.9.3 业务流程

各医疗卫生机构可对各自的用药需求及药品使用情况进行上报，卫生计生行政管理部门根据上报数据对用药需求进行分析预测,调整采购类型,开展招标采购。对医药不良反应数据进行分析,核实后指导各医疗卫生机构规范用药(图 2.9.3-1)。

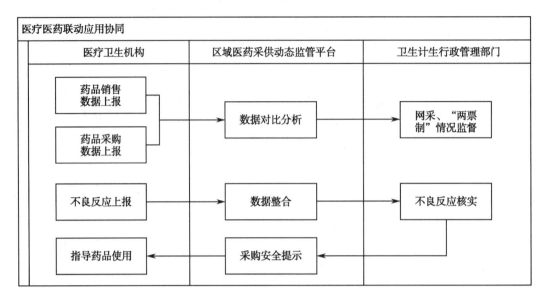

图 2.9.3-1　医疗医药联运应用协同流程图

　　各医疗卫生机构对各自的药品采购数据以及销售数据上报,由省级药品采购中心进行统计分析,卫生计生行政管理部门对医疗卫生机构网采药品数据与实际销售数据进行核对,监督医疗卫生机构药品网采执行情况。同时,各医疗卫生机构可对用药不良反应事件进行上报,由卫生计生行政管理部门进行核实后,对于出现用药不良反应的药品,予以用药安全提示,以供临床用药参考(图 2.9.3-2)。

2.9.4　功能设计

　　通过区域内医药采供动态监管功能,对医疗卫生机构医药采供双方、卫生计生行政管理部门进行相应的功能和权限划分,医疗卫生机构提供采购、需求预测上报、用药不良事件反馈等功能进行日常业务的数据上报,卫生计生行政管理部门提供相应的数据合并、查询、分析等功能,实现对区域内医疗卫生机构医药采供和使用的全面监督。

　　(1) 药品需求预测

　　用药需求上报。医疗卫生机构在一个采购周期开始前,根据本机构上期采购情况、近期及未来疾病可能发生的变化情况,上报下一采购周期的用药需求数据。

　　用药需求汇总。卫生计生行政管理部门根据各医疗卫生机构上报的用药需求进行汇总整理,形成本地区用药需求总体情况数据。

　　用药需求公示。省级药品集中采购中心根据汇总的全省用药需求进行分析。对需求变化较大的药品调整分类采购类型,并将用药需求进行公示,供生产、经营企业参考。对临床用量大、采购金额高、多家企业生产的基本药物和非专利药品开展带量公开招标采购。

　　(2) 药品采购监督

　　药品销售数据上报。医疗卫生机构按期上报本机构药品销售数量、金额数据。

　　网上采购情况监督。省级药品集中采购中心将医疗卫生机构网采药品数据与实际销售

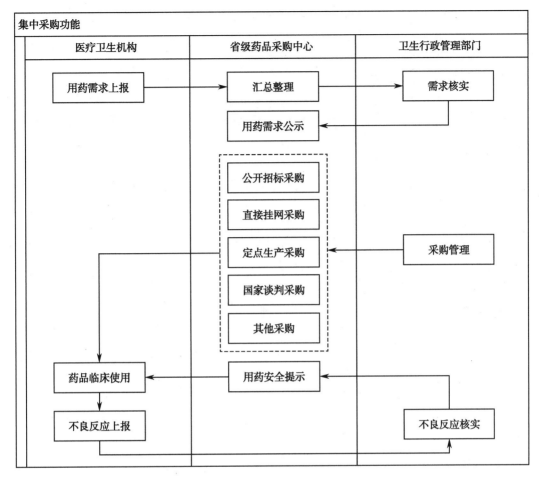

图 2.9.3-2　集中采购功能流程图

数据进行核对,监督医疗卫生机构药品网采执行情况。

(3) 用药不良反应反馈

不良反应上报。医疗卫生机构针对本医疗卫生机构用药过程中发生的不良反应情况进行实时上报。

不良反应核实。卫生计生行政管理部门对不良反应上报情况进行核实,确保不良反应数据的准确性与及时性。

药品采购安全提示。在其他医疗卫生机构药品采购时,对于出现用药不良反应的药品,予以用药安全提示,供医疗卫生机构在临床用药参考。

2.10　药品(耗材)采购使用联动应用协同

2.10.1　功能原文

省级药品集中采购平台规范化建设并与国家药管平台联通,实现短缺药品报送。加强医疗卫生机构药品和高值医用耗材使用监管,监控重点药品,规范用药行为。

具体功能包括:儿童等重点人群和慢性病等重大疾病用药保障管理、药品需求预测、药品(耗材)采购管理(含定点生产药品管理)、短缺药品监测、合理用药管理。

2.10.2　应用场景

(1) 招标药品目录的制定

卫生计生行政管理部门落实国家药品分类采购政策,开展药品招标采购时,进行药品需求预测,发现临床用量大、金额高、多家企业生产的基本药物和非专利药物,制定相关的招标药品目录。

(2) 重点人群、重大疾病用药管理

卫生计生行政管理部门针对重点人群、重大疾病,制定相关的用药目录,采集汇总儿童用药、慢性病用药等供应数据,对异常情况及时掌握,保障相关药品的供应和使用。

(3) 医疗机构日常药品(耗材)采购工作

药品(耗材)集中采购机构提供药品(耗材)采购服务,满足医疗机构日常的药品(耗材)采购工作需要。对药品(耗材)的生产企业、配送企业、医疗机构以及相关监管机构按招标采购、谈判采购、直接挂网采购和国家定点生产等多种采购类型实行分类采购管理,具体包括招标、挂网、采购、结算、短缺药品上报、监督管理等工作。

(4) 药品短缺情况预警

卫生计生行政管理部门开展短缺药品监测,收集哨点医院的药品供应短缺情况,对短缺情况进行汇总分析,形成相应的短缺药品清单并及时预警,指导医疗卫生机构的药品采购使用工作。向国家平台上报短缺信息,与国家平台开展短缺监测的协同工作。

(5) 药品(耗材)合理使用

卫生计生行政管理部门通过重点监控品种、基本药物等的采购监管,在采购源头对医疗卫生机构的用药进行管理控制,起到促进医疗机构药品(耗材)合理使用的目的。

2.10.3　业务流程

各医疗机构定期上报药品(耗材)采购计划,由省级药品集中采购平台负责采购计划的审核及汇总,根据采购计划及历史数据,对生产企业进行统一招标与集中采购。采购完成后,省级药品集中采购平台对药品(耗材)配送全过程进行监管,确保药品(耗材)的供货质量(图 2.10.3-1)。

医疗机构、生产企业和配送企业按时上报药品采购、使用、销售及配送数据,形成省级药品集中采购平台的基础数据库。各省级监管机构可查看数据并进行多维度统计分析,对各个下属机构的异常情况进行监控与指导,为国家药管平台提供数据支撑。

2.10.4　功能设计

(1) 重点人群、重大疾病用药保障管理

重点药品目录管理。编制儿童等重点人群、慢性病等重大疾病用药目录。

重点药品采购管理。对妇儿专科非专利药品等临床用量小的药品和常用低价药品,实行集中挂网,由医院通过平台直接采购。

重点药品采购监管。收集医疗机构重点药品的采购供应数据、临床使用数据,掌握重点药品的实际采购供应情况。

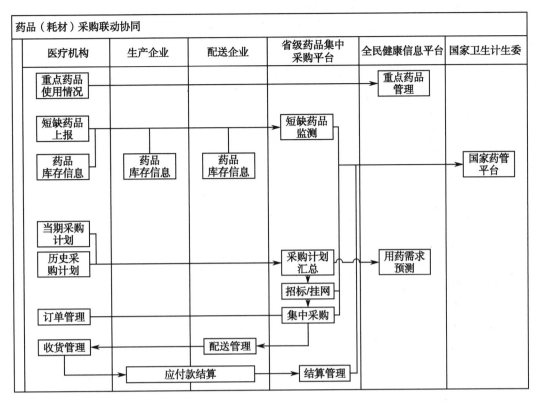

图 2.10.3-1 药品(耗材)采购使用联动应用协同流程图

(2) 药品需求预测

用药需求分析。通过对各级医疗机构上报的药品采购计划进行汇总统计,结合历年药品采购情况,对药品需求进行分析。

用药需求汇总。卫生计生行政管理部门根据各医疗卫生机构上报的用药需求,结合历年采购情况进行汇总整理,形成本地区用药需求总体情况数据。

用药需求公示。省级药品集中采购中心根据汇总的全省用药需求进行分析。对变化较大的需求作分类采购类型等相应调整,公示用药需求,供生产、经营企业参考。对临床用量大、采购金额高、多家企业生产的基本药物和非专利药品开展带量公开招标采购。

(3) 药品(耗材)采购管理

采购项目管理。项目管理内容包括采购项目名称、执行起始时间、周期、采购目录、医疗卫生机构范围、药品集中采购实施方案或办法、采购文件等。对采购项目提供项目启动、结束、进度调整等管理功能,支持项目分阶段自动启动和结束。

采购目录管理。适用于各级医疗卫生机构配备使用的药品(不含中药饮片)。按照不同采购方式,分类列明招标采购药品、谈判采购药品、医院直接采购药品、定点生产药品等信息。对采购目录提供采购目录和具体药品的添加、启用、停用、变更、申报、审核等管理功能。

采购计划管理。包括收集、汇总各级医疗卫生机构上报的药品采购计划,按照采购目录具体到品种、剂型、制剂规格、质量要求和数量等功能。按照不同采购方式,分类列明招标采购、谈判采购、医院直接采购、定点生产等药品的采购计划。其中基层医疗卫生机构的药品采购计划,以县(市、区)或省(区、市)为单位上报。

　　订单管理。订单信息主要包括药品通用名、剂型、制剂规格、转换系数、生产企业、配送企业、采购价格、采购数量、采购金额、送货地址等。对订单提供包括订单样本、订单生成、订单提交、订单审核、订单确认、订单流转、订单查询、订单修改、订单取消、订单追踪、订单注释、订单导出、订单评价等管理功能,支持加急订单。

　　配送管理。配送企业建立配送关系、监控配送过程、执行配送任务。记录配送数量、药品批号、有效期、发票号、检验报告等信息。对配送过程提供配送单样本、配送单生成和拆分、配送查询、到货验收确认、退货收回等管理功能,支持在途实时监控。

　　收货管理。医疗机构根据实际配送与订单数量进行收货入库,记录收货入库的数量和时间、未足量收货入库的原因。对收货事项提供收货入库确认、配送评价等管理功能。

　　退货管理。根据完成订单记录,由医疗卫生机构提交退货单。退货信息包括药品通用名、剂型、制剂规格、生产企业、配送企业、批号、采购价格、采购数量、采购金额、订单号等。对退货事项提供退货单样本、退货单生成、退货单提交、退货单确认、退货单流转、退货单查询、退货单修改、退货单取消、退货单追踪、退货单注释、退货单导出、退货单评价等管理功能。

　　结算管理。提供医院结算账户管理、应收应付管理、结算单管理、付款单管理等管理功能,记录结算时间、付款时间、结算单与原始入库明细关系,支持在线支付、集中支付、电子发票、分级管理,支持医院向生产企业直接结算药款,生产企业向配送企业结算配送费用。

（4）短缺药品监测

　　库存信息采集。收集掌握医疗机构、生产流通企业的实际库存,将生产流通侧与实际采购使用侧信息进行对接,及时发现短缺苗头。

　　短缺药品上报。各医疗机构对短缺药品信息按月进行零上报,提供短缺药品的中标流水号、名称、型号、规格、生产企业、配送企业、短缺原因、短缺程度、短缺时间、影响范围等关键指标。

　　短缺信息汇总。汇总各医疗卫生机构上报的短缺药品信息,对短缺药品信息进行甄别复核,形成区域的药品短缺清单,建立短缺药品清单动态管理机制。

　　短缺信息上传至国家平台,形成国家与省级的短缺药品监测工作协同联动。

（5）合理用药管理

　　重点监控目录管理。区域编制重点监控药品目录,对目录内药品的采购、使用情况进行收集,在采购端及时发现重点监控品种的用药异常,促进药品的合理使用。

　　基本药物采购管理。对各级医疗机构根据类型的不同,汇总基本药物总体的使用占比情况,促进基本药物的合理使用。

2.11　计划生育业务协同

2.11.1　功能原文

　　通过建设全员人口信息库和业务信息系统,支撑计划生育各项业务在计划生育服务机构、民政、公安、医疗机构等之间的协同与整合。计划生育服务管理需要从公安获取人口基本信息,从民政获取婚姻信息,从助产机构获取出生人口信息;人口出生管理需要从医院获取出生信息。

　　具体功能包括:出生人口信息,生育登记服务,计划生育依法行政,计划生育技术服务,出生人口性别比综合治理,计划生育家庭奖励和扶助,流动人口服务管理,计划生育基层群众自治。

2.11.2　应用场景

　　通过全民健康信息平台,实现计划生育业务与公安、民政、医疗机构业务之间的信息共享和业务协同。

　　(1) 与公安部门

　　通过全民健康信息平台对接公安系统,计划生育部门能够获取辖区内实有人口信息,其中包括户籍人口,也包括辖区内流动人口,获取基本信息和重点人群的动态管理记录以及死亡信息。

　　(2) 与民政部门

　　通过全民健康信息平台对接民政系统,计划生育部门获取居民的婚姻信息,包括结婚与离婚信息,以及收养子女情况。

　　(3) 与医疗机构

　　医疗机构的保健活动,为计划生育部门提供出生人口信息以及流动人口的保健情况,作为计生部门审核生育登记以及计生业务管理的参考依据。相关信息包括婚检对象、孕检对象、孕妇保健记录和分娩记录、新生儿信息、计划生育咨询与手术信息、儿童免疫接种信息、终止妊娠信息。

2.11.3　业务流程

　　(1) 出生人口

　　出生人口数据来源于助产机构的新生儿信息,助产机构将新生儿出生信息上传至妇幼健康业务信息库,妇幼卫生业务将出生人口信息推送到全民健康信息平台,保存至全员人口库以供相关机构统一获取。计生业务人员通过全民健康信息平台直接获取出生人口信息。

　　(2) 生育登记

　　生育登记审核信息来源于公安、民政以及妇幼卫生机构。公安部门将辖区内户籍人口基本信息和家庭情况;民政部门将辖区内婚姻登记情况以及家庭收养记录;妇幼卫生机构将辖区内分娩节育和怀孕建册产检等信息,均推送至全员人口库。申请生育登记时将准备材料提交到乡镇或街道计生部门,计生工作人员通过全民健康信息平台从全员人口库中分别从公安、民政和妇幼卫生机构获取相关信息,作为审核依据。

　　(3) 流动人口

　　公安机关不仅管理户籍人口,也对辖区内实有人口进行管理,公安机关推送实有人口信息到全员人口库以备相关机构调阅;民政部门推送流动人口婚姻、收养、死亡信息备相关机构调阅;妇幼卫生部门推送流动人口保健信息,包括婚检孕检、建册产检、分娩、计生手术、儿童保健、计划免疫等信息到全员人口库以备相关机构调阅。卫生计生业务管理部门通过全民健康信息平台可直接获取来自全员人口库的流动人口信息(图 2.11.3-1)。

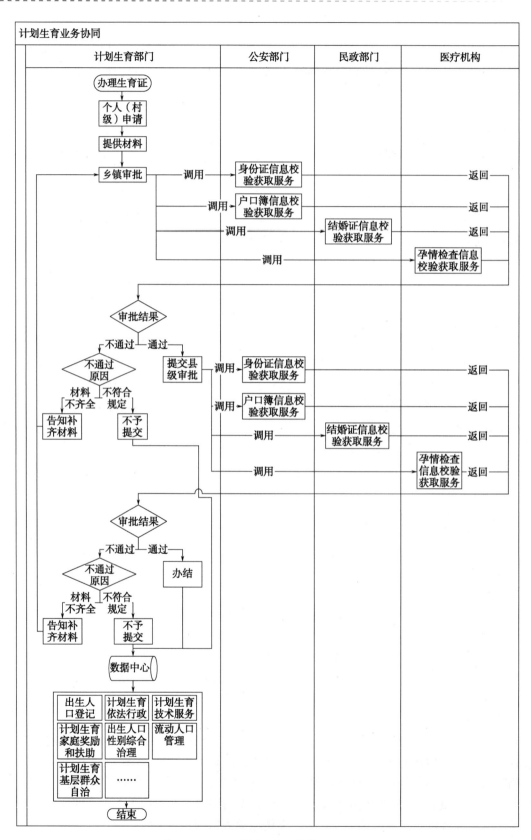

图 2.11.3-1　计划生育业务协同流程图

2.11.4　功能设计

（1）出生人口信息

卫生计生业务管理部门通过全民健康信息平台获取医疗机构的出生人口信息，了解区域内出生人口的详细情况，同时丰富全员人口信息库相关信息。

（2）生育登记服务

提供门户网站、移动客户端等多种便民途径的自助式生育登记服务，生育登记服务具有实名认证、信息填报、证明材料收集、信息通知、生育证打印等功能。审核材料时通过全民健康信息平台获取来自公安、民政和妇幼卫生机构的相关信息，审核通过后，对于再生育的还需由计生部门上报至区县级卫生计生行政管理部门审核。

（3）计划生育依法行政

用于卫生计生业务管理部门、基层计划生育行政执法人员进行计划生育行政执法。主要功能包括：生育证管理，依据生育政策，结合民政提供的接口核对居民婚姻状况，对生育登记的居民进行审批、确认、发放相关证件；行政处罚管理，对违反计划生育相关法律法规的案件，提供"立案、审批、委托、调查、审核、签批、送达、征收、结案、归档"流程的信息化支撑，依法征收计划生育社会抚养费。

（4）计划生育技术服务

用于卫生计生业务管理部门相关人员，主要功能包括宣传教育管理、技术服务管理、药具发放管理、优生指导、生殖保健、信息咨询、随访服务等。宣传教育管理包括宣传对象筛查，宣传教育活动登记、查询等；技术服务包括长效避孕方法的知情选择、登记等；药具发放管理提供发放登记与查询功能；优生指导提供优生筛查、高危人群指导、均衡营养等功能；生殖健康管理通过民政接口筛查生殖健康管理对象，对育龄夫妇开展生殖健康普查、性病和艾滋病筛查等，信息咨询通过医疗机构信息系统接口获取；随访服务，为育龄妇女提供孕情环情医学检查和随访服务。

（5）出生人口性别比综合治理

用于卫生计生业务管理部门，提供辖区内育龄夫妇生育全程监管服务，包括避孕节育宣教、孕情检查和访视情况跟踪等；与民政、公安部门等进行对接，监测辖区内育龄妇女及人口信息变化情况；提供流入孕产妇信息登记功能；监测统计、核对辖区常住总人口、出生人口、年龄结构、性别比等关键指标。

（6）计划生育家庭奖励和扶助

用于卫生计生业务管理部门，管理计划生育家庭奖励扶助对象、实施计划生育家庭奖励和扶助资金的发放。主要功能包括计划生育家庭奖励和扶助政策的设置，奖励和扶助对象的筛查、预算、登记、发放等功能；并提供医疗机构相关接口，实施相关医疗补助功能。

（7）流动人口服务管理

用于卫生计生业务管理部门，实现与公安机关信息对接，监测辖区内流动人口变化情况，筛查计划生育服务对象，有针对性地开展宣传教育、计划生育技术服务、出生人口性别比综合治理、计划生育家庭奖励和扶助等工作。

（8）计划生育基层群众自治

居民计划生育自治公约管理；健全计生工作组织网络，实行网格化分区管理，明确责任；计划生育业务信息公示，确保执法行为及相关工作的公开、公平与公正；提供投票、讨论表决等辅助功能,便于民主决策。

2.12　出生人口监测业务协同

2.12.1　功能原文

依托国家人口基础数据库、全员人口数据库,增加对出生人口监测的入口,强化监测力度,通过卫生计生系统内部信息比对共享,以及出生人口信息与公安、民政、人社、教育的交换共享,支撑人口问题的前瞻性、战略性和对策性研究,调整完善生育政策。

具体功能包括:生育登记服务、孕妇建档、孕产妇保健、住院分娩、出生医学证明办理、儿童预防接种等信息的交换共享,出生医学证明与公安出生户籍人口信息、民政婚姻和收养信息、人社社保信息、教育学籍信息的交换共享、出生人口比对与异常监测。

2.12.2　应用场景

(1) 对内系统信息交换共享

在医疗卫生机构的生育登记、孕妇建档、孕产妇保健、住院分娩、出生医学证明办理、儿童预防接种等业务环节过程中,医院信息平台将采集的孕妇、新生儿、儿童信息等信息,通过区域全民健康信息平台上传至国家人口基础数据库和全员人口数据库,同时获取人口信息库交互返回的相应信息,与医院信息平台数据进行比对和验证,实现数据与业务协同,保障数据实时交互共享。

(2) 对外相关系统交换共享

国家人口基础数据库、全员人口数据库通过全民健康信息平台,在出生人口相关业务发生点或定期定时与外部公安、民政、人社、教育等系统进行人口相关数据的交换共享,实现信息互通,完善人口信息库数据,并为外部系统提供数据验证与协同服务。

2.12.3　业务流程

从孕妇生育登记开始,采集孕产妇整个孕产周期信息以及儿童预防接种过程信息,进行信息的共享交互与信息比对,动态监控区域内孕产妇状态信息,及时对孕产行为、儿童预防接种行为进行预测,提高卫生计生部门对出生人口的监管和决策能力。

(1) 与各级人口计生部门信息协同共享

各级卫生计生部门办理孕产妇生育登记时,通过全民健康信息平台,与公安部门人口户籍管理信息、民政部门婚育管理信息等进行协同共享,核对孕产妇个人信息、婚育信息等,对生育登记资格进行审核,并将相关信息更新至人口信息库和相关外部系统。

(2) 与医院信息协同共享

医院对孕产妇进行建档、保健、住院分娩、出生医学证明开具时,通过全民健康信息平台获取孕产妇相关生育登记信息、户籍信息、婚育信息等,必要时通过全民健康信息平台再次与公安、民政、人力资源和社会保障等部门系统进行信息交互,获取相关信息。在协同共享过程中,更新全民健康信息平台以及相关部委系统的人口数据信息。

(3) 与基层医疗卫生机构信息协同共享

基层医疗卫生机构为儿童预防接种时,通过全民健康信息平台获取儿童及其父母相关

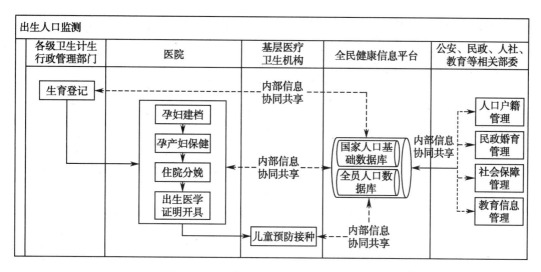

图 2.12.3-1　出生人口监测业务协同流程图

信息,必要时通过全民健康信息平台再次与公安、民政、人力资源和社会保障等部门系统进行交互,获取相关信息。在协同共享过程中,更新全民健康信息平台以及相关部委系统的人口数据信息。

（4）与公安、民政、人社、教育等部委信息协同共享

全民健康信息平台在各级人口计生部门、医院、基层医疗卫生机构等业务办理过程中,根据业务协同需要,与公安、民政、人社、教育等部委进行信息协同共享,获取或更新内外部系统的相关人口信息,实现人口信息协同共享（图 2.12.3-1）。

2.12.4　功能设计

（1）内部出生人口信息共享

生育登记信息共享。为孕妇进行生育登记,将生育登记各项信息与人口信息库进行交互和共享,在人口信息库中增加新的生育登记信息。

孕妇建档信息共享。孕妇在医疗卫生服务机构进行建档,产科建档人员通过医院信息系统/妇幼保健信息系统进行登记,系统自动获取人口信息库中的孕产妇个人信息,与生育登记信息进行核对,返回核对结果,并将孕妇建档信息上传至人口信息库,补充完善人口信息库数据。

孕产妇保健信息共享。孕产妇在医疗卫生服务机构进行定期生育保健时,医院信息系统/妇幼保健信息系统连接区域全民健康信息平台,对孕产妇身份进行校验,并将孕产妇保健时间、检查、检验等数据上传至人口信息库。

住院分娩信息共享。孕产妇在医疗卫生服务机构进行产科住院登记时,医院信息系统/妇幼保健信息系统连接区域全民健康信息平台,对孕产妇身份进行校验,返回核对结果,并将住院登记信息上传至人口信息库。孕产妇出院时,将分娩记录上传至人口信息库。

出生医院证明信息共享。孕产妇在医疗卫生服务机构开立出生医学证明时,医院信息系统/妇幼保健信息系统连接区域全民健康信息平台,对孕产妇身份进行校验,返回核对结果,并将出生医学证明开立状态上传至人口信息库。

儿童预防接种信息共享。儿童在社区卫生服务机构接种疫苗时,社区卫生系统连接区

域全民健康信息平台,自动获取人口信息中的儿童信息和母亲信息进行核对,并将儿童预防接种记录等数据上传至人口信息库。

(2) 对外出生人口信息共享

人口信息库系统通过全民健康信息平台,与公安、民政、人社、教育系统的交换共享,获取人口相关信息,完善人口信息数据库,对外提供数据服务。

与公安出生户籍人口信息交换共享。以前置共享库的模式获取卫生计生的出生人口信息数据库,并与公安户籍人口信息进行比对和校验,将户籍人口信息和比对结果通过区域全民健康信息平台反馈至人口库。

与民政婚姻和收养信息交换共享。以前置共享库的模式获取卫生计生的出生人口信息整合数据库,并与民政婚姻和收养信息进行比对和校验,将民政婚姻、收养信息和比对结果通过全民健康信息平台反馈至人口库。

与人力资源和社会保障信息交换共享。以前置共享库的模式获取卫生计生的出生人口信息整合数据库,并与人力资源和社会保障信息进行比对和校验,将养老、失业、工伤等各类社会保障信息通过全民健康信息平台反馈至人口库。

与教育学籍信息交换共享。以前置共享库的模式获取卫生计生的出生人口信息整合数据库,并与教育学籍信息进行比对和校验,将教育学籍信息和比对结果通过区域全民健康信息平台反馈至人口库。

(3) 出生人口异常监测

汇总来自卫生计生内外部系统的出生人口信息,动态分析当前孕产妇生育登记、怀孕、住院、分娩、儿童接种等状态,对人口的异常信息实现监测和预警提醒。例如:当出生人口性别比(即:每出生百名女婴相对的出生男婴数)超过联合国明确认定的出生性别比的通常区域 102~107 之间,系统会在监测后针对该人口的异常指标信息向卫生计生部门进行地区性预警提醒。

(4) 人口政策分析决策

综合分析出生人口各项数据,对人口生育意愿、生育计划、孕产妇人口变动、生育登记数据、人口生育数量趋势、出生人口性别比等人口问题进行前瞻性预测,并通过大数据分析对内部与外部数据进行关联分析,找出潜在规律,为人口决策提供支持。

2.13　跨境重大疫情防控协同

2.13.1　功能原文

通过与质监部门的信息交换共享,对出入境人员进行甄别,运用健康档案、医疗服务记录等相关信息,对出入境人员症状和病案进行分析,为疫情控制和预判提供信息支撑。

具体功能包括:出入境人员信息交换共享、出入境人员识别与就诊信息整合、出入境人员病案信息分析、出入境人员症状监测、疫情分析和预判。

2.13.2　应用场景

在跨境疫情防控方面,疾控机构、质监部门出入境卫生检疫机构、境内医疗机构共享疫情信息,维护出入境秩序,相互通报防控工作进展情况。通过全民健康信息平台实现跨机构跨领域数据共享交换,为疫情控制和预判提供信息支撑,抓好机构间应急协调,共同抵御跨境重大疫情。

（1）疾控机构

通过全球疫情通报与搜集系统,获取全球当前疫区区域范围和疫情发展情况,通过全民健康信息平台将信息共享给入境口岸;入境口岸获取信息,启动突发公共卫生应急程序,将确诊人员分配至传染病接收机构,并安排基层人员进行密切接触人群的查找工作。

（2）质监部门出入境卫生检疫机构

入境口岸获取信息后,在入境检查中对疫区入境人员进行疫病医学检测,确诊疫病患者后,将检测信息和密切接触者信息共享给疾控机构;当发生重大疫情事件时,入境口岸系统将入境人员信息实时共享给疾控机构,方便疫情分析和预判。

（3）医疗机构

对确诊人员的就诊信息进行整合及症状监测,对居住在服务区域范围的疫区旅客进行追踪观察 2 周以上,并上报信息至疾控机构。

2.13.3 业务流程

疾控机构收集来自确诊疫情患者数据、全球疫情通报、搜集系统数据以及入境人员在国内医疗机构确诊疫情数据并上报,通过全民健康信息平台实现数据的跨机构协同共享;针对上报疫情进行历史数据分析、数据质量对比、疫情防控决策指标管理以及疫情防控综合决策等分析,形成相关报告,为疫情控制和预判提供信息支撑（图 2.13.3-1）。

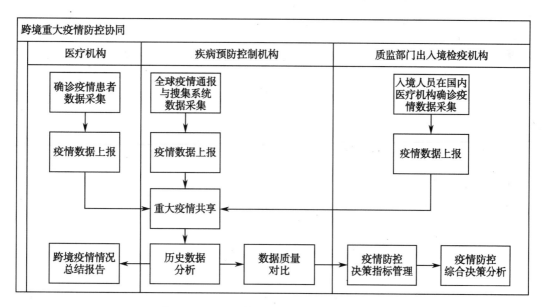

图 2.13.3-1 跨境重大疫情防控协同流程图

2.13.4 功能设计

（1）入境人员信息交换共享

疾控机构通过全球疫情通报与搜集系统,获取全球当前疫区区域范围和疫情发展情况;国内医疗机构接诊入境人员,获取确诊重大疫情患者信息。通过全民健康信息平台实现与质监部门的传染病监测信息共享。

面向各级医疗机构、公共卫生机构发布重大疫情信息；通过门户网站、短信等渠道，在可控范围内面向社会公众等发布重大疫情信息，实现公共卫生安全和疫情灾害防控等领域的互联互通与数据共享。

（2）出入境人员识别与就诊信息整合

整合来自医疗机构报告的涉及重大疫情的病例数据、疾控机构的全球疫情通报与搜集系统数据、出入境人员在国内医疗机构确诊疫情数据对数据进行分析。

出入境管理机构识别疫情密切接触人群后，进行接触人群的医学筛查，将密切接触人群中的疫病确诊者或排除者信息共享给疾控机构和其他相关部门。

疾控机构获取疫情信息，启动突发公共卫生应急程序，将密切接触人群的个人基本信息，如居住地、联系方式等，下发到各基层单位，安排基层人员进行密切接触人群的查找，上报该密切接触者的身份信息、流动信息和与其密切接触者信息。

（3）出入境人员病案信息分析

疾控机构将收集的病案用于分析重大疫情的发病状况，根据疫情种类分析患者病案信息，包括一般资料（例如年龄、性别、分布）、临床症状及体征、实验室检查、治疗及转归等分析内容。病案是医务人员对患者在医院诊治过程中的全面原始的医疗记录，为医学管理者提供决策依据。

（4）出入境人员症状监测

当在入境检查中，经过确诊的疫病患者，通过疾控机构分配至传染病接收医疗机构就诊，医疗机构密切监测其症状，并将其就诊记录上报至疾控机构。

（5）疫情分析和预判

基于症状监测、用药量监测、就诊病例数、重点全球疫区病例转归跟踪监测等多种流行病学监测基础数据，就疫情类型、传播范围、严重程度等情况进行综合分析。

2.14　药品（疫苗）监管协同

2.14.1　功能原文

对医院重点药品（毒麻精类、疫苗）相关信息进行收集分析，实现全过程监管。

具体功能包括：医院重点药品（疫苗）信息动态监管。

2.14.2　应用场景

（1）信息收集分析

卫生计生行政管理部门从医院收集重点药品的数据，包括采购、库存、使用等，对数据进行信息整理，从而掌握医院重点药品的基本情况。

（2）全过程监管

卫生计生行政管理部门对医院重点药品开展全程监管，具体包括库存的监管以及冷藏冷链信息的监管。

2.14.3　业务流程

医院上报重点药品库存信息、重点药品冷链信息,全民健康信息平台经过数据清洗存储后,为卫生计生行政管理部门提供重点药品库存监管和冷链监管功能(图 2.14.3-1)。

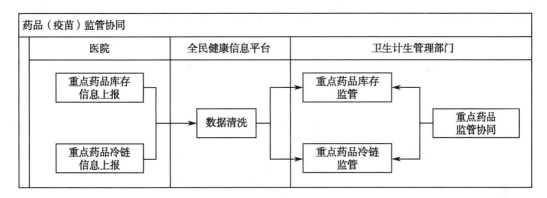

图 2.14.3-1　药品(疫苗)监管协同流程图

2.14.4　功能设计

医院重点药品(疫苗)信息动态监管

采集医院重点药品的采购、储存、使用等信息,对数据进行存储、清洗等处理。

库存情况监控。对区域内医院重点药品的库存情况进行监控,确保在重大传染病、流行病暴发时重点药品的配备、供应和使用。

冷链信息监控。对医院采购的冷藏重点药品(疫苗)冷链仓储运输等信息进行监控,实现冷链药品追溯,并进行温湿度数据全程监控,核查是否存在冷链仓储运输过程异常的药品。保障重点药品的用药安全。

2.15　食品安全防控协同

2.15.1　功能原文

食品安全防控主要是公共卫生部门联合食药监、市场监管部门对食品在生产、流通和消费领域的安全预防、相关因素分析、突发食源性疾病事件与溯源、食物样本采集与送检、检验检测结果发布等进行信息共享和协同防控。

具体功能包括:食品安全风险监测结果分析、食源性疾病溯源、食品样本送检、食品检验检测结果分析。

2.15.2　应用场景

(1) 食品安全风险管理

食品安全风险评估中心监测食品安全风险,汇总医疗机构和疾控中心上报的数据信息,开展食品化学污染物及有害因素监测、食品微生物风险监测、食源性疾病监测等工作;评估食品安全风险,对风险评估过程中的文献检索结果与评价、危害识别、危害特征描述、暴露评估分析、风险特征描述等过程进行标准化的过程管理,形成风险评估研判报告报送卫生计生行政管理部门。

卫生计生行政管理部门开展食品安全风险评估服务和管理,根据评估中心提交的食品安全风险评估分析结果报告,依法统一向社会发布;组织食品风险评估部门利用食品风险评估分析结果报告开展基于监管的食品安全标准服务和管理。

(2) 食品安全防控协同

卫生计生行政管理部门获知食源性疾病病例和食源性疾病暴发事件报告后,组织进行信息核实,发现与食品生产加工经营行为有关的病例、暴发和食品安全隐患时,将相关信息通报同级食药监,并适时报告当地人民政府及上级卫生计生行政管理部门。食药监及时将调查处置情况通报同级卫生计生行政管理部门,并对监测结果做出事故调查结论,提出预防和控制事故的建议。

市场管理部门参与并配合食品安全调查事件工作的开展,将企业从生产、流通、销售等溯源环节数据纳入风险评估分析体系,实现领域分类管理,借助食品安全监督数据,对每个领域内的重点企业实现信息管理。评估中心配合食药监和市场管理部门建立针对企业生产全链条的分析溯源模型体系,结合国内、国际的风险态势,对企业销售市场所在地域的产品提供食品安全风险分析支持,产出针对重点食品企业、链接监管和服务的风险评估报告。

2.15.3　业务流程

食品安全风险评估中心根据职责制订食品安全风险监测计划,收集食品安全风险监测数据。将食品风险监测过程中发现的食品安全事件报告卫生计生行政管理部门并通报食药监(图2.15.3-1)。

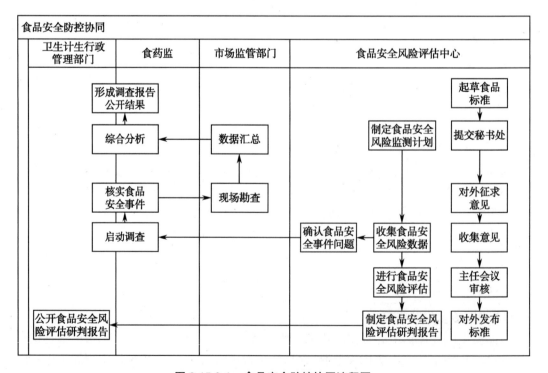

图2.15.3-1　食品安全防控协同流程图

食药监接到通知后,开展食品安全事件调查工作,核实事件并通知相关市场监管部门对引发食品安全事件的食品及产地开展调查。结合市场监管部门和风险评估中心提供的数据进行综合分析,形成决策报告并对外公布。

卫生计生行政管理部门和市场监管部门配合食药监对食品安全事件发生地开展全面调查,形成调查报告。

2.15.4　功能设计

(1) 食品安全风险监测结果分析

通过对食品中化学污染物和有害因素监测数据、食品微生物及其致病因子监测数据、食源性疾病病例监测等数据进行风险评估与分析,主要包括监测机构归属单位统计结果分析、监测样品的食品种类构成比、监测机构统计结果分析、不同食品类别监测项目的检出情况结果分析、不同监测地区某食品监测项目的检出情况结果分析、不同季度某食品监测项目的检出情况、各省(市、区)食品安全风险监测覆盖率统计结果分析、按发生时间统计结果分析、按发生场所类型统计结果分析、按发病人数情况统计结果分析等。

(2) 食源性疾病溯源

通过食源性疾病监测溯源平台,对各辖区内食源性致病菌分离株进行分析,结合其他辖区内分析结果,搜索相似模式,提供病因相关性直接证据,早期识别聚集性病例。

(3) 食品样本送检

实现对食品中化学污染物和有害因素、食品微生物及其致病因子以及食源性疾病监测中食品样本数据的收集、检测与上报。主要包括收集相关食品样本、记录样本信息、送检样本、记录检测值并上报样本信息与样本检测结果至省 / 市疾控中心和评估中心,实现各个业务部门和监管部门数据的互联互通。

(4) 食品检验检测结果分析

根据食品中化学污染物和有害因素、食品微生物及其致病因子以及食源性疾病监测结果以及检验检测过程、质量控制、质量手段等,对检验检测结果进行综合分析,提升检验检测的质量管控,保证食品安全风险检测数据的准确性,为上级部门提供总结报告和部署下一步防控工作提供依据。

2.16　医保业务监管协同

2.16.1　功能原文

通过与医保机构的信息交换和共享,为新农合人员提供异地转诊、异地就医结算服务。包括新农合人员本地医院转诊证明、本地医院出院证明、新农合参合证明等,为新农合人员转诊到异地接受治疗、异地医保费用直付提供结算依据。

具体功能包括:本地医院转诊证明、本地医院出院证明、新农合人员参合证明、跨区域结算基金流转预警功能、新农合人员异地转诊结算信息接口。

2.16.2　应用场景

通过整合数据资源,依据法定程序对参合人在办理异地转诊、异地就医结算过程中,涉及的医保业务中的各方行为进行监督和控制。

（1）新农合经办机构

新农合经办机构是异地就医和转诊的审批、审核、结算支付的承办单位，在新农合信息系统建立转诊审批的备案信息。

（2）跨地域费用结算签约医院

对参合人基本信息及报销信息进行登记、上报，实现试点医院的跨地域就医费用核查功能并支持即时结算功能。

（3）相关机构

相关机构包括民政、人力资源和社会保障、财政、审计等部门，银行、保险公司等，通过与新农合信息系统的数据接口，实现社保、医疗救助、拨付、审计、结算、保险等业务的开展。

（4）社会公众

社会公众通过新农合信息系统门户网站查询新农合相关信息、政策、建议和投诉等。

2.16.3　业务流程

（1）跨地域就医转诊

跨地域就医转诊业务主要解决因病需异地就医参合人的转诊需求，由参合人提出转诊申请，转出医院如果认为符合转诊条件，为其开具转诊申请单，并报送新农合经办机构审核，审核通过后，由转入医院进行转诊确认。并在系统中完成参合人基础信息和就诊信息在参合登记地与就诊所在地信息系统间的交换，转入医院可以进行信息的共享调阅。在转诊过程中，如果转出医院认为不符合转诊条件，或者逐级审核没有通过，则参合人仍然需要留在转出医院就诊（图 2.16.3-1）。

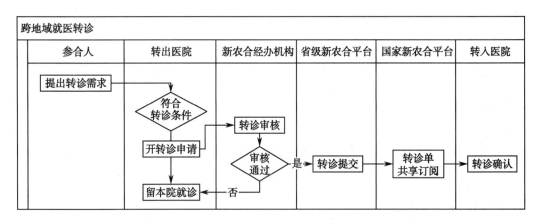

图 2.16.3-1　跨地域就医转诊业务流程图

（2）跨地域就医费用结算

跨地域就医费用结算涉及两类费用结算，包括异地转诊和异地就诊。在费用结算时，根据参合人的出院申请，新农合经办机构根据预先设定的补偿规则，生成补偿清单并进行相关的出院结算，结算后新农合经办机构能够进行统计分析，并与转入医院进行费用对账与结算工作（图 2.16.3-2）。

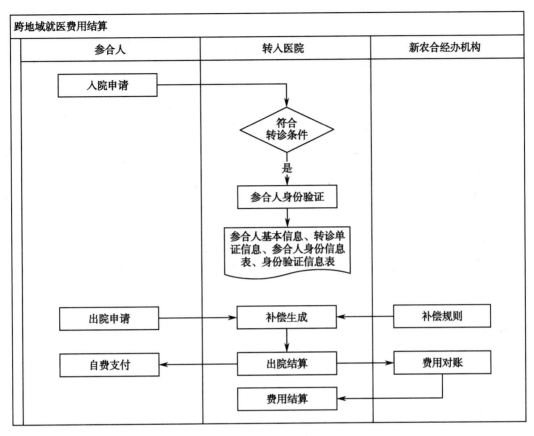

图 2.16.3-2　跨地域就医费用结算业务流程图

2.16.4　功能设计

(1) 跨地域转诊

转诊申请。新农合经办机构 / 医院操作人员根据参合人的转诊请求,填写转诊申请单。转诊申请单生成过程中,系统对参合人的参合身份进行验证。转诊申请填写保存成功后,生成待审核的转诊申请单。

转诊审核。新农合经办机构审核人员对提交的转诊申请单进行审核,审核通过的转诊申请单将由省级新农合系统自动将转诊申请单提交国家新农合平台。

转诊提交。省级新农合平台的服务自动将已经审核通过的转诊申请单提交给国家新农合平台。

转诊确认。当转诊参合人信息到转入医院后,医院操作人员根据参合人提供的身份信息从国家新农合平台获取转诊信息,进行转诊确认操作,转诊结算确认信息通过国家新农合平台推送至转诊参合人所在的省级新农合系统中。

(2) 费用结算

基础信息管理。对医疗机构信息、经办机构信息、基础目录信息、账户信息、服务接口信息等进行维护。主要包括:数据录入、数据审核、数据发布。

目录信息比对。实现 HIS 系统、国家新农合平台以及省级平台或统筹区域新农合系统中的三大目录(药品目录、诊疗目录、材料目录)、疾病目录、手术目录之间比对关系的维护。主要包括目录信息录入、目录信息比对、目录比对信息发布。

参合人身份识别。实现参合人身份的识别与验证,包括参合人提供的基本信息(包括姓名、性别、医疗证号码、身份证号码、身份证扫描图片或普通照片等)、参合人的参合信息以及参合人所在参合地提供的转诊单证等。

出院结算和本地医院出院证明。医院 HIS 系统与新农合经办机构业务系统之间通过国家级平台实现数据的实时传输和交换,自动完成参合人出院实时结算。医院工作人员通过 HIS 系统把参合人的就诊费用传输给对应的新农合业务系统,新农合业务系统通过目录比对的结果生成结算所需信息,自动计算异地补偿结果,实时把补偿信息返回至医院 HIS 系统中。参合人办理出院时只需支付个人承担的费用,并可提供参合人在本医院出院结算的证明信息。

跨地域结算数据统计分析及挖掘。建立科学分析指标体系、报表模板、统计模型、趋势模型等,将跨地域结算的各类数据(医疗机构信息、经办机构信息、基础目录信息、账户信息等)进行汇总、统计分析和趋势分析,以报表和图形等多种方式进行展现与信息发布。

(3) 基金结算

费用对账。新农合经办机构工作人员核对医疗机构为参合人垫付的金额是否与记录的资金相符,通过将自身登记的记录与医院上传的本机构费用记录进行逐条核对并审核。

费用结算。新农合经办机构对费用对账审核过的医疗机构补偿记录进行结算,计算出本期该账号的发生额,录入扣除金额得到本期应支付的金额。核对拨付资金金额准确无误后,生成费用执行单,审核后生成付款单,并调用支付相关业务系统接口,对医疗机构进行新农合基金资金的拨付操作,向支付系统发送相关指令,完成新农合基金账户的划拨操作。

跨区域结算基金流转预警。建立基金管理指标库及相应基金分析模型,根据基金运行周期对各业务单位基金运行进行风险控制预警,保证新农合基金流转的安全运行。

(4) 新农合人员异地转诊结算信息接口

提供参合人异地转诊结算信息接口服务,实现主要包括参合证明、医院转诊证明、住院登记信息上传、取消住院登记、住院参合人明细上传、住院参合人费用预结算、医院出院证明、住院参合人费用结算、住院参合人费用退结算、医院垫付资金申请、医院垫付资金拨付等信息在内的数据交换与共享。

2.17　爱国卫生与健康危害因素应用协同

2.17.1　功能原文

包括各级爱卫会办事机构基本信息、城市信息、卫生城镇创建、城乡环境卫生整洁行动、病媒生物监测、农村改厕等工作数据,以及各地饮用水水质监测、空气污染对人群健康影响监测、农村环境健康危害因素监测、公共场所健康危害监测等数据分析,为爱国卫生工作提供本底数据,为掌握环境健康危害因素及其风险评估提供依据。

具体功能包括:实现各级爱卫会办事机构管理、卫生城镇申报评审、城乡环境卫生整洁行动评估、健康城市建设评价、病媒生物监测和农村改厕等数据分析;实现饮用水水质监测、空气污染对人群健康影响监测、农村环境健康危害因素监测、公共场所健康危害监测等数据分析;实现健康危害因素与疾病相关性分析。

2.17.2　应用场景

爱国卫生工作范围涵盖城乡环境卫生整洁行动、卫生城镇创建、农村改水改厕、健康教育、病媒生物预防控制、饮用水质监测检测、健康教育、健康危害因素治理等方面,在业务开展过程形成基本信息数据库以及业务过程动态数据库,同时需要从其他机构获取相关数据信息,以实现针对爱国卫生业务开展情况的综合分析与评估。

(1)爱国卫生管理机构

通过全民健康信息平台,实现爱国卫生相关基础数据信息跨机构的数据共享,为爱国卫生工作提供本底数据。基于获取的动态业务数据,开展爱国卫生工作综合分析与评估,包括基本信息统计、健康危害因素监测数据分析、健康危害因素与疾病相关性分析等,为制订爱国卫生相关工作计划和行动方案、对健康危险因素进行有效控制提供基础依据。

(2)其他相关机构

环保、食药监、工商、各级医疗卫生机构等机构配合爱国卫生机构各项活动的开展,同时通过全民健康信息平台,为爱国卫生机构提供相关数据信息,包括疾病及死亡信息、职业健康监测信息、农村饮用水监测信息、病媒生物监测信息、环境卫生监测信息等。

2.17.3　业务流程

爱国卫生管理机构制订爱国卫生专项行动方案,环保、食药监、工商、医疗卫生机构以及广大居民等配合实施,同时各方共同推进爱国卫生相关基础数据在区域间、部门间信息共享,强化信息资源开发利用,各方及时就爱国卫生工作各项内容的信息数据进行分析处理,从而实现对爱国卫生工作的实时监督、动态管理与科学决策(图 2.17.3-1)。

2.17.4　功能设计

(1)爱国卫生基础工作数据分析

通过全民健康信息平台采集整合爱国卫生机构基础信息、健康城市基本信息、卫生城镇创建评估主要指标、卫生城镇基本信息、卫生城镇申报评审信息、卫生城镇命名信息、城乡环境卫生整洁行动评估、健康城市建设评价、农村改厕、健康促进、病媒生物防治、农村饮用水、烟草控制等爱国卫生工作多维度的基础工作数据,在此基础上,以定性和量化分析相结合,设计相关评估量表,展示各类业务指标统计和分析结果,进行分类评估与数据分析。

(2)健康危害因素数据分析

采集整合饮用水质、空气污染、农村环境健康危害因素等监测数据,进行分类评估与数据分析,及时掌握各类健康危害因素变化及动态分布情况,制订健康危害因素管理控制方案。

(3)健康危害因素与疾病相关性分析

采集整合各类健康危害因素监测数据,并结合群体性疾病谱和死亡原因分析结果,分析与评估自然环境危险因素、社会环境危险因素、心理和行为危险因素、生物遗传危险

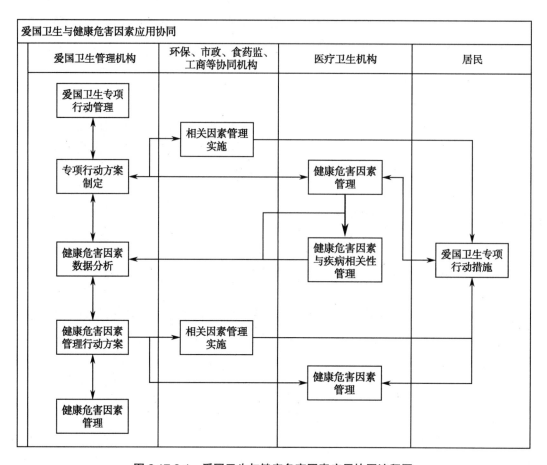

图 2.17.3-1   爱国卫生与健康危害因素应用协同流程图

因素、医疗服务中的危险因素等与疾病的相关性,为健康干预及健康危害因素控制工作提供依据。

2.18   健康促进与教育业务协同

2.18.1   功能原文

健康促进与教育业务协同是指健康促进与教育业务在各级健康教育专业机构、基层医疗卫生机构、医院、专业公共卫生机构之间协同联动,以健康教育专业机构为龙头,各机构主动参与,共同做好健康促进与教育工作,并实现信息共享。

具体功能包括:健康危险因素和健康素养水平监测、健康科普资源库、个性化健康教育和健康干预工具、健康教育效果评价等。

2.18.2   应用场景

健康促进与教育业务协同工作由健康教育专业机构、基层医疗卫生机构、专业公共卫生机构联合开展,完成制订方案、工作计划、具体实施、效果评价反馈等工作。

(1) 健康教育专业机构

健康教育专业机构对区域健康危害因素、健康素养水平进行监测,根据监测结果,制订个性化健康教育与干预方案,经卫生计生行政管理部门审核同意后,向医院、基层医疗卫生机构、公共卫生等机构发布,并提供技术咨询、人员培训和业务指导。

健康教育促进活动开展后,健康教育专业机构通过健康教育效果评价功能,向居民征求健康教育效果评价,并最终根据健康评价效果向医院、基层医疗卫生机构、专业公共卫生机构等发布总体效果评价情况。

(2) 基层医疗卫生机构、医院、专业公共卫生机构

基层医疗卫生机构、医院、专业公共卫生机构结合自身客观条件和工作特点,依托健康科普资源库,制订具体的健康促进与教育方案。经健康教育专业机构审核通过后,运用个性化健康教育和健康干预工具,对辖区居民 / 就诊患者进行健康教育和行为干预,并同时在线上提报健康促进与教育开展情况。

基层医疗卫生机构重点针对辖区内重点人群、重点疾病、主要健康问题和健康危险因素等,通过公众健康咨询和健康知识讲座等形式广泛开展健康促进与健康教育活动;医院侧重开展患者健康教育,强化医患间的健康信息交流;专业公共卫生机构侧重在疾病预防和保健过程中,普及卫生防病知识,对公众进行健康指导,协同媒体广泛传播疾病预防控制和保健知识。

2.18.3　业务流程

健康教育专业机构对健康危害因素、健康素养水平进行监测,并根据监测结果,制订有针对性的健康促进与教育指导方案,经卫生计生行政管理部门审核同意后,向医院、基层医疗卫生机构、专业公共卫生机构集中发布(图 2.18.3-1)。

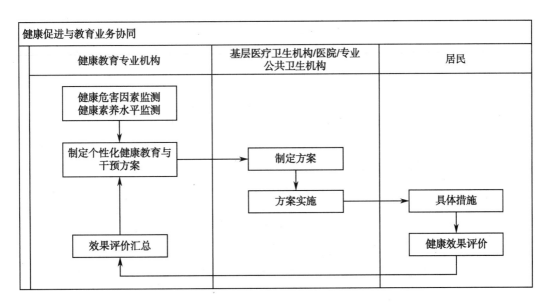

图 2.18.3-1　健康促进与教育业务协同流程图

医院、基层医疗卫生机构、专业公共卫生机构根据健康教育指导方案,结合自身客观条件细化落实方案,通过健康宣传网站、移动端等多种个性化健康教育和健康干预工具,向辖区居民、就诊患者提供健康促进教育,并及时将开展情况上报健康教育专业机构。健康促进与教育工作开展后,健康教育专业机构可运用在线健康促进与教育工作效果评价,通过问卷调查等方式,收集居民健康教育效果评价,并经审核向健康促进与教育主体发布评价结果。

2.18.4　功能设计

（1）健康危险因素和健康素养水平监测

健康危险因素监测包括对自然环境危险因素、社会环境危险因素、心理和行为危险因素、生物遗传危险因素、医疗服务危险因素等的监测管理。针对职业病、传染病、慢性病等由非行政管理部门收集到的健康危害因素,根据不同维度进行统计,分析健康危害因素数据,对公众的生活方式进行健康指导。

健康素养水平监测主要对公众通过健康宣传网站、移动端等多种途径自行提交的健康知识和个人健康状况等健康信息进行汇总分析,为制定健康促进与教育工作提供依据。平台从基本知识和理念、健康生活方式与行为、基本技能 3 个方面对科学健康观、传染病防治、慢性病防治、安全与急救、基本医疗、健康信息 6 类问题进行健康监测。

（2）健康科普资源库

健康科普资源库旨在为健康教育机构提供科学权威的健康科普资源,主要包括健康教育内容管理、健康教育方案管理、健康教育实物储备管理、健康教育专家管理。

健康教育内容管理提供对健康促进与教育工作过程产出资源的管理,包括对健康教育专业机构提供的宣传主题、宣传内容,基层医疗卫生机构提供的宣传资料、视频资料等的管理。

健康教育方案管理提供对健康教育日常工作的管理,包括对健康教育专业机构下达的任务、基层医疗卫生机构的工作计划、报表等的管理。

健康教育实物储备管理提供对健康教育实物储备的管理,包括对健康教育实物资料按照种类、来源、规格进行编码管理登记,对实物下发地、下发数量、剩余数量等信息进行统计管理。

健康教育专家管理提供对健康教育专家信息的管理及维护,可通过在线预约专家开展健康大讲堂、解答公众问题等活动。

健康教育资源库提供内容上传、审核、分类查询检索、发布到健康宣传网站等功能。

（3）个性化健康教育和健康干预工具

个性化健康教育和健康干预工具通过健康宣传网站、移动端等途径,提供在线留言、专家咨询、热线咨询与公众互动,通过健康专题模块进行文章、视频科普知识宣传,对公众个人进行精准化推送。

提供健康评估工具,对公众健康素养进行评估并提供健康指导方案,监测公众身体状况,并提供公共卫生信息查询。

（4）健康教育效果评价

提供对健康促进与教育工作效果评价的管理,包括自主管理调查问卷模板、访谈模板功能。可通过调查问卷、公众咨询、社区访谈等收集健康教育效果,同时也可通过收集公众健康干预前后的健康状况,进行前后对比分析,量化教育评价效果。

提供对健康促进与教育效果评价的数据汇总统计分析,形成分析报告,为制定工作指导提供依据。

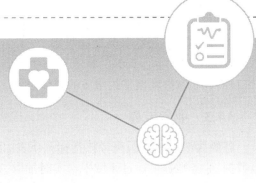

第**3**章

推动政令落地抓手
——如何提升业务监管水平

3.1 医改进展监测

3.1.1 功能原文

针对医改实施情况、进度进行监测,建立以医改进程监测为主题的综合指标监测服务,制定、审核、下发医改监测指标,监测周期内医改数据的上报、审核、统计。指标包含:年度监测指标(医改主要目标、全面深化公立医院改革、健全全民医保体系、大力发展社会办医、健全药品供应保障机制、完善分级诊疗体系、深化基层医疗卫生机构综合改革、统筹推进各项改革等)、季度监测指标等。

具体功能包括:提供指标的定义与维护、监测数据收集汇总、指标分析、指标展现等功能。

3.1.2 应用场景

医改进程监测指标设定应紧密围绕当年医改重点工作任务,着力提高数据质量,规范数据上报,并按照任务分工和时间节点及时完成数据报送、审核、下发等工作。系统的使用者为各级卫生监管部门、各级医改办及协助单位。

(1)医改监测表数据收集

季度监测需要填报《省级医改监测表》和《地市级医改监测表》(1季度不报)。省级、地市级医改办严格按照数据报送时间要求分别上报季度和年度数据。省级医改办及时审核本地区数据,省级直报平台自动上传或省级系统管理员手动上传各地区数据。

(2)常规统计和财务数据收集

各级卫生计生行政部门和医疗机构按照最新卫生计生统计数据报送要求报送月报、季度、年报。

(3)医改成员单位数据提供

医改成员单位分别于规定时间提供与本业务相关指标的上半年、3季度和年度数据。

医改监测部门收集医改监测、统计和财务数据后5天内完成所有监测指标数据的审核、订正、汇总与分析等任务。

(4) 家庭医生签约服务数据收集

各级卫生计生行政部门将家庭医生签约服务有关指标纳入医改监测范围,明确相关统计口径,动态掌握辖区签约服务的总体进展。

3.1.3 业务流程

各级医改办设置医改考核指标并下发,下级卫生计生行政部门或业务部门根据指标上报数据,业务数据可通过区域平台实时抽取,系统将通过审核的数据采取多种方式进行分析和展示(图3.1.3-1)。

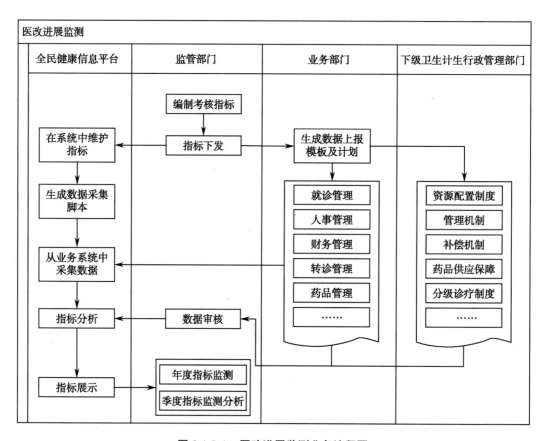

图 3.1.3-1 医改进展监测业务流程图

3.1.4 功能设计

(1) 指标定义与维护

实现对医改监测指标信息维护,可对医改监测指标进行增、删、改、查操作。医改监测指标信息包含指标名称、统计周期、统计范围、指标说明、地区、单位、数据获取方式、计算公式等。

年度监测主要指标如下：

医改主要指标，包括筹资、资源配置、利用与效率、医务人员积极性、健康水平、减轻就医负担、家庭医生签约情况等。

建立科学合理的分级诊疗制度，包括扩大分级诊疗试点、健全完善医疗卫生服务体系、提高基层服务能力、调动基层人员积极性、引导公立医院参与分级诊疗、引导群众就医需求。

建立科学有效的现代医院管理制度，包括全面推开公立医院综合改革、完善公立医院管理体制、建立规范高效运行机制、建立符合医疗卫生行业特点的薪酬制度、严格控制医疗费用价格不合理增长。

建立高效运行的全民医疗保障制度，包括推进整合城乡居民基本医疗保险制度、推进建立稳定可持续的筹资和保障水平调整机制、深化医保支付方式改革、健全重特大疾病保障机制、推动商业健康保险发展。

建立规范有序的药品供应保障制度，包括深化药品供应改革、深化药品流通体制改革、推进公立医院药品集中采购、巩固完善基本药物制度、健全药品价格形成机制。

建立严格规范的综合监管制度，包括综合监管、深化医药卫生领域"放管服"改革、健全综合监管体系。

加强对签约服务的统计监测工作，包括签约人群统计、签约服务统计、签约工作评价统计等。签约人群统计指标包括建档人数、签约人数、重点人群签约人数、签约率、重点人群签约率等。签约服务统计指标包括签约居民在签约医生处就诊日人次数、签约居民区域内就诊日人次数、签约医生就诊率、签约居民在基层就诊日人次数、签约居民基层就诊率等。签约工作评价指标包括续签人数、续签率、规范签约人数、规范签约率、有效签约人数、有效签约率等。统筹推进相关领域改革，包括全面组织实施住院医生及紧缺专业培训、健全完善人才培养使用、加快形成多元办医格局、贯彻医疗卫生服务与养老服务相结合的政策、健全基本公共卫生服务项目管理、推进人口健康信息平台建设。

季度监测指标如下：

建立科学合理的分级诊疗制度、建立科学有效的现代医院管理制度、建立高效运行的全民医疗保障制度、建立规范有序的药品供应保障制度、统筹推进相关领域改革。

（2）监测数据收集汇总

监测数据收集分为区域全民健康信息平台抽取和填报两种方式。

平台抽取方式：每个指标可单独编写指标抽取逻辑动态部署到系统中，无须修改原有程序。

填报方式：可由各医疗机构上报业务相关的统计指标数据。对已收集到的指标数据，可进行数据审核，审核不通过的数据需要重新收集。

（3）指标分析

对已审核通过的监测指标数据，可进行同比、环比、不同机构间对比、不同指标间对比、不同统计周期间对比、计算平均值、最大最小值等多种方式分析。

（4）指标展现

对已审核通过的监测指标数据，可用表格、柱状图、折线图、饼图等多种方式进行展现。

3.2　综合业务监管

3.2.1　功能原文

对卫生政策执行、卫生计生人才队伍建设、卫生经济管理、中医药业务开展进行实时监测。

具体功能包括：卫生政策综合分析、卫生人力资源综合监管、卫生经济综合监管、中医药综合监管。

3.2.2　应用场景

通过整合信息资源，按照信息标准，部署通用信息分析工具，实现卫生综合监管各部门的互联互通和信息共享，促进卫生监管部门间的业务协同，提高卫生监管工作效率和决策水平，提高对深化医药卫生体制改革各项任务实施情况动态监测、宏观调控和科学管理能力。

（1）综合业务监管综述

对区域内医疗卫生机构医疗活动的配套政策、人员培养、经济情况以及中医药业务等进行统一监管，及时掌握业务进展情况，保证医疗卫生活动的正常进行。

（2）卫生政策执行监管

对政策的落实情况，政策执行后业务量变化、用药情况、费用情况、患者满意度等进行监管。

（3）卫生计生人才队伍建设监管

对卫生队伍人才数量、年龄、学历、职称、收入情况、职业技能等级等情况进行监管。

（4）卫生经济管理情况监管

对医疗卫生机构政府财政补贴、机构盈利、器材支出、药品支出、人事支出、科研投入进行监管。

（5）中医药业务开展情况监管

对中医诊室数量、开展项目、人员配备、中医设备配置、中医药品配备、诊疗人数等进行监管。

3.2.3　业务流程

卫生计生行政管理部门设置考核指标并下发，下级卫生计生行政管理部门或业务部门根据指标上报数据，业务数据可通过全民健康信息平台抽取，通过审核的数据可采用多种方式进行分析和展示（图 3.2.3-1）。

3.2.4　功能设计

（1）卫生人力资源综合监管

执业医生数：包括个人基本信息（姓名、性别、年龄、身份证号码、学历、职称、资格证书号码、执业证书号码、执业地点、所在科室、定期考核结果等）；执业医生的区域分布情况；执业医生构成比；辖区内各医疗卫生机构执业医生数的年同比变化情况。

注册护士数：包括个人基本信息（姓名、性别、年龄、身份证号码、学历、职称、资格证书号

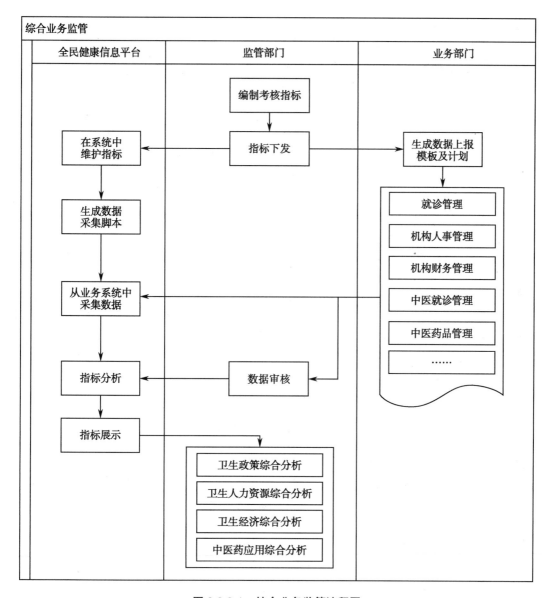

图 3.2.3-1　综合业务监管流程图

码、执业证书号码、执业地点、所在科室、定期考核结果、是否专科护士等);注册护士区域分布情况;注册护士构成比;辖区内各医疗卫生机构注册护士数的年同比变化情况。

医护比:包括辖区内所有注册医生、护士构成比;各地区本年度和上年度医护之比变化情况。

医技比:包括辖区内所有注册医生、医技人员构成比;各地区本年度和上年度医技比变化情况。

(2) 卫生经济综合监管

卫生总费用构成:根据用户权限,按照查询条件登录查询、统计分析所辖各区域卫生总费用构成、城乡人均医疗费用、人均卫生费用、卫生总费用占 GDP 比例明细情况。

资产与负债:根据用户权限,按照查询条件(按年、月)登录查询、统计分析所辖各区域或医疗卫生机构的总资产数额、流动资产、固定资产、固定资产上年增长、负债(万元)、净资产(万元)、净资产上年增长情况。

收入与支出:根据用户权限,按照查询条件(按年、月)登录查询、统计分析所辖各区域或医疗卫生机构的总收入(万元)财政补贴收入、上级补助收入、业务收入或事业收入、总支出(万元)业务或事业支出、财政专项支出、人员支出(万元)金额情况。

(3) 中医药综合监管

用药情况分析:根据用户权限,按照查询条件(按年、月)登录查询、统计分析所辖各区域的各医疗卫生机构的中医处方数,中医处方占比,统计分析各医疗卫生机构药物不良反应数。

门诊药品使用分析:根据用户权限,按照查询条件(按年、月)登录查询、统计分析所辖各区域的各医疗卫生机构的门急诊药品费用收入(单位:万元)对比情况。统计分析各医疗卫生机构的门急诊药品收入种类构成(西药、中成药、中草药)情况。统计 1 年内每个月医疗卫生机构的门急诊患者药品费用金额变化趋势。

住院药品使用分析:根据用户权限,按照查询条件(按年、月)登录查询、统计分析所辖各区域的医疗卫生机构的住院药品费用收入(单位:万元)对比情况。统计分析各医疗卫生机构的住院药品收入种类构成(西药、中成药、中草药)情况。统计 1 年内每个月医疗卫生机构的住院患者药品费用金额变化趋势。

应用中医非药物疗法的诊疗人次数:根据用户权限,按照查询条件(按年、月)登录查询、统计分析所辖各医疗卫生机构的应用中医非药物疗法的诊疗人次数。

以中医为主的出院人数:根据用户权限,按照查询条件(按年、月)登录查询、统计分析所辖各区域或医疗卫生机构的以中医为主的出院人数(指报告期内针对主病主症应用中医治疗的所有住院后出院的人数)。

3.3　卫生服务资源监管

3.3.1　功能原文

对医疗卫生机构、卫生人员、开放床位、卫生设施、卫生事业费等卫生服务资源进行统一监管。

具体功能包括:卫生人员统计分析、医疗设施和设备统计分析、事业经费投入统计分析。

3.3.2　应用场景

基于全民健康信息平台整合各个接入机构或部门的基础资源信息,实现各个医疗卫生机构之间信息共享与业务协同,提高卫生监管工作效率和决策水平。

(1) 卫生服务资源监管总体概述

监管卫生人力资源分布、构成;医生、护士、医技人员的执业情况、职称状态、继续教育和培训等情况;监管区域主要医疗设备的数量、使用状态;监管经济资源管理主要是针对医疗卫生机构的财务情况,包括预算管理、收入管理、支出管理、成本核算分析、收支结余管理等。

(2) 人力资源监管

包括医生、护士、医技人员的执业情况、职称状态、继续教育和培训等情况。

（3）设备管理监管

包括对医疗卫生设备及物资的使用情况、运行状况的监督管理,对床位的数量、医疗卫生机构的使用面积等信息的掌控和了解。

（4）卫生经济资源管理

主要是针对医疗卫生机构的财务情况,包括预算管理、收入管理(包括门诊和住院收入、财政补助收入、科教项目收入、其他收入)、支出管理(医疗支出、财政项目补助支出、科教项目支出、管理费用和其他支出)、成本核算和分析、收支结余管理[业务收支结余、财政项目补助收支结转(余)、科教项目收支结转(余)]、固定和流动资产管理等状况的有关信息的掌握和监管。

3.3.3　业务流程

卫生计生行政部门设置考核指标并下发,下级卫生监管部门或业务部门根据指标上报数据,业务数据可通过全民健康信息平台实时抽取,将通过审核的数据采用多种方式进行分析和展示(图 3.3.3-1)。

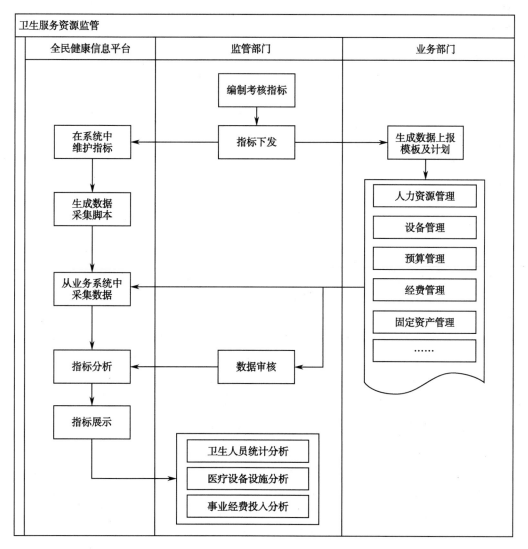

图 3.3.3-1　卫生服务资源监管流程图

3.3.4　功能设计

(1) 卫生人员统计分析

护士工龄年龄分析。根据用户权限,按照查询条件(按年、月)登录查询、统计分析所辖区域或医疗卫生机构的注册护士人数,以年龄、工龄、性别(男、女)、聘任形式(在编、合同、其他)进行统计,以当前年为基准分析未来5年内将退休的注册护士人数。

护士学历专业分析。根据用户权限,按照查询条件(按年、月)登录查询、统计分析所辖或医疗卫生机构的注册护士的人数,以学历(中专、专科、大学本科、硕士、博士)、职称(护士、护师、主管护师、副主任护师、主任护师、未评级)、工作类别(临床护理、护理行政、护理教育、预防保健、其他)、工作科室(具体注册科室)进行统计。

医生工龄年龄分析。根据用户权限,按照查询条件(按年、月)登录查询、统计分析所辖区域或医疗卫生机构的注册医生人数,以年龄、工龄、性别(男、女)、聘任形式(在编、合同、其他)、执业机构类别进行统计。

医生学历专业分析。根据用户权限,按照查询条件(按年、月)登录查询、统计分析所辖区域或医疗卫生机构的医生人数,以学历(中专、专科、大学本科、硕士、博士)、聘任技术职称(正高、副高、师级、士级、待聘)、医生级别(执业医生、执业助理医生、其他)、医生执业类别(临床、口腔、公共卫生、中医、其他)进行统计。

执业地点分析。根据用户权限,按照查询条件(按年)登录查询、统计分析所辖各区域的医生与护士的人数分布情况,分析当前年度为基准各区域的医生、护士人员变化的趋势。

其他卫生人员统计。根据用户权限,按照查询条件(按年、月)登录查询、统计分析所辖各区域的医技、药剂人员的人数分布、聘任的医技药剂技术人员职务构成、学历构成以及人员地区分布情况。

卫生人力资源综合。根据用户权限,按照查询条件(按年、月)登录查询、统计分析所辖各区域的医护比、医技比,统计当前医护比、医技比数量与国家或地区规定数值之间的差距,给予合理标识;统计分析各区域的千人护士数、千人执业医生数、千人卫生工作人员数等指标。

(2) 医疗设施和设备统计分析

医疗卫生机构数量统计。据用户权限,按照查询条件(按年、月)登录查询、统计分析所辖各区域医疗卫生机构的数量,可以按照医疗卫生机构的所有制形式(全民、集体、私人、中外合资、股份制、股份制合作、合作制、其他)、医疗卫生机构的经济类型(营利性、非营利性)、医疗卫生机构的类别、医疗卫生机构的等级(一级、二级、三级、未分级)、服务对象(社会、内部、社会 + 内部)、医疗卫生机构的隶属关系等不同维度,分别统计医疗卫生机构的数量。

床位数情况统计。根据用户权限,按照查询条件(按年、月)登录查询、统计分析所辖各区域医疗卫生机构的床位情况分布,以医疗卫生机构的等级(一级、二级、三级、未分级)、医疗卫生机构的经济类型(营利性、非营利性)、医疗卫生机构的隶属管理分别统计医疗卫生机构的床位数量分布。

医疗设备统计。根据用户权限,按照查询条件(按年、月)登录查询、统计分析所辖各区域医疗卫生机构的设备数量明细,显示设备的编号、名称、设备类型、生产日期、报废日期,并对5年内即将报废的设备给予高亮或醒目字体显示,统计分析各价值医疗设备分段(50万以下、50 万 ~99 万、100 万 ~500 万、500 万 ~1000 万、1000 万及以上)的价值数量分布,统计分析各区域医疗卫生机构中设备的使用率。

医疗设备查询。输入设备的名称或所属医疗卫生机构名称等,可以查询全部符合条件的医疗设备明细信息,显示设备名称、设备内部编号、价格、设备类型、所属机构、启用日期、厂商名称以及出厂时设备编号等信息。

医疗卫生机构信息详细。通过选择医疗卫生机构所属区域、医疗卫生机构属性(医院、社区服务中心、卫生院、门诊部、急救中心、血站、妇幼保健机构、专科疾病防治所、疾控中心、卫生团体、医疗卫生学校等)或输入机构名称可以显示相关机构明细。

(3) 事业经费投入统计分析

卫生总费用构成。根据用户权限,按照查询条件(按年、月)登录查询、统计分析所辖各区域卫生总费用构成、城乡医疗费用、人均卫生费用、卫生总费用占 GDP 比例明细情况,单位为亿元。

资产与负债。根据用户权限,按照查询条件(按年、月)登录查询、统计分析所辖各区域或医疗卫生机构的总资产数额、流动资产、固定资产、固定资产上年增长、负债(万元)、净资产(万元)、净资产上年增长情况。

支出与收入。根据用户权限,按照查询条件(按年、月)登录查询、统计分析所辖各区域或医疗卫生机构的总收入(万元)财政补贴收入、上级补助收入、业务收入或事业收入、总支出(万元)业务或事业支出、财政专项支出、人员支出(万元)金额情况。

3.4　医务人员职业行为监管

3.4.1　功能原文

对未经注册的医生、护士和其他专技人员从事诊疗活动、使用卫生技术人员从事超出执业范围以外诊疗活动进行监管。

具体功能包括:使用执业医生、执业护士、药师、执业技师库,对平台注册的卫计人员进行比对和监管。

3.4.2　应用场景

(1) 医务人员资质监管

依托全民健康信息平台采集整合存储的执业医生、执业护士、执业药师、执业技师库数据,卫生计生行政管理部门在执法监督检查时,根据各医疗卫生机构的从业人员的执业医生、执业护士、执业药师、执业技师的证件信息,与平台执业医生、执业护士、执业药师、执业技师数据库信息的比对结果,监管各医疗卫生机构是否有无证执医现象。

(2) 医务人员行为监管

根据卫生计生行政管理部门对医务人员的执业行为监管规定,建立医务人员执业行为规范监管指标库,包括从业规范、管理规范、医生规范、护士规范、药师规范、医技规范和其他规范等指标类型,卫生计生管理部门在监督执法时,结合平台医务人员执业行为规范监管指标库,通过比对、评价等方式实现对医务人员执业行为监管。

3.4.3　业务流程

卫生计生行政管理部门根据执业规范设定医务人员执业规范,根据此规范在平台建立医务人员执业行为库,医务人员在平台注册个人证件信息形成医务人员信息库。卫生计生行政管理部门根据各医疗卫生机构医务人员的证件信息和执业行为,与平台中医务人员信息库和医务人员执业行为库自动进行比对,对于违规医疗行为予以判断,系统提示执法人员根据国家相应法律法规进行监督管理,并依法进行相应处罚(图 3.4.3-1)。

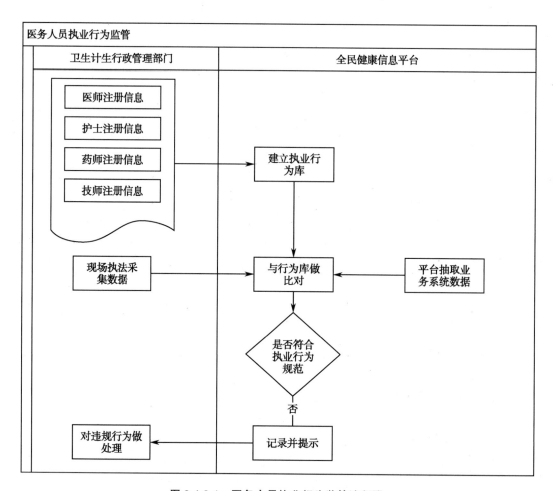

图 3.4.3-1　医务人员执业行为监管流程图

3.4.4　功能设计

（1）医务人员执业行为库

医务人员执业行为库由执业医生库、执业护士库、执业药师库、执业技师库、医务人员执业行为库等组成。数据库管理系统具有注册、增加、删除、变更管理等服务。其中,执业医生库、执业护士库、药师库、执业技师库的数据来源,是该区域内的医务人员凭相应执业资格证书在平台注册形成的。医务人员执业行为库是根据各地卫生计生行政管理部门的相应规定进行定期的维护与更新形成的,用于规范医疗机构从业人员行为,提高医务人员的综合素质和规范执业行为。

（2）卫生计生人员比对和监管

系统根据各医疗卫生机构从业人员的证件信息，与平台执业医生库、执业护士库、执业药师库、执业技师库信息自动比对，识别该医疗卫生机构是否有无证执业现象。根据系统采集到的各从业人员的执照类型和实际执业数据，自动与平台中的医务人员执业行为库进行比对，判断是否有违反或超出执业规范允许范围的医疗行为。系统输出比对结果，并给出根据相关法律法规，相应的处罚建议提示。

3.5　医疗行为监管

3.5.1　功能原文

对医疗卫生机构开展的诊疗行为和超出诊疗业务登记范围的行为进行监管。

具体功能包括：建立医疗卫生机构库、诊疗科目对应诊疗活动库，对平台注册的医疗卫生机构进行比对和监管。

3.5.2　应用场景

（1）强化医疗服务行为监管

卫生计生行政管理部门针对医疗卫生机构开展的诊疗活动数据，根据平台对医疗卫生机构库、诊疗科目库和医疗卫生机构的诊疗活动范围的比对结果，监管医疗卫生机构是否存在违法、超出范围的诊疗活动。

（2）促进医疗服务监督执法检查

监测医疗卫生机构使用尚未取得相应资格的人员独立从事诊疗活动、使用取得相应资格但未经注册的医生或者护士从事诊疗活动、使用卫生技术人员从事超出执业范围以外诊疗活动、《医疗机构执业许可证》超出有效期或者校验期未向登记机关申请办理相关手续等违法违规行为。

3.5.3　业务流程

根据平台注册的医疗卫生机构数据库、各医疗卫生机构诊疗行为库、医疗卫生机构的诊疗项目登记信息，卫生计生行政管理部门现场执法时抽取该机构各业务系统的诊疗数据，系统进行综合对比并判断该医疗卫生机构是否有超出诊疗业务范围的行为。实现对未注册机构及超出机构登记诊疗范围的医疗行为监管，并根据国家相应法律法规，提示执法人员是否需要进行的相应处罚（图3.5.3-1）。

3.5.4　功能设计

（1）医疗卫生机构库

建立医疗卫生机构库，对区域内管辖的医疗卫生机构建立医疗卫生机构的从业档案，包括医疗卫生机构的基本信息、医疗卫生机构的级别，尤其是医疗卫生机构允许开展的诊疗活动范围。

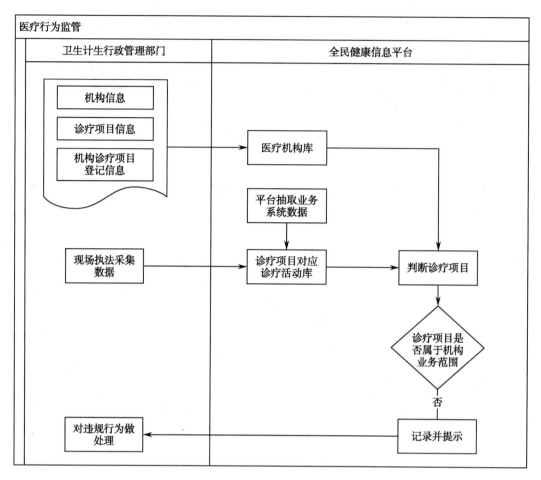

图 3.5.3-1 医疗行为监管业务流程图

（2）诊疗科目对应诊疗活动库

建立诊疗科目对应的诊疗活动库，通过对诊疗科目及诊疗活动的标准化梳理，将区域内所有的诊疗活动与诊疗科目进行分类关联，对医院开展的诊疗活动实现明确清晰的界定。可对诊疗科目及其所对应的诊疗活动进行新增、修改、删除等操作。

（3）医疗卫生机构比对和监管

将医疗卫生机构开展的诊疗活动采集录入平台。平台利用收集到的诊疗活动数据，与医疗卫生机构在平台内注册的诊疗活动进行比对分析，输出比对结果。甄别超范围的诊疗活动。系统可根据相关法律条规，给出处罚建议或提示。

（4）与执业审批监管平台的对接

与执业审批监管平台对接，获取医生或护士的执业信息，确认其从事诊疗活动资格。同时将违规从事诊疗活动的信息反馈给执业审批监管平台，为执业审批提供参考依据。

3.6　传染性疾病管理业务监管

3.6.1　功能原文

对医疗卫生机构传染病防治工作进行监管,包括监管疾病发病及防治等工作。

具体功能包括:预防接种、传染病疫情报告、传染病疫情控制、传染病诊疗质量、消毒隔离制度执行情况、医疗废物处置和病原微生物实验室生物安全的监管。

3.6.2　应用场景

(1) 传染病疫情报告

医疗卫生机构对发现的法定传染病病例情况进行报告,卫生计生行政管理部门通过全民健康信息平台采集医疗卫生机构对疫情的上报情况和组织管理情况,并进行统计分析,对某一地区或某一机构的传染病疫情报告情况进行查看。疫情报告过程当中实现机构间的信息共享,关注相关专业技术人员和设备等基础条件情况、疾病感染数、上报率、迟报率、漏报率等相关指标。同时,卫生计生行政管理部门对医疗卫生机构法定传染病疫情报告的及时性、准确性等报告质量进行监管。

(2) 传染病疫情控制

卫生计生行政管理部门通过全民健康信息平台对相关机构的消毒隔离和专业人员技能进行监管,同时对消毒隔离覆盖率和合格率进行统计,对污水、污物、场所和物品的消毒处理合格情况进行分析。

(3) 传染病诊疗质量

卫生计生行政管理部门通过全民健康信息平台了解各机构传染病诊疗点的设置情况,专业人员配备情况,重点关注传染病患者的确诊率、住院率、病死率和治愈率等相关指标统计,从而对传染病诊疗规范程度和诊疗质量水平进行监管。

(4) 消毒隔离制度执行情况

卫生计生行政管理部门对医疗卫生机构开展的消毒隔离业务进行监管,主要包括:消毒隔离制度,工作人员技能、知识培训考核合格情况,消毒隔离防护情况,消毒隔离效果等。

(5) 医疗废物处置

医疗废物处置情况的监管包括:医疗废物管理组织、制度、应急方案的建立和落实情况;从事医疗废物分类收集、运送、暂时贮存、处置等工作人员和管理人员的职业卫生安全防护和培训;医疗废物分类收集、转运、登记的情况;医疗废物暂时贮存的情况;医疗废物、污水的处置情况;实行医疗废物集中处置的医疗卫生机构与具有资质的医疗废物集中处置单位签订合同的情况;不具备集中处置医疗废物条件的医疗卫生机构按照有关部门的要求自行处置医疗废物的情况。

(6) 病原微生物实验室生物安全

卫生计生行政管理部门通过全民健康信息平台查看各地区实验室的配置情况、人员合格率、病原微生物备案情况,了解各类实验室保存微生物记录、使用记录及安全保障情况。

3.6.3 业务流程

(1) 传染病疫情报告监管

卫生计生行政管理部门对传染病疫情报告各机构的人员设置情况、网络设备情况、无网络条件机构情况进行监管(图 3.6.3-1)。

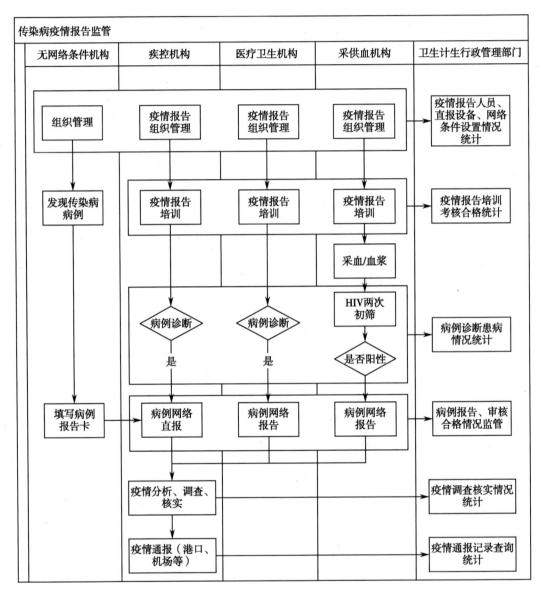

图 3.6.3-1 传染病疫情报告监管业务流程图

医疗卫生机构对疫情报告人员组织培训考核。卫生计生行政管理部门对各机构的相关人员考核情况进行监管。

医疗卫生机构对病例进行诊断,发现法定传染病病例及时进行报告。卫生计生行政管理部门对各医疗卫生机构的病例填报和审核情况进行监管。

卫生计生行政管理部门对区域内疫情报告、疫情流调与分析、疫情控制等工作进行监管。

(2) 传染病疫情控制监管

对开展的流行病学调查情况进行监管。医疗卫生机构对传染病进行临床诊断、提供实验室诊断报告;采取消毒、隔离、治疗、应急处置措施,卫生计生行政管理部门对上述业务进行监管(图 3.6.3-2)。

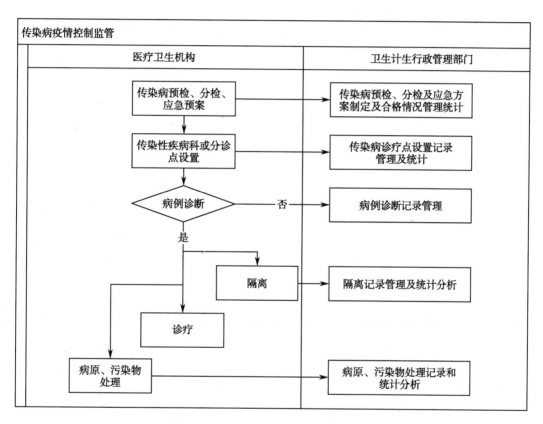

图 3.6.3-2　传染病疫情控制监管流程图

医疗卫生机构对确诊和疑似病例进行隔离和诊疗,并对病原污染物进行处理。卫生计生行政管理部门对传染病病例的隔离情况和污染物处理情况进行监管。

(3) 传染病诊疗质量监管

医疗卫生机构建立传染病诊疗制度,并组织相关专业人员进行培训和考核。卫生计生行政管理部门对制度建立情况和卫生人员的专业考核情况进行监管(图 3.6.3-3)。

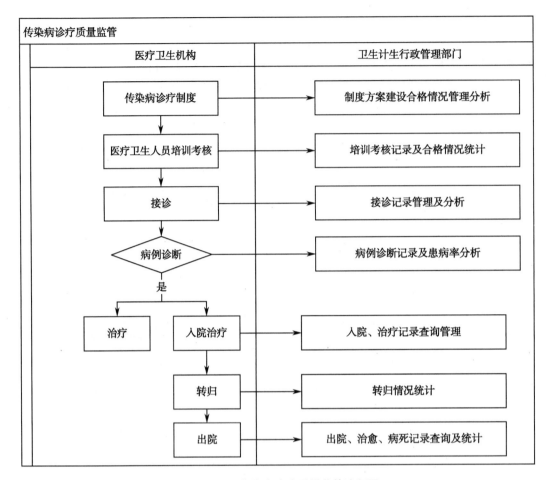

图 3.6.3-3　传染病诊疗质量监管流程图

医疗卫生机构根据病例实际情况安排入院治疗、转诊。卫生计生行政管理部门对病例入院治疗情况、转诊情况、治疗质量等相关情况进行监管。患者出院后,卫生计生行政管理部门就患者治愈、病死等情况进行统计和监管。

（4）消毒隔离制度执行情况监管

医疗卫生机构建立消毒隔离制度,组织相关卫生人员进行专业培训与考核。卫生计生行政管理部门对制度建立情况和相关卫生人员的专业考核情况进行监管（图 3.6.3-4）。

医疗卫生机构购进和管理消毒隔离产品。卫生计生行政管理部门对消毒隔离产品的进货和管理情况进行监管。

医疗卫生机构实施消毒隔离。卫生计生行政管理部门对医疗用品、器械的消毒情况和效果进行监管,对病例 / 疑似病例的隔离情况进行监管。

（5）医疗废物处置监管

医疗卫生机构建立医疗废物处置制度,组织相关工作人员进行专业培训考核。卫生计生行政管理部门对制度建立情况和人员专业考核情况进行监管（图 3.6.3-5）。

医疗卫生机构对医疗废物收集、暂存、转运情况进行登记。卫生计生行政管理部门对医疗废物的收集和流转情况进行监管。有集中处置条件的医疗卫生机构,与相关处置机构签订合同,将医疗废物进行集中处置;无集中处置条件的医疗卫生机构自行处置医疗废物。卫

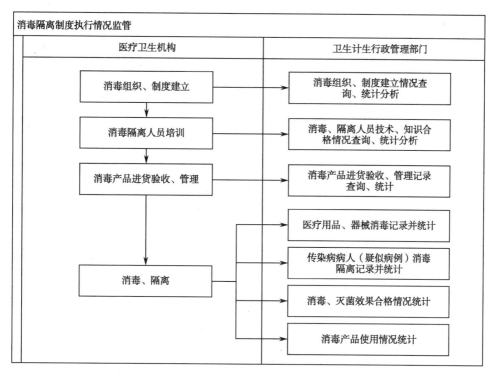

图 3.6.3-4　消毒隔离制度执行情况监管流程图

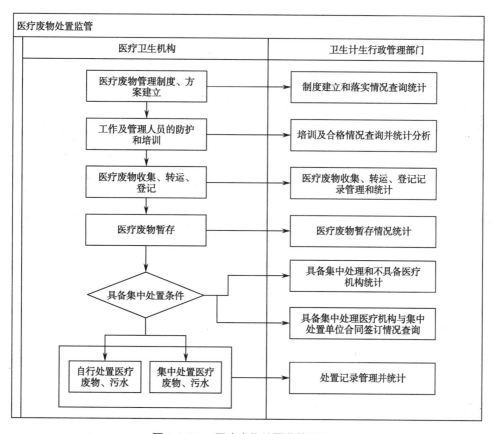

图 3.6.3-5　医疗废物处置监管流程图

生计生行政管理部门对处置机构、处置记录进行监管。

（6）病原微生物实验室生物安全监管

卫生计生行政管理部门对实验室资质认定、病原微生物保存和备案情况、实验室人员的资质进行监管。对实验室人员培训考核合格情况进行监管。对实验室设备配置情况进行监管。对病原微生物采集情况、运输记录及丢失、泄漏情况进行监管。对病原微生物实验记录、实验感染泄漏情况进行监管。对病原微生物样本销毁记录和保存记录进行监管（图 3.6.3-6）。

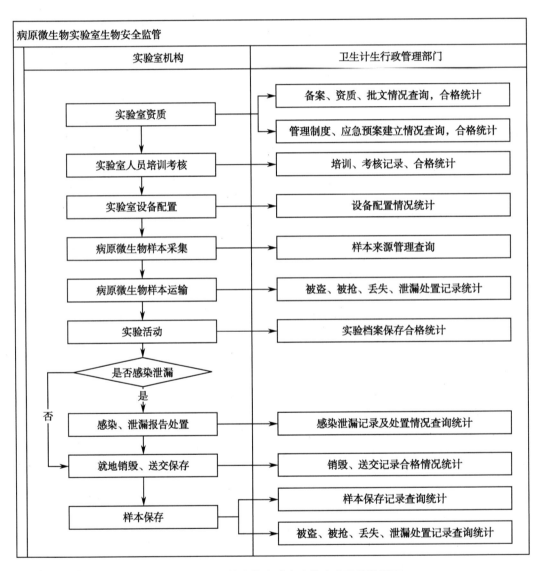

图 3.6.3-6　病原微生物实验室生物安全监管流程图

3.6.4　功能设计

对传染性疾病管理业务的综合监管主要通过数据的收集和数据的综合分析来实现。当传染病发生时，可通过全民健康信息平台获取各医疗卫生机构对传染病的报告诊疗、消毒隔离情况、对医疗废物的处置和病原微生物安全管理情况,从全方位对医疗卫生机构传染性疾病管理业务进行监管。

（1）传染病疫情报告监管

传染病疫情报告监管是对疾病预防控制机构、医疗卫生机构以及采供血机构在传染病疫情报告方面的监督管理。主要包括收集和统计相关机构专职疫情报告人员设置情况和资质情况;定期组织临床医生、新上岗人员开展传染病报告管理专业培训与考核;传染病疫情网络直报设备运行情况,疫情报告人员传染病的报告、审核确认、查重等操作合格情况。

（2）传染病疫情控制监管

卫生计生行政管理部门对医疗卫生机构传染病疫情控制情况进行监管,包括传染病临床诊断、实验室诊断、治疗、控制等落实情况;检查医疗卫生人员、防护措施;感染性疾病部门或分诊点的设置和运行情况;发现传染病疫情时,按照规定对传染病患者、疑似传染病患者是否按规范进行报告和治疗;消毒隔离措施情况;对传染病病原体污染的污水、污物、场所和物品的消毒处理等。

（3）传染病诊疗质量监管

卫生计生行政管理部门对医疗卫生机构开展的传染病诊断和治疗过程相关业务进行监管,包括医疗卫生机构传染病诊疗制度的建立、工作人员的专业知识合格情况、病例接诊记录、病例治疗情况及病例治疗效果等。通过全民健康信息平台采集传染病诊疗质量相关监测数据,对监测数据进行整理,卫生计生行政管理部门可对监测结果进行查询,并根据监管需求,对传染病诊疗质量数据进行多维度的统计分析,可以按时间、地区、性别、职业等维度统计分析传染病病例的患病率、治愈率、死亡率等,通过地区、机构等维度去分析传染病诊疗规范化程度和专业技术水平等。

（4）消毒隔离制度执行情况监管

消毒隔离制度执行情况的监管包括:建立消毒管理组织、制度,以及制度的落实情况;医疗卫生人员接受消毒技术培训、掌握消毒知识、执行消毒隔离制度;医疗用品、器械的消毒、灭菌情况;开展消毒与灭菌效果检测;消毒产品进货检查验收、使用和管理;对传染病患者、疑似传染病患者的消毒隔离措施落实。通过全民健康信息平台采集消毒隔离制度执行情况,对相关监测数据进行整理,卫生计生行政管理部门对监测结果进行查询,并根据监管需求,对消毒隔离执行情况进行多维度的统计分析。

（5）医疗废物处置监管

卫生计生行政管理部门对医疗卫生机构的医疗废物处置情况进行监管,主要包括医疗废物处置制度建立;工作及管理人员技术、知识的培训考核合格情况;医疗废物收集、转运、暂存的记录情况;医疗废物的处理记录等。对通过全民健康信息平台采集的医疗废物处置相关监测数据进行整理,管理部门可对监测结果进行查询,并根据监管需求,对医疗废物处置相关的监测情况进行多维度的统计分析,分析各医疗卫生机构对医疗废物处置的技术水平、规范情况。

（6）病原微生物实验室生物安全监管

卫生计生行政管理部门对各实验室开展的与病原微生物相关的业务进行监管,主要包括实验室关于病原微生物管理制度的建立;相关资质和证明的持有情况;实验室人员技术合格情况;实验室设备配置情况;病原微生物样本采集、运输、保存的记录;实验活动程序及记录的规范情况;样本感染和泄漏事件的报告;样本销毁或提交保存的记录等。对通过全民健康信息平台采集的病原微生物实验室生物安全相关监测数据进行整理,卫生计生行政管理部门可对监测数据及结果进行查询,并根据监管需求,对病原微生物实验室生物安全相关的监测情况提供多维度的统计分析,分析各实验室的技术水平和规范情况。

3.7 慢病管理业务监管

3.7.1 功能原文

针对慢病人群管理开展情况进行统一监管。

具体功能包括:高危人群管理率、慢性病规范管理率、服药率和控制率、慢性病防治宣传教育知晓率、区域慢性病危险因素监测。

3.7.2 应用场景

慢性病管理业务利用健康管理和疾病管理两种手段,对慢性病相关高危人群和慢性病患者提供个体化的健康管理和疾病管理服务,以有效控制慢性病的发生、减缓慢性病人并发症的发生、提高生活质量。慢性病管理业务监管通过全民健康信息平台的区域信息互联互通与共享,各级卫生计生行政管理部门可以通过信息化手段对区域内慢性病管理业务的实施情况进行汇总与分析,满足慢性病管理业务监管、慢性病服务规范化实施等方面的信息化支撑需要。

(1) 慢性病管理情况监管

卫生计生行政管理部门在进行绩效考核或日常监管过程中,对高血压、糖尿病、肿瘤等慢性病患者的管理情况进行监管。通过平台自动统计慢性病患者的高危管理人数、管理规范人数、规范服药人数、控制有效人数和慢性病管理总人数,根据计算公式统计慢性病高危人群管理率、慢性病规范管理率、服药率和控制率并进行分析,从而制订或改进慢性病患者的管理方案,为科研研究提供数据。

(2) 慢性病防治宣传教育情况监管

卫生计生行政管理部门在进行公共卫生服务绩效考核或日常业务监管过程中,通过平台统计慢性病防治宣传教育的资料发放人群,组织在线调查,了解慢性病防治宣传教育情况的知晓人群,根据计算公式统计慢性病防治宣传教育知晓率,从而制订或完善慢性病健康教育促进方案。

(3) 区域慢性病危险因素监测

卫生计生行政管理部门通过平台获取所有慢性病患者的病情诊断信息,通过平台提供的检索查询服务,可以自由配置患者基本信息条件和诊断分组条件,分析慢性病患者的病因、病原、症状和潜在风险,从而对危险因素进行监测并制订风险控制方案。

3.7.3 业务流程

慢性病管理业务监管依托于基层医疗卫生机构的慢性病患者建档和管理情况以及医院的慢性病治疗,基层医疗卫生机构根据患者情况进行判断,为尚未建档的慢性病患者建立慢性病档案;或对已建档患者的健康状况制订慢性病管理计划并进行管理。对管理无效或存在高危状况的患者进行转院治疗管理。管理部门根据基层医疗卫生机构对患者的建档和管理情况进行统计分析,根据医疗卫生机构提供的慢性病诊断数据进行慢性病风险因素监测分析(图 3.7.3-1)。

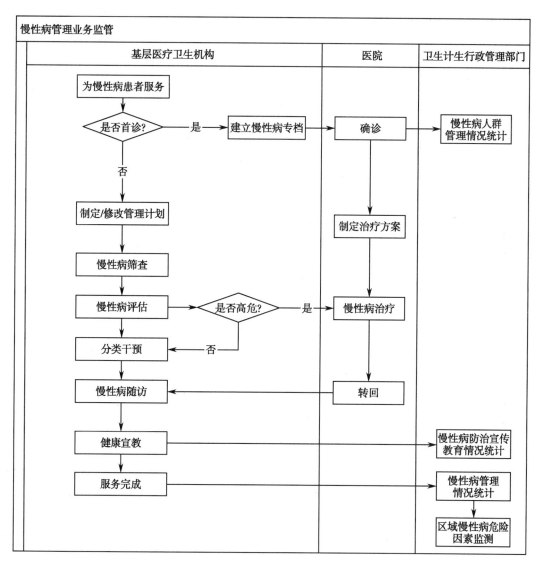

图 3.7.3-1　慢性病管理业务监管流程图

3.7.4　功能设计

（1）慢性病高危人群管理率监管

医疗卫生机构通过日常诊疗、健康档案建立、单位职工和社区居民的定期体检、从业人员体检、大型人群研究项目等途径发现慢性病高风险人群,高风险人群需要加强健康管理,定期监测危险因素水平,不断调整生活方式干预强度,必要时进行药物预防。慢性病高危人群管理率指医疗卫生机构对发现的慢性病高危人群建立档案并实施健康管理的人群所占比率,通过监管防止或延缓高风险人群发展为慢性病患者,降低个体慢性病危险水平,防止和延缓慢性病的发生。

（2）慢性病规范管理率监管

医疗卫生机构检出的高血压、糖尿病等慢性病患者，需要纳入规范化管理，有效控制血压、血糖等慢性病监测指标，预防和减少并发症的发生。慢性病规范管理率指医疗卫生机构按照规范要求进行高血压、糖尿病等慢性病患者管理的人数占年内管理高血压患者人数的比率。未进行规范管理的需要查明原因并采取相应措施，加强慢性病患者的规范化管理水平，提升患者的知晓、治疗和控制水平。

（3）慢性病规范服药率监管

医疗卫生机构对慢性病患者实施健康管理和督导治疗，通过健康干预，监管慢性病患者能按医嘱正规服药者占同期辖区内慢性病患者人数的比率，分析患者的服药依从性。未按医疗卫生机构的医嘱服药，要查明原因；若是不良反应引起的，则转诊；若其他原因，则要对患者强化健康教育。

（4）慢性病控制率监管

医疗卫生机构对慢性病患者定期测量血压、血糖等指标，规范治疗，改善治疗依从性，尽可能实现降压、降糖达标，长期平稳有效地控制血压、血糖等指标。通过监管慢性病患者病情得到控制者人数占辖区该慢性病患者总数的比率，分析慢性病患者控制无效的原因并采取措施提升控制效果，减少或延缓心血管病事件等严重并发症的发生。

（5）慢性病防治宣传教育情况统计

卫生计生行政管理部门通过全民健康信息平台统计慢性病防治宣传教育的资料发放人群，组织在线调查，了解慢性病防治宣传教育情况的知晓人群计算慢性病防治宣传教育知晓率，为制订或完善慢性病健康教育促进方案提供依据。

（6）区域慢性病危险因素监测

卫生计生行政管理部门通过全民健康信息平台获取慢性病患者的病情诊断信息，分析慢性病患者的病因、病原、症状和潜在风险，结合环境等因素，对危险因素进行监测，为制订风险控制方案提供依据。

3.8　精神疾病业务监管

3.8.1　功能原文

针对精神疾病人群管理开展情况进行统一监管。

具体功能包括：严重精神障碍患者报告患病率、严重精神障碍患者规范管理率、严重精神障碍疾病患者治疗率、有肇事肇祸倾向的患者管理率、精神病患者纳入新农村合作医疗或城镇职工基本医疗保险救助率、免费药物治疗和免费住院治疗对象管理率、精神疾病防治知识知晓率、患者门诊和住院费用管理、合理制订计划购买药品和数量监管、项目经费使用及管理监管、承担肇事肇祸病人应急处置任务监管。

3.8.2　应用场景

精神疾病业务监管通过全民健康信息平台从医疗卫生机构以及各级精神病防治机构采集的信息，根据日常管理需求以及相关数据模型进行分析计算，满足卫生计生行政管理部门对严重精神障碍患者的管理情况、精神障碍患者肇事肇祸及应急处置情况、精神障碍患者救治救助情况以及精神障碍管理服务情况的监控管理需求。

(1)严重精神障碍患者管理情况监管

基层医疗卫生机构为肇事肇祸严重精神障碍患者建立健全健康档案、纳入社区随访服务网络、提供社区治疗康复指导。卫生计生行政管理部门在进行严重精神障碍患者的业务监控管理过程中,通过全民健康信息平台获取数据,根据条件自动计算严重精神障碍患者报告患病率、严重精神障碍患者规范管理率、严重精神障碍疾病患者治疗率等统计数据,对严重精神障碍患者管理业务展开考核和评估。

(2)精神障碍患者肇事肇祸及应急处置情况监管

卫生计生行政管理部门通过全民健康信息平台获取有肇事肇祸倾向的患者信息,及时、准确核实(疑似)精神障碍患者肇事肇祸倾向和行为事件相关情况,提供疑似精神障碍患者诊断复核的专业技术支撑。并获取相应的应急处置任务信息,提出处理意见,对精神疾病患者肇事肇祸应急处置过程进行监管并组织做好善后工作,协助做好对外联络,做好相关信息宣传和发布工作。

(3)精神障碍患者救治救助管理

卫生计生行政管理部门通过对治疗情况以及救治救助情况的监管,了解辖区内开展精神疾病治疗、救治救助活动的执行情况,为相关政策的制定和更新提供决策依据。

(4)精神障碍管理服务监管

卫生计生行政管理部门在对下级业务管理部门、医疗卫生机构进行精神障碍管理质量控制或日常业务监管过程中,可以通过全民健康信息平台统计精神疾病防治知识知晓率、项目经费使用情况,对精神障碍业务开展情况进行考核和评估。

3.8.3　业务流程

卫生计生行政管理部门根据全民健康信息平台从精神卫生机构、基层医疗卫生机构采集的精神疾病患者数据,对严重精神障碍患者患病情况、管理情况、治疗情况、有肇事肇祸倾向的患者进行管理,对精神病患者纳入新农村合作医疗或城镇职工基本医疗保险救助、免费药物治疗和免费住院治疗对象进行统计,对患者门诊和住院费用、药品采购数量以及项目经费使用进行监管,并对医疗卫生机构处理的肇事肇祸应急处置任务情况进行分析和评估(图3.8.3-1)。

3.8.4　功能设计

(1)严重精神障碍患者管理情况监管

对在册严重精神障碍患者的业务管理情况进行监管,包括在管患者、非在管患者、失访患者以及死亡患者。卫生计生行政管理部门通过全民健康信息平台对严重精神障碍患者报告患病率、严重精神障碍患者规范管理率、严重精神障碍疾病患者治疗率等监管指标进行汇总与分析,实现按照地区、时间、人群类别等多个维度的统计分析,监督和管理辖区内精神疾病业务开展情况。

(2)精神障碍患者肇事肇祸及应急处置情况监管

对精神障碍患者的肇事肇祸情况进行监管,包括肇事肇祸倾向管理、肇事肇祸行为管理以及肇事肇祸应急处置管理。卫生计生行政管理部门通过全民健康信息平台对有肇事肇祸倾向的患者管理率、承担肇事肇祸病人应急处置任务等监管指标进行汇总与分析,按照地

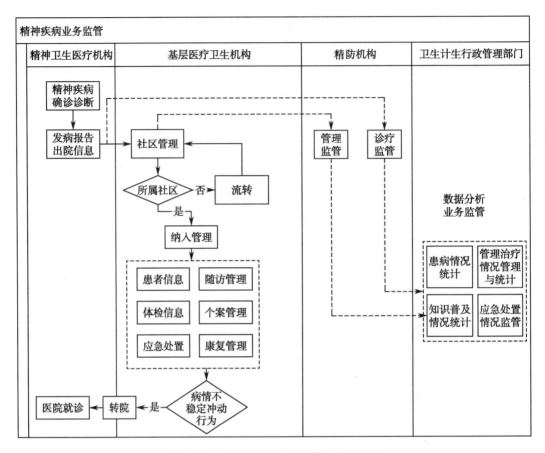

图 3.8.3-1　精神疾病业务监管业务流程图

区、时间等维度对辖区内精神疾病患者的肇事肇祸情况和应急处置任务进行监管,并根据随访的危险性评估、肇事、肇祸情况进行分级评估,制订干预方案。

(3)精神障碍患者救治救助管理

对精神障碍患者获取治疗、救治救助情况的监管,主要包括精神病患者纳入新农村合作医疗或城镇职工基本医疗保险救助、免费药物治疗和免费住院治疗对象管理、患者门诊和住院费用管理、合理制订计划购买药品和数量的监管等。卫生计生行政管理部门通过全民健康信息平台对精神障碍患者的纳入新农村合作医疗或城镇职工基本医疗保险救助率、免费药物治疗和免费住院治疗对象管理率、患者门诊和住院费用管理、合理制订计划购买药品和数量监管等指标进行汇总与分析,按照地区、时间等维度对辖区内精神疾病患者的治疗、救治救助情况进行统计分析。

(4)精神障碍管理服务监管

卫生计生行政管理部门对下级业务管理部门、医疗机构进行精神障碍管理质量控制或日常业务管理的过程进行监管,包括精神疾病防治知识知晓率、项目经费使用情况等。通过全民健康信息平台对精神疾病防治知识知晓率、项目经费使用及管理监管等监管指标进行汇总和分析,通过对精神疾病预防知识推广情况、各类项目经费使用情况的了解,后续有针对性地面向公众开展知识普及活动,制订精神卫生项目经费分配方案。

3.9　预防接种业务监管

3.9.1　功能原文

针对预防接种工作开展情况进行监测。

具体功能包括:受种者基本信息和疫苗接种信息登记情况、儿童建卡证情况、国家免疫规划疫苗应种人数和实种人数统计和报告情况、第二类疫苗接种统计和报告情况、群体性接种应种接种人数和实种接种人数统计和报告情况、疫苗出入库和损耗报告统计报告情况、国家免疫规划针对传染病监测报告情况、疑似预防接种异常反应监测报告情况。

3.9.2　应用场景

通过全民健康信息平台辅助卫生计生行政管理部门对预防接种业务的监管,使预防接种业务监管更加及时、有效。卫生计生行政管理部门对预防接种业务的监管应用场景主要包括以下内容:

(1)预防接种情况统计和监管

预防接种情况的监管是对接种单位预防接种情况的监管,主要包括受种者基本信息和疫苗接种信息登记、儿童建卡证情况、国家免疫规划疫苗应种人数和实种人数统计、第二类疫苗接种统计、群体性接种应种接种人数和实种接种人数统计。

卫生计生行政管理部门通过全民健康信息平台采集的数据,了解和掌握各接种单位记录的疫苗受种者登记情况、疫苗接种信息登记情况、建卡证数量、第一类疫苗应种和实种人数、第二类疫苗接种情况以及群体性接种情况等信息。

(2)疫苗出入库情况监管

疫苗出入库情况监管是对各接种单位疫苗出入库和损耗情况的监管,主要包括疫苗出库和入库情况、疫苗使用率、疫苗损耗率等。

(3)传染病和异常反应上报情况监管

传染病和异常反应上报情况监管是对国家免疫规划中针对传染病监测报告和疑似预防接种异常反应监测报告情况的监管,主要包括国家免疫规划针对传染病监测报告的上报情况进行统计、对疑似预防接种异常反应的上报情况进行统计。

3.9.3　业务流程

卫生计生行政管理部门通过全民健康信息平台,根据接种单位的疫苗入库和出库数量、使用量、剩余量、损耗等,对疫苗出入库情况和疫苗损耗情况进行统计和监管;对接种单位的建卡、受种者登记、疫苗接种登记情况、国家免疫规划疫苗应种人数和实种人数统计、第二类疫苗接种统计、群体性应种人数和实种人数等进行统计,及时对预防接种业务进行监管;根据国家免疫规划针对传染病上报数量、疑似预防接种异常反应监测上报数量,实现针对传染病报告和疑似预防接种异常反应报告的监管(图 3.9.3-1)。

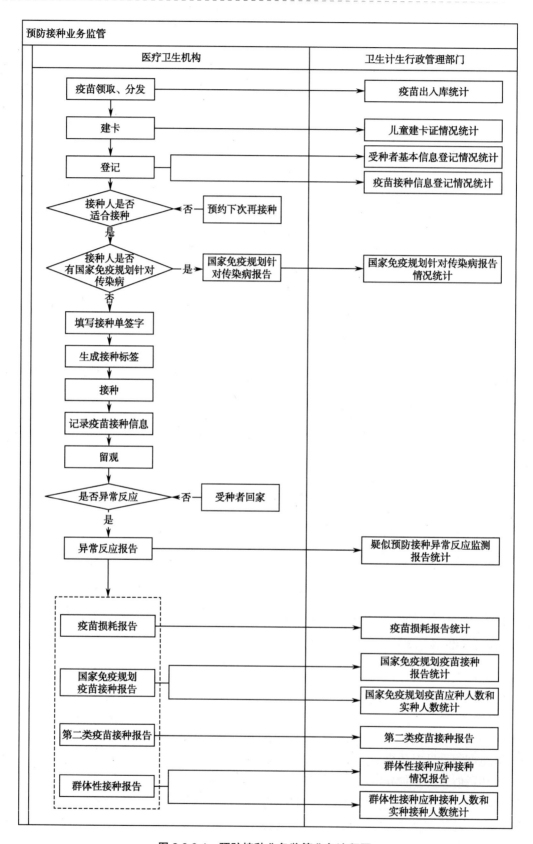

图 3.9.3-1　预防接种业务监管业务流程图

3.9.4　功能设计

（1）受种者基本信息和疫苗接种信息登记情况

对受种者登记的基本信息和疫苗接种信息进行监管，包括对受种者登记数量、疫苗接种数量的统计分析，以及重复个案查询、上传数据质量统计、未上传个案数据接种单位统计等。

（2）儿童建卡证情况

对儿童预防接种证（卡）建立情况进行统计和监管，按区域、时间、性别、户籍属性（本地／流动）等不同维度对建卡证数、建卡证及时数、建卡证及时率、建卡证信息完整性等进行统计和分析。

（3）国家免疫规划疫苗应种人数和实种人数统计和报告情况

报告单位按照扩大国家免疫规划疫苗的免疫程序，每月分疫苗、分剂次报告辖区内应种和实种人数。报告时根据户籍属性，将应种和实种对象分为本地和流动分别进行统计报告。当使用第二类疫苗替代国家免疫规划疫苗接种时，其应种和实种人数均纳入国家免疫规划疫苗常规接种情况报告。通过对国家免疫规划疫苗的应种人数和实种人数进行统计分析，反映各区域的接种率情况，对国家免疫规划疫苗接种数量情况进行监管。

（4）第二类疫苗接种统计和报告情况

对第二类疫苗的实际接种人数进行统计分析，形成第二类疫苗接种情况报表，加强对第二类疫苗接种的监管。在国家免疫规划疫苗接种中使用第二类疫苗替代时，其接种剂次数同时纳入第二类疫苗接种情况报告。

（5）群体性接种应种人数和实种人数统计

对在特定范围和时间内，针对需要强化的区域和特定人群或者是可能受某种传染病感染的特定人群，有组织地集中实施的群体性预防接种情况进行监管。对群体性接种应种人数和实种人数进行统计分析，包括按地区群体性（应急、强化）接种情况统计、按年龄组群体性（应急、强化）接种情况统计、按职业群体性（应急、强化）接种情况统计等。便于卫生计生行政管理部门及时了解群体性的接种情况，加强对群体性接种上报情况的监督管理。

（6）疫苗出入库和损耗报告统计

对疫苗入库和出库情况进行统计，实现对疫苗库存和疫苗流向及使用情况的监督管理。通过统计疫苗使用率、损耗率、损耗系数等指标，分析各类疫苗损耗情况，实现卫生计生行政管理部门对各接种单位预防接种疫苗损耗情况的监管。

（7）国家免疫规划针对传染病监测

国家免疫规划针对传染病上报情况的统计分析，包括上报传染病种类、报告总病例数、区域报告病例数等指标的统计分析，实现对国家免疫规划针对传染病监测报告情况的实时监管。

（8）疑似预防接种异常反应监测

形成疑似预防接种异常反应监测（AEFI）个案监测数据库，对 AEFI 个案及群体性 AFEI 情况的进行实时监测和管理，动态监测 AEFI 发生率变化，及时发现重大 AEFI 事件并及时做出预警。按发生区域、报告单位、报告时间、分类诊断等不同维度，对疑似预防接种异常反应报告情况进行统计分析，分析不同疫苗的 AEFI 发生率、AEFI 聚集性以及与疫苗品种或批次的关系。

3.10 妇女保健业务监管

3.10.1 功能原文

针对妇女保健业务开展情况进行统一监管。

具体功能包括：妇女常见病筛查率、婚前医学检查率、婚前医学检查疾病检出率、孕产妇建卡率、产前检查率、产前出生缺陷筛查率、产前出生缺陷确诊率、产妇艾滋病病毒检测率、产妇梅毒感染率、产妇梅毒检测率、高危产妇占产妇总数的百分比、孕产妇产前筛查高危百分比、剖宫产率、活产数、出生医学证明签发率、出生医学信息报告率、产后访视率、住院分娩率、孕产妇系统管理率、孕产妇死亡数、计划生育手术例数、计划生育手术并发症发生率、再生育技术服务例数。

3.10.2 应用场景

妇女保健，严格意义上应从青春期开始，到婚前、孕前、孕产期直至围绝经期的女性的保健，目的是促进女性身心健康，提升女性生命质量。以各级各类妇幼保健机构为主体，通过基层医疗卫生服务机构的跟踪管理，加上助产医院和各类综合及专科医疗卫生机构的指导与治疗，为妇女在各阶段进行健康相关的宣教、预防、检查、治疗，提升妇女健康水平。

在妇女保健过程中，涉及各级各类机构和人员，机构包括监管部门（各级妇幼保健机构和卫生计生委妇幼行政部门，以下同）、助产医院、基层医疗卫生服务机构以及综合医院及专科医院，并涉及专业的筛查、诊断以及影像机构；人员包括妇女、妇保医生、产科医生、专科医生、实验室筛查人员、出生医学证明业务经办人员、妇幼保健机构群管人员和监管部门管理人员。

（1）孕产期保健

孕产期阶段，相关机构记录孕产妇的各阶段保健信息，包括建册、产检、分娩、产后访视、产后 42 天检查，产前筛查和诊断，高危孕产妇专案管理。做产前筛查和产前诊断的，需记录到孕产期保健阶段，出现孕产妇死亡案例的也需要记录到死亡报告卡并提交上级机构审核。助产机构根据住院分娩记录签发出生医学证明。监管部门可以获取辖区内孕产期保健情况，包括产前筛查与诊断情况和出生医学证明签发情况，同时监管部门可以掌握相关机构的孕产期保健业务开展情况。

（2）婚孕前保健

婚前孕前保健阶段，相关机构记录健康检查信息，包括检查人群和检出疾病情况，监管部门可以获得辖区内相关人群的婚前孕前健康情况以及相关机构的婚检业务开展情况。

（3）妇女常见病筛查

妇女常见病筛查，包括两癌（宫颈癌和乳腺癌）筛查，由各级医疗保健机构开展，发现异常需登记转诊并进行后续随访。监管部门及时掌握辖区妇女常见病情况以及各机构筛查业务开展情况。

（4）艾滋病梅毒母婴阻断

医疗保健机构记录检测艾滋病梅毒孕产妇及检测结果，需及时登记并告知本人，需转诊治疗的将转入上级医疗保健机构，并持续对其进行随访。监管部门及时掌握辖区孕产妇检测及感染人群以及各机构母婴阻断业务开展情况。

(5) 计划生育技术服务

计划生育技术服务机构可以是符合计划生育技术服务要求的各级医疗保健机构,提供计划生育技术服务中发生需转诊处理的将转诊至上级医疗保健机构,治疗稳定后再回基层医疗保健机构接收康复管理。通过计划生育手术记录,监管部门及时掌握辖区人群计划生育手术情况以及相关机构计划生育技术服务开展情况。

3.10.3　业务流程

(1) 婚前保健

婚检男女双方在经民政部门登记后,可以到指定婚检机构进行婚前卫生咨询并进行婚检,婚检机构提出建议并开具婚检证明。可以通过业务数据获得监管信息,包括婚前医学检查率和婚前医学检查疾病检出率(图 3.10.3-1)。

(2) 孕产期保健

育龄妇女从确认怀孕开始,来到社区医疗卫生服务机构或妇幼保健院进行建卡并做首

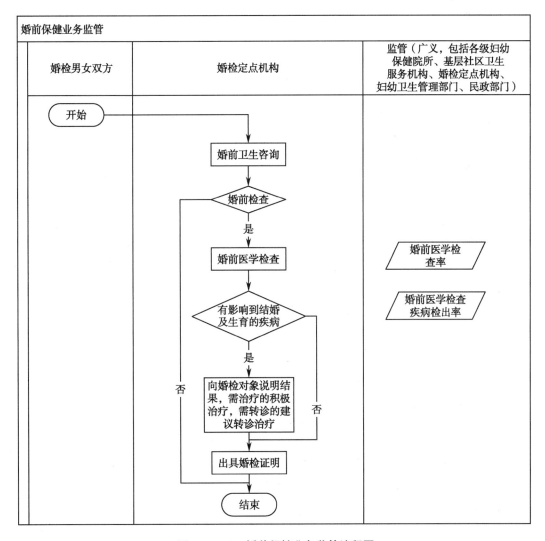

图 3.10.3-1　婚前保健业务监管流程图

次产前检查,进入孕中期后需要到有助产技术服务资质的医疗保健机构进行产前检查,直至分娩后,由社区医疗卫生服务机构对其进行产后访视以及产后42天检查并结案。期间发现的高危因素或危重病情需要转诊到上级医疗卫生机构或专科医院治疗,产前筛查出高风险的孕妇要进行产前诊断,一旦确诊成立,需要建议产妇进行中晚期引产并结束本次孕程(图3.10.3-2)。

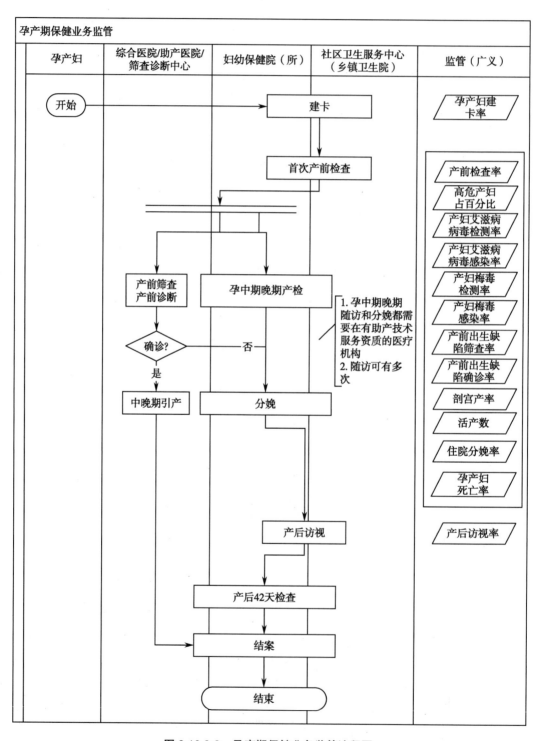

图 3.10.3-2　孕产期保健业务监管流程图

上述过程中产生的业务数据,为本阶段的监管提供了基础数据,包括建卡阶段的孕产妇建卡率、产前检查阶段的产前检查率、产前筛查和产前诊断过程中的产前出生缺陷筛查率及产前出生缺陷确诊率、分娩阶段的剖宫产率和活产数以及住院分娩率,还有产后访视阶段的产后访视率,在整个孕产期过程中的不同阶段都会发现的艾滋病梅毒的检测率以及对应的感染率。

(3) 妇女病筛查

满足条件的妇女在进行常见病筛查后,由筛查机构筛查出患病人群,需要进一步确诊的将转至上级医院或专科医院做进一步诊断治疗。这期间为监管业务提供了妇女常见病筛查率(图 3.10.3-3)。

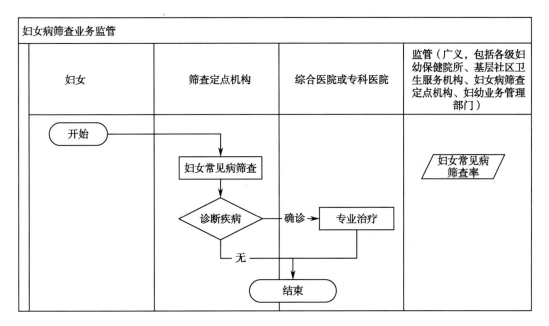

图 3.10.3-3　妇女病筛查业务监管流程图

(4) 出生医学证明

助产机构记录新生儿出生情况,通常在 1 个月内办理完成出生医学证明(包括签发),通过监管系统,各级业务管理部门以及助产机构都可以了解出生医学证明签发情况。

(5) 计划生育

开展计划生育的医疗卫生机构,通过妇幼系统进行计划生育手术登记以及再生育手术登记。通过信息网络,监管部门能够获得计划生育手术例数、计划生育手术并发症发生率、再生育技术服务例数。

3.10.4　功能设计

妇幼保健业务范围较广,图 3.10.4-1 所示功能范围和妇女保健业务监管有关。

(1) 孕产期保健监管

孕产期保健,为主要监管阶段,孕妇从早期建册开始经历多次产检,直到分娩并进行产后访视和产后 42 天检查(期间可能会有高危发生以及中晚期引产现象),一系列的孕产期服

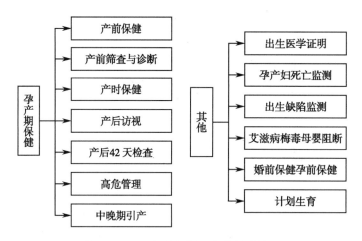

图 3.10.4-1　妇女保健业务监管功能图

务都会形成不同种类的监管数据,包括孕产妇系统管理率、孕产妇建卡率、产前检查率、高危产妇占产妇总数的百分比、剖宫产率、活产数、产后访视率、住院分娩率,产前筛查与产前诊断并通过信息化手段可以为监管机构掌握产前筛查高危百分比。

(2)孕产期建册管理与监测

孕产妇建册管理与监测,与各医疗保健机构的信息系统通过各种接口途径对接获得孕产妇的建册信息。通过平台实现孕妇建册信息在区域内共享,各医疗卫生机构可通过平台,根据孕妇的身份证号获取已经建册信息,避免重复建册的问题。同时根据建册信息可以实现孕产妇系统管理率和建册率的监测。

(3)孕产期产前检查管理与监测

孕产妇产前检查管理与监测,与各医疗保健机构的信息系统通过各种接口途径对接获得孕产妇的产前检查信息,通过平台实现孕妇产检信息在区域内共享。各医疗卫生机构可通过平台,根据孕妇的身份证号获取孕妇在各机构的产前检查信息,为医生提供完整的产前检查记录,为孕妇的各项指标作出更为准确的诊断。同时也可以根据产前检查信息实现产前检查率、高危孕产妇数进行监测。

(4)分娩信息管理与监测

分娩信息管理与监测,与各医疗保健机构的信息系统通过各种接口途径对接获得孕妇的分娩信息,通过平台实现孕妇分娩信息的区域内共享。同时根据分娩信息,可以实现住院分娩率、活产数、剖宫产数、低体重儿数、巨大儿数、早产儿数的监测。

(5)产后访视管理与监测

妇女保健与医疗接口,与各医疗保健机构、社区卫生服务中心的信息系统通过各种接口途径对接获得产后访视信息,通过平台实现产后访视信息的区域内共享。根据分娩信息与产后访视信息可以实现产后访视率的监测。

(6)艾滋病梅毒母婴阻断

艾滋病梅毒母婴阻断,在孕产期各阶段可获得的艾滋病梅毒检测人数以及梅毒感染人数,并参照孕产妇实际人数,可以真实算出相应的检测率和感染率。

(7)出生医学证明

出生医学证明,助产医院具备出生医学证明首次签发业务,掌握了区域内新生儿出生信息便可以获得出生医学信息报告率,同时根据出生医学证明签发记录,便直接可以计算出生医学证明签发率。

(8) 孕产妇死亡监测

孕产妇死亡监测,死亡发生地及时上报孕产妇死亡记录,户籍地便可及时掌握死亡发生情况,及时向上级妇幼保健机构提交死亡报告卡,监管机构因此会更准确地掌握。

(9) 其他

包括婚前医学检查、计划生育手术、妇女常见病筛查,相应的监管指标,通过区域采集相关数据,监管机构获得最为真实准确业务推进情况,以此制定和完善相关政策和制度。

3.11　儿童保健业务监管

3.11.1　功能原文

针对儿童保健业务开展情况进行统一监管。

具体功能包括:新生儿访视率、出生性别比、0~6 岁儿童健康管理率、6 个月内婴儿纯母乳喂养率、3 岁以下儿童系统管理率、新生儿苯丙酮尿症筛查率、新生儿甲状腺功能减低症筛查率、新生儿听力筛查率、5 岁以下儿童低体重率、5 岁以下儿童肥胖发生率、5 岁以下儿童生长迟缓率、5 岁以下儿童死亡率。

3.11.2　应用场景

儿童保健,是指胎儿自脱离母体成为新生儿开始,直至不满 7 周岁前的整个阶段的保健,目的是促进儿童正常生长发育,提高儿童的健康。以各级各类妇幼保健机构为主,通过基层医疗卫生服务机构的跟踪管理,加上儿童医院和各类综合及专科医院的指导与治疗,为儿童不同时期进行健康相关的宣教、预防、检查、治疗,提升儿童健康水平。

儿童保健业务监管,是指监管部门在儿童保健过程中的各级各类业务情况进行监管。包括宣教工作、疾病预防、健康检查、疾病治疗等。从信息化角度讲,监管工作体现在儿童保健过程中发生的各类数据的采集、汇总及分析,从而深入了解儿童保健情况,发现潜在问题,以供决策层做出决策,从而促进儿童保健工作向良性方向发展,最终提升儿童健康水平。

在儿童保健过程中,涉及各级各类机构和人员,机构包括监管机构(妇幼保健院所和各级卫计委妇幼行政部门)、儿童医院、基层医疗卫生服务机构以及综合医院及专科医院,并涉及专业的筛查、诊断以及影像机构;人员包括儿童、儿保医生、进行新生儿疾病筛查的采血人员、实验室筛查人员、听筛医生、儿科医生、妇幼保健机构群管人员和监管部门管理人员等。

(1) 母亲住院分娩

母亲住院分娩阶段,助产机构记录新生儿出生情况,包括健康情况、性别、新生儿疾病筛查、有否死亡发生。监管部门可以获取辖区内新生儿出生情况以及助产机构住院分娩情况,以此掌握新生儿出生性别比、新生儿疾病筛查率、新生儿死亡率。

(2) 新生儿访视

母亲产后休养地对应的医疗保健机构在对新生儿访视期间,记录日常喂养情况、健康情况。监管机构以此掌握辖区内新生儿访视情况以及辖区内保健机构的儿童健康管理业务。

(3) 儿童健康体检

保健机构对辖区内儿童进行健康检查,记录 6 个月内纯母乳喂养情况,记录儿童体格发育情况,如有营养性疾病的会记录专案并增加随访次数以提高儿童健康水平。监管机构以此掌握辖区内儿童的母乳喂养情况以及体格发育情况,同时掌握辖区内保健机构的儿童保健管理业务开展情况。

(4) 5 岁以下儿童死亡监测

医疗保健机构只要发生 5 岁以下儿童死亡的,都需要填报儿童死亡记录,并由儿童所属保健机构完善死亡报告卡并提交上级妇幼保健机构,经层级审核通过。监管机构以此掌握辖区内 5 岁以下儿童死亡情况以及辖区内医疗保健机构的业务开展情况。

3.11.3　业务流程

儿童保健业务流程图包括出生后进行新生儿疾病筛查、听力筛查,以便尽早发现新生儿缺陷,从而积极进行干预和治疗。出院后新生儿访视,从满月开始直至 6 周岁期间的 12 次体格检查,期间包括入园健康体检和在园儿童健康体检。在体格检查过程中,对发现的高危及营养性疾病儿童也会积极治疗,严重的进行转诊,并定期随访,从而降低儿童病情的加重,最大程度为儿童提供应有的保健服务(图 3.11.3-1)。

3.11.4　功能设计

儿童保健业务范围较广,图 3.11.4-1 所示儿童保健业务监管有关功能范围。

(1) 新生儿访视

新生儿从出生开始就成为儿童保健服务对象,从新生儿访视开始,保健机构会对家长进行宣教并指导正确喂养,观察并记录新生儿发育情况等以降低患病率和新生儿死亡率。新生儿访视的监管指标,包括新生儿访视人数、新生儿访视率、纯母乳喂养人数和纯母乳喂养率等。

(2) 体格健康管理与监测

与各医疗保健机构的信息系统通过接口方式获得儿童体格健康检查信息,实现儿童体格健康检查信息的区域内共享。各医疗卫生机构可通过平台,获取儿童的体格健康检查信息,为儿童生长发育的各项指标作出更为准确的诊断。同时也可以根据儿童体格健康检查信息实现健康体检率、肥胖人数、高危儿总数、高危儿管理数、高危儿管理率等指标的监测。

(3) 新生儿疾病筛查

新生儿疾病筛查,信息化手段记录新生儿疾病筛查结果,包括筛查率、可疑阳性筛查率、听筛诊断障碍发生率等,以此来识别业务开展情况。并在有效期间及时干预并治疗,以避免或减轻新生儿疾病带来的影响。

(4) 高危及营养性疾病管理

高危及营养性疾病管理,在儿童健康体格检查过程中发现的高危儿及营养性疾病儿童,通过相应的治疗,能够一定程度上缓解病情恶化,并通过密切观察和治疗提升儿童的健康状况。

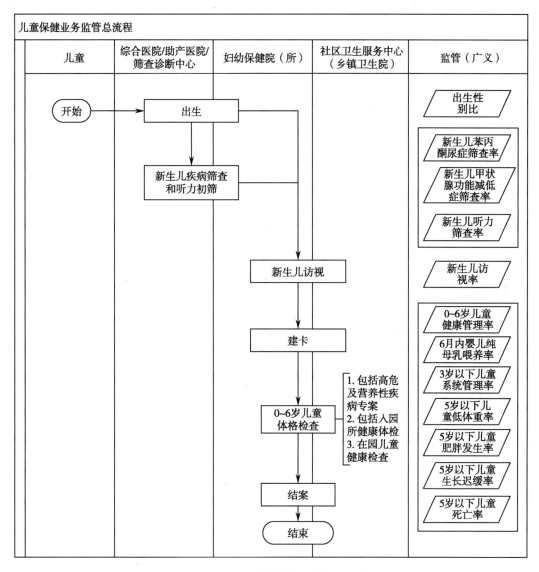

图 3.11.3-1　儿童保健业务监管流程图

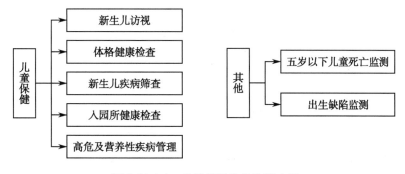

图 3.11.4-1　儿童保健业务监管功能

3.12　国家基本公共卫生服务项目监管

3.12.1　功能原文

针对国家基本公共卫生服务项目开展情况进行统一监管。

具体功能包括:居民电子健康档案建档率、基层医疗卫生服务机构提供的0~6岁以下儿童、孕产妇、65岁及以上老年人、高血压患者、Ⅱ型糖尿病患者、严重精神障碍患者、结核病患者的健康管理,了解健康教育、预防接种服务、传染病和突发公共卫生事件报告和处理、卫生监督协管、中医药健康管理的服务数量。

3.12.2　应用场景

卫生计生行政管理部门通过全民健康信息平台对区域内基本公共卫生服务活动实施情况进行汇总与分析,满足基本公共卫生服务业务监管、服务项目规范化实施与管理等方面需求。

国家基本公共卫生服务项目监管的应用场景包括居民电子健康档案建档率统计、重点人群基本公共卫生服务情况监管、基层医疗卫生机构健康管理服务监管等。

(1)居民电子健康档案建档率统计

卫生计生行政主管部门通过全民健康信息平台汇总统计居民电子健康档案建档数,结合辖区内常住居民数,统计居民电子健康档案建档率。

(2)重点人群基本公共卫生服务监管

卫生计生行政管理部门在进行基本公共卫生服务绩效考核或日常业务监管过程中,在全民健康信息平台设置统计条件,根据条件自动计算0~6岁以下儿童、孕产妇、65岁及以上老年人、高血压患者、2型糖尿病患者、严重精神障碍患者、结核病患者的管理人数和健康管理服务活动次数,分析各类健康管理业务的统计数据,对基本公共卫生业务开展情况进行考核与评估。

(3)其他基本公共卫生服务监管

除了面向重点人群的基本公共卫生服务,基层医疗卫生机构承担部分其他基本公共卫生服务职能,包括健康教育、预防接种服务、传染病和突发公共卫生事件报告和处理、卫生监督协管、中医药健康管理等。业务主管部门在对基层医疗卫生机构进行基本公共卫生服务绩效考核或日常业务监管过程中,可以通过全民健康信息平台统计健康教育知晓率、预防接种服务的数量和质量、传染病和突发公共卫生事件报告和处理的及时性、卫生监督协管的执行情况和中医药健康管理的推广和实施情况,对基本公共卫生业务开展情况进行考核与评估。

3.12.3　业务流程

基层医疗卫生机构医护人员根据服务对象(居民或患者)的情况进行判断,为首诊居民建立电子健康档案,或根据居民的人群类别(0~6岁儿童、孕产妇、老年人、慢性病患者、严重精神障碍患者、肺结核患者等)进行分类,有针对性地进行健康管理,对管理过程中发生或发现的相关公共卫生事件(法定传染病疫情、突发公共卫生事件、卫生计生监督协管事件等)进行上报。

　　卫生计生行政管理部门根据基层医疗卫生机构的居民健康档案数据进行建档率统计；对于基本公共卫生服务的健康管理服务开展情况，按照人群分类进行统计分析和业务监管；对基层医疗卫生机构已上报的公共卫生服务事件，可通过信息化手段及时知晓并进行响应处置（图 3.12.3-1）。

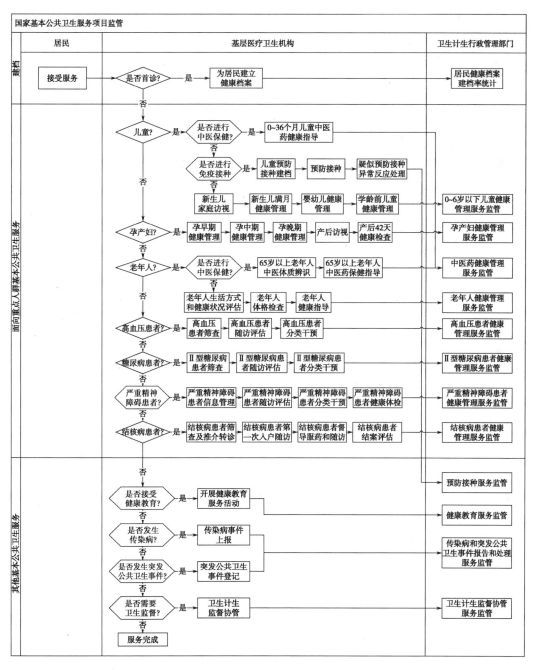

图 3.12.3-1　国家基本公共卫生服务监管流程图

3.12.4　功能设计

(1) 居民健康档案建档服务监管

对辖区内常住居民(指居住 6 个月以上的户籍及非户籍居民)健康档案建档服务情况进行监管,重点人群包括 0~6 岁儿童、孕产妇、老年人、慢性病患者、严重精神障碍患者和肺结核患者等。通过全民健康信息平台对电子健康档案建档率、健康档案使用率、健康档案合格率等监管指标进行汇总与分析,实现按地区、时间、人群类别等多个维度的建档统计,分析建档人群的健康特征,监管建档任务完成情况,指导建档服务工作。同时结合区域内家庭医生签约服务业务的开展,对区域内重点人群和特殊人群签约数及签约率、家庭医生签约服务项目开展情况等指标进行监管。

(2) 0~6 岁以下儿童健康管理服务监管

对基层医疗卫生机构开展的 0~6 岁儿童健康管理服务工作的执行情况进行监管,包括新生儿访视、婴幼儿保健、学龄前儿童保健等。通过全民健康信息平台对儿童建档率、新生儿访视率、疾病筛查率等指标进行汇总与分析,按照地区、时间、儿童年龄、儿童特征等多个维度对儿童的健康管理情况进行统计汇总,生成儿童保健服务统计报告。

(3) 孕产妇健康管理服务监管

对基层医疗卫生机构开展的孕产妇健康管理服务工作的执行情况进行监管,包括孕早期保健、孕中期保健、孕晚期保健、产时保健、产后保健等。通过全民健康信息平台对产妇建档率、孕产妇死亡率、围生儿死亡率、产后访视率等指标进行汇总与分析,按照地区、时间、孕妇特征等多个维度对孕产妇的健康管理情况进行统计汇总,生成孕产妇保健服务统计报告。

(4) 老年人健康管理服务监管

对基层医疗卫生机构为辖区内 65 岁以上的老年人提供的健康管理服务工作的开展情况进行监管,包括老年人生活方式和健康状况评估、体格检查、辅助检查和健康指导等。通过全民健康信息平台对老年人建档率和健康管理率等指标进行汇总与分析,通过老年人专案、生活自理能力评估表、老年人健康体检等信息对老年人群体的健康管理状况进行评估,监督区域内老年人管理服务开展。

(5) 高血压患者健康管理服务监管

对基层医疗卫生机构为辖区内 35 岁及以上原发性高血压患者的健康管理服务开展情况进行监管,包括高血压筛查管理、高血压健康档案管理、高血压随访与评估、高血压体检评估、高血压诊疗记录、高血压转诊以及高血压家庭医生签约等。通过全民健康信息平台对高血压患者健康管理率、高血压患者规范管理率、管理人群血压控制率等指标进行分析,通过高血压患者专案、高血压患者随访服务记录等数据对高血压患者群体的健康管理状况进行评估,监督区域内高血压患者健康管理服务开展,利用高血压患者人群的管理数据制定有效的区域高血压管理干预措施。

(6) Ⅱ型糖尿病患者健康管理服务监管

对基层医疗卫生机构为辖区内 35 岁及以上 2 型糖尿病患者的健康管理服务开展情况进行监管,包括糖尿病筛查、随访评估、分类干预、健康体检、高危转诊以及糖尿病患者家庭医生签约等。通过全民健康信息平台对糖尿病患者健康管理率、糖尿病患者规范管理率、管理人群血糖控制率等指标进行分析,通过糖尿病患者专案、糖尿病患者随访服务记录等数据信息对糖尿病患者群体的健康管理状况进行评估,监督区域内糖尿病患者健康管理服务开展,利用糖尿病患者人群的管理数据制定有效的区域糖尿病管理干预措施。

(7) 严重精神障碍患者管理服务监管

对基层医疗卫生机构为辖区内诊断明确、在家居住的重性精神疾病患者实施的健康管理服务开展情况进行监管,包括重性精神疾病患者健康档案管理、重性精神疾病患者随访与评估、重性精神疾病患者分类干预、重性精神疾病患者健康体检等。通过全民健康信息平台对严重精神障碍患者健康管理率、严重精神障碍患者规范管理率等指标进行分析,通过严重精神障碍患者个人信息、严重精神障碍患者随访服务记录等数据信息对严重精神障碍患者群体的健康管理状况进行评估,监督区域内严重精神障碍患者健康管理服务开展,根据患者的危险性评估分级监测分类干预管理情况及有效控制情况。

(8) 结核病患者健康管理服务监管

卫生计生行政管理部门对基层医疗卫生机构为辖区内确诊的常住结核病患者的健康管理服务开展情况进行监管,包括筛查及推介转诊、第一次入户随访、督导服药和随访管理、结案评估等。通过全民健康信息平台对结核病患者健康管理率、结核病患者规则服药率等指标进行分析,通过结核病患者专案、结核病患者第一次入户随访记录、结核病患者随访服务记录等数据信息对结核病患者群体的健康管理状况进行评估,监督区域内结核病患者健康管理服务开展,分析控制结核病病原起因,监测结核病患者治疗情况。

(9) 健康教育服务监管

卫生计生行政管理部门对基层医疗卫生机构开展的健康教育活动组织情况进行监管,包括健康教育材料发放、健康教育大讲堂等健康知识传播推广、宣传健康的行为和生活方式、提高健康素养的教育活动等。通过全民健康信息平台对健康教育活动次数、健康资料发放数量等指标进行汇总分析,通过健康教育机构、健康教育对象、健康教育计划、健康教育认识评估以及健康教育评估的统计结果等信息对健康教育服务活动进行评估。对基层机构开展健康教育活动中发放健康教育印刷资料的种类和数量,播放健康教育音像资料的种类、次数和时间,举办健康教育讲座和健康教育咨询活动的次数和参加人数等进行监督管理和统计分析。

(10) 预防接种服务监管

卫生计生行政管理部门对基层医疗卫生机构为辖区内所有居住满 3 个月的 0~6 岁儿童进行的预防接种服务开展情况进行监管,包括预防接种建卡、提供预防接种服务以及对疑似预防接种反应进行处理等。通过全民健康信息平台对预防接种建证率、各类疫苗接种率等指标进行分析,根据疫苗接种记录、不良反应记录信息对预防接种服务的情况进行评估,监测预防接种异常反应的处理和报告情况。

(11) 传染病和突发公共卫生事件报告和处理服务监管

卫生计生行政管理部门对基层医疗卫生机构发现的传染病和突发公共卫生事件的报告和处理情况进行管理,包括传染病及突发公共卫生事件的风险管理、发现与登记、事件报告、事件处理、健康教育等过程的监管。通过全民健康信息平台监测基层医疗卫生机构上报的传染病及公共卫生事件报告,分析辖区内报告的传染病发病情况;对传染病疫情报告率、传染病疫情报告及时率、突发公共卫生事件相关信息报告率等监管指标进行汇总统计。

(12) 卫生计生监督协管服务监管

卫生计生行政管理部门对基层医疗卫生机构协助卫生监督部门开展的食品安全监督、职业病防治、饮用水安全监督、学校卫生监督以及非法行医、非法采供血业务进行监管,包括食品安全信息报告、职业病防治健康指导、饮用水安全巡查、学校卫生巡访、非法行医、非法采供血信息报告等。通过全民健康信息平台监测卫生计生监督协管信息登记表、卫生计生监督巡查登记表等数据,分析区域内基层机构开展的卫生计生监督协管数量情况,并对食品安全报告、饮用水报告、学校卫生安全隐患报告、非法行医报告、非法采供血报告等进行分类统计。

(13) 中医药健康管理服务监管

卫生计生行政管理部门对基层医疗卫生机构开展的中医药健康管理服务进行监管,包括针对老年人、0~3 儿童的中医体质辨识、中医药健康指导等服务的监管。通过全民健康信息平台监测老年人中医药健康管理服务记录、儿童中医药健康管理服务记录,分析区域内中医药健康管理服务开展情况,对老年人中医药健康管理率、0~3 岁儿童中医药健康管理率等监管指标进行统计。

3.13　食品安全监测业务监管

3.13.1　功能原文

建成风险监测数据库,掌握食品中主要污染物及有害因素的污染水平和趋势,确定危害因素的分布和可能来源,掌握和分析食品安全状况,及时发现食品安全隐患,建成食源性疾病数据库,构建食源性疾病监测溯源平台,掌握主要食源性疾病的流行情况,实现食源性疾病信息与监管部门共享。

具体功能包括:食品安全风险监测计划、食品化学污染物及有害因素监测、食品微生物风险监测、食源性疾病监测、食品安全风险监测质量管理、食品安全风险监测数据汇总分析及预警管理、食品安全风险监测报告管理。

3.13.2　应用场景

建立和完善全国食品安全风险监测体系,融合污染物及有害因素,如食品污染物、食品微生物、食源性疾病等,实现对危害因素相关内容的分类管理,构建统一的食品安全监测体系。在掌握食品主要污染物及有害因素、食品微生物的发展水平和趋势的基础上,及时了解食品安全状况、食源性疾病患病情况并探索发现食品安全隐患,评价食品安全监管水平与食品安全标准的执行效力,为食品安全风险评估、风险预警、食品安全标准制(修)订有针对性地提供科学依据。

(1) 食品化学污染物、有害因素与食品微生物监管

通过食品安全风险监测,掌握和展现食品中主要污染物及有害因素和食品微生物的污染水平和趋势,进行同比、环比等分析,对超标的污染物数据能实时预警,科学而精确地展现污染水平并对污染趋势进行科学预测,并且通过地理分布图、饼形图、柱形图等辅助手段,清晰展现出来。

确定危害因素的分布和可能来源,基于食品化学污染物及有害因素监测、食品微生物风险监测,对数据进行加工利用,对危害因素的可能来源建立对应的预测模型,分析出危害因素的可能来源,通过电子地图展现出危害因素的分布和可能来源。

(2) 食源性疾病监管

建设食源性疾病数据库,采集食源性疾病的疾病数据,掌握主要食源性疾病的流行情

况,通过食源性疾病监测、食品安全风险监测,形成食源性疾病监测数据。通过对数据的加工利用,分析出食源性疾病的流行趋势,以同比、环比、横纵转换等手段多维度展现其流行情况。确定食源性病例的空间分布、时间分布、气候分布等,基于历史食源性疾病聚集情况建立对应的预估数学模型,分析预测出某个时间段、在某个地理空间范围内的聚集可能性。

(3) 食品安全风险监管

掌握和分析食品安全状况,及时发现食品安全隐患,通过对食品化学污染物及有害因素、食品微生物以及食源性疾病数据的统计分析、数学建模预估,达到对食品安全状况的全面掌握,及时发现食品安全隐患,对监管人员进行提醒。

(4) 食源性疾病监测溯源监管

实现食源性疾病信息与监管部门共享,提供食品安全风险监测数据分析及预警、食品安全风险监测报告等功能,基于已经明确的业务规范、利用监测网络,建立食源性疾病监测溯源数据库,实现互联互通,提高信息利用率。

3.13.3　业务流程

(1) 食品化学污染物及有害因素监测

卫生计生行政管理部门收集食品化学污染物监测数据分析报告(图 3.13.3-1)。

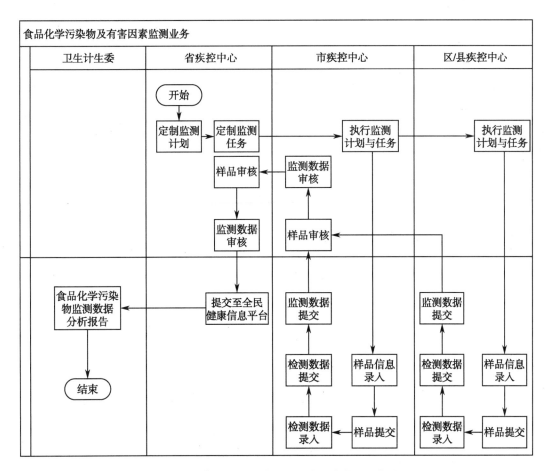

图 3.13.3-1　食品化学污染物及有害因素监测业务流程图

省疾控中心制订食品污染物监测计划与任务,下发到市疾控中心和区/县疾控中心,审核下级疾控中心提交的监测数据,将符合计划的监测数据提交至全民健康信息平台。

市疾控中心执行省疾控中心的监测计划与任务,审核区/县疾控中心提交的监测数据,提交到省疾控中心。

区/县疾控中心执行监测计划与任务,向市疾控中心提交监测数据。

(2) 食品微生物监测业务

卫生计生行政管理部门收集食品微生物监测据分析报告(图 3.13.3-2)。

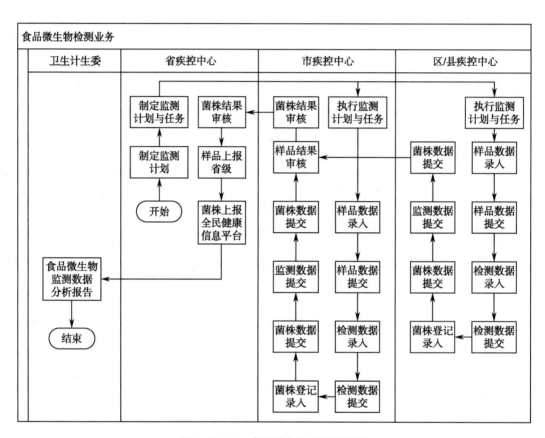

图 3.13.3-2　食品微生物监测流程图

省疾控中心制订食品微生物监测计划与任务,下发到市疾控中心和区/县疾控中心,审核下级提交的监测数据,将符合计划的监测数据提交至全民健康信息平台。

市疾控中心根据监测计划与任务录入监测数据,审核区/县疾控中心提交的监测数据,提交到省疾控中心。区/县疾控中心根据监测计划与任务录入监测数据(样品数据、检测数据、菌株数据),提交到市疾控中心。

(3) 食源性疾病监测业务

病例监测阶段。哨点医院录入病例基本信息、样本信息、样本检验结果,提交市疾控中心;市疾控中心审核哨点医院提交的病例基本信息、样本检验结果,上报至省疾控中心;省疾控中心审核病例基本信息、样本检验结果,上报至全民健康信息平台(图 3.13.3-3)。

暴发监测阶段。区/县疾控中心用户录入本区县范围内的监测数据,提交至市疾控中

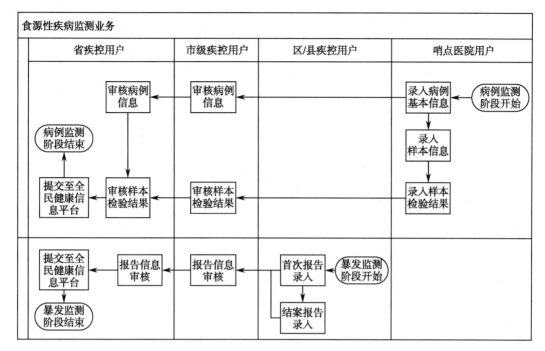

图 3.13.3-3　食源性疾病监测业务流程图

心用户,市疾控中心用户审核区 / 县疾控中心用户报送的监测数据,上报至省疾控中心;省疾控中心用户审核市疾控中心用户报送的监测数据,上报至全民健康信息平台。

3.13.4　功能设计

（1）食品安全风险监测计划

遵循高风险食品监测优先选择原则,对食源性疾病、食品污染以及食品中的有害因素进行应急监测或专项监测。从监测点管理、样品数量的确定及分配、样品数量的分配、采样时间的确定、采样地点的确定、采样品种的确定、检测数据管理、检验方法的规定等多个维度,科学制订食品安全风险监测计划。并可以根据监测的结果和风险,对计划内容进行调整。

（2）食品化学污染物及有害因素监测

主要功能包括采样信息管理、检测信息管理、数据上报管理、召回管理、市疾控中心数据审核、省疾控中心数据审核、数据查询管理、统计分析、监测数据定制、风险评估、监测任务定制、检测标准管理、系统管理和监控。

（3）食品微生物风险监测

主要功能包括采样管理、致病菌检测数据管理、数据上报管理、召回管理、市疾控中心数据审核、省疾控中心数据审核、数据查询、可视化监测、数据统计与分析、监测数据制订、监测任务制订、检测标准管理、系统管理。

（4）食源性疾病监测

病例监测阶段,食源性疾病监测主要功能包括食源性疾病信息录入、审核、上报、查询、统计分析、食源性疾病监测预警、系统管理。暴发阶段,食源性疾病监测主要功能包括报告管理、报告审核、报告召回、数据查询、数据统计分析。通过对食源性疾病的溯源分析进一步从技术层面掌握主要食源性疾病的流行情况。

(5) 食品安全风险监测质量管理

食品安全风险监测质量管理包括食品类别、风险等级、风险预防、监测等级、监测评估、质量等级、质量评估等。

(6) 食品安全风险监测数据汇总分析及预警管理

食品安全风险监测数据汇总分析及预警管理功能包括同比、环比、横纵转换、地理分布、饼图展示、柱形图展示、预估模型、预警提示方式、频率、等级等。

(7) 食品安全风险监测报告管理

食品安全风险监测报告管理功能包括报告模板、报告下载、报告统计分析、报告打印、报告生成等级权限等。

3.14　医院运营情况监管

3.14.1　功能原文

对各级医疗卫生机构的运营情况进行全面监测与分析,提供日常管理数据支持。

具体功能包括:资产运营(流动比率、速动比率、医疗收入/百元固定资产、业务支出/百元业务收入、资产负债率、固定资产总值、医疗收入中药品收入、医用材料收入比率、医疗收入中检查化验收入、管理费用率)、工作负荷(年门诊人次、健康体检人次、年急诊人次、留观人次、年住院患者入院、出院例数,出院患者实际占用总床日、年住院手术例数、年门诊手术例数)、工作效率(出院患者平均住院日、平均每张床位工作日、床位使用率、床位周转次数、手术类型构成)、患者负担(每门诊人次费用、每住院人次费用、参保患者个人卫生支出比例、医保目录外费用比例、城市三级综合医院普通门诊就诊人次占比、DRGS 或单病种成本核算开展情况分析)。

3.14.2　应用场景

全民健康信息平台从各医疗卫生机构的 HRP、HIS、LIS、PACS、EMR 等信息系统采集数据,统一汇总管理,聚合成各医疗卫生机构的资产运营、工作负荷、工作效率、患者负担等运营状况的数据集市,供管理部门参考,提供决策依据。

(1) 医疗运营管理

面向医疗运营管理者,形成医疗业务过程中一些量化指标,衡量和评价医疗卫生机构运营工作效率。

(2) 资产运营监管

面向资产管理部门,主要为衡量和评价医疗卫生机构在资产管理、资产利用等的效率指标。

3.14.3　业务流程

医疗卫生机构通过信息化手段,实现了"人财物""医教研""护药技"一体化管理,全民健康信息平台采集区域内各医疗卫生机构数据,建立生成数据仓库,形成以患者为中心的临床医疗、费用、物资消耗等数据,按不同主题汇聚建立资产运营、工作负荷、工作效率、患者负担 4 个主题,对各级医疗卫生机构的运营情况进行全面监测与分析,为卫生计生行政管理部门提供日常管理数据支持(图 3.14.3-1)。

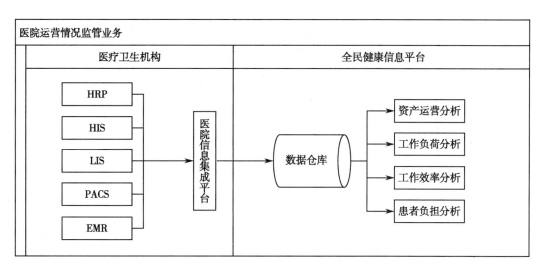

图 3.14.3-1　医院运营监管业务流程图

3.14.4　功能设计

(1) 资产运营监管

流动比率(流动资产总额和流动负债总额之比。用于衡量医院流动资产在短期债务到期以前,可以变为现金用于偿还负债的能力),速动比率(速动资产对流动负债的比率。用于衡量医院流动资产中可以立即变现用于偿还流动负债的能力),医疗收入/百元固定资产(用于反映医院固定资产投入所带来的医疗收入增长情况),业务支出/百元业务收入(是医院成本支出与医疗收入的比率,反映出医院每一单位的收入需要支出多少成本),资产负债率(反映在总资产中通过借债来筹资的比例),固定资产总值(指医院拥有或控制的全部资产),医疗收入中药品收入(药费占总医疗费用的比例),医用材料收入比率(一次性医用植入物和医用消耗材料的费用占总医疗费用的比例),医疗收入中检查化验收入(检查检验的费用占总医疗费用的比率),管理费用率(指管理费用和医疗收入之比。反映医院的管理费用投入与产出比)。

(2) 工作负荷分析

年门诊人次(指医疗卫生机构在一年内进行门诊诊疗的总人次,一般包括患者医疗卫生机构就诊的门诊、急诊人次),健康体检人次(健康体检用于了解受检者健康状况,根据检查结果,明确有无异常体征,进一步分析这些异常体征的性质),年急诊人次(医疗卫生机构在一年内收治急诊门诊患者的总人次,反映医院的紧急救治能力),留观人次(即留院观察人次,即患者在病情未稳定时医生采取的观察患者身体情况的措施),年住院患者入院(医疗卫生机构在一年内收治住院患者的总人次,反映医院的收容能力),出院例数(在医院住院的患者结束住院,离开医院的患者例数),出院患者实际占用总床日(一定期间内所有出院患者住院床日数总和,包括正常分娩、未产出院、住院经检查无病出院、未治出院及健康人进行人工流产或绝育手术后正常出院者的住院床日数),年住院手术例数(一年内住院患者进行手术的总例数,反映医院的治疗水平),年门诊手术例数(一年内门诊患者进行手术的总例数)。

(3) 工作效率分析

出院患者平均住院日(一定时期内每一出院者平均住院时间的长短),平均每张床位工作日(每一张床在一定时期内平均工作的日数,用以衡量病床的利用情况),床位使用率(反映每天使用床位与实有床位的比率,即实际占用的总床日数与实际开放的总床日数之比(床位使用率 = 期内实际占用总床日数 / 期内实际开放总床日数)),床位周转次数[在一定时期内每张床位的患者出院人数(床位周转次数 = 出院人数 / 平均开放床位数)],手术类型构成(依据手术技术难度、复杂性和风险度,将手术分为从易到难的四级类型)。

(4)患者负担分析

每门诊人次费用(患者门诊就诊所产生的平均医疗费用),每住院人次费用(患者住院就诊所产生的平均医疗费用),参保患者个人卫生支出比例(患者就诊所产生的医疗费用总额中除去医保基金或农保基金等支付外个人实际应负担的部分),医保目录内药品费用比例(医疗卫生机构的诊疗行为中运用医保目录内药品的比例),城市三级综合医院普通门诊就诊人次占比(城市三级医院普通门诊量占区域内所有医疗卫生机构门诊总量的比例),DRGS 成本核算情况分析(根据 DRGS 的疾病标准成本,对比患者实际就医时产生的费用之间的差额,分析患者的就医成本),单病种成本核算情况分析(根据单病种疾病的标准成本,对比患者实际就医时产生的费用之间的差额,分析患者的就医成本)。

3.15   基建装备管理

3.15.1   功能原文

对医疗卫生机构业务用房建设和医疗设备等相关工作的监管。

具体功能包括:业务用房的基本情况(总占地面积,单体建筑建筑面积、建设年代,危房和亟需改造用房面积),新建、改扩建、迁建等工程的基本情况(建设规模、投资、工程进展)。医疗设备基本情况(1 万元以上医疗设备数量、品牌、采购方式、价格、使用情况、维修维护情况、维护费用、报废等处置以及大型医用设备相关使用人员情况)。

3.15.2   应用场景

卫生计生行政管理部门,以及医疗业务用房、医疗设备管理部门需要对业务用房、医疗设备两项领域的基础信息以及管理过程进行统一协调及监管。对于业务用房需要对基本信息进行统一汇总管理,对工程信息及进度进行监控,从而实现工程建设初始到竣工以及后续业务用房的全流程监管;对于医疗设备能够查询基础数据信息,并以不同维度进行管理,从而实现购置计划、预算编制到最终的报废等全流程监管。

(1)业务用房监管

业务用房信息管控。管理部门通过查询业务用房的基本情况,包括总占地面积、单体建筑面积、建设年代、危房和亟需改造用房面积、业务用房类型(新建、改扩建、迁建)、建设规模、投资等,实现业务用房信息管控。

业务用房工程进度监控。管理部门根据展示的业务用房工程进度,如业务用房规模、类型、工程阶段、结算进度等,对进度延迟、非正常工程情况可以采取必要措施,督促医疗卫生机构修正工程问题,防止工程进展脱离掌控。

(2)医疗设备监管

管理部门根据各医疗卫生机构的医疗设备台账、医疗设备采购管控、医疗设备统一运维调度和医疗设备报废监控等指标,进行医疗设备的统一管理,并对设备的运行情况进行远程监控,及时发现设备运行过程中存在的问题。并根据资源配置和实际需求情况,对医疗设备进行统一调度。并可查看报废结果检定过程,各医疗卫生机构在对医疗设备报废时为设备设置的估算价值、报废原因等。

3.15.3　业务流程

(1) 业务用房监管

由平台将各业务用房数据,主要包括用房基本信息、用房工程信息等经过统一数据清洗、整合、转换和传递后,存放于数据中心,供卫生计生行政管理部门调阅。通过对数据的分析和整理,对数据明细、异常数据进行展示和预警,对基础信息、用房分类信息、工程投资监控、工程监管和工程进度预警等进行多维度监管,辅助管理部门了解掌握业务用房的相关情况,并对业务用房情况进行监管与督导(图 3.15.3-1)。

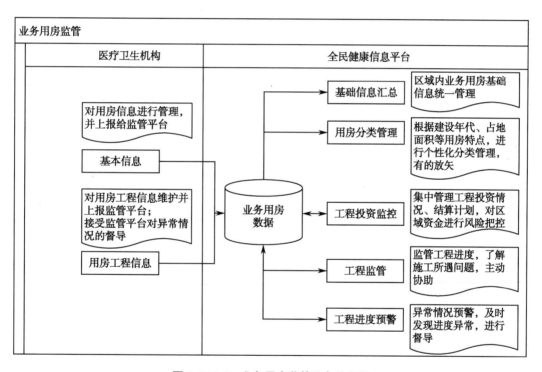

图 3.15.3-1　业务用房监管业务流程图

(2) 医疗设备监管

由平台将医疗设备数据,主要包括设备基本信息、采购信息、报修信息、报废信息等经过统一清洗、整合和转换后,存放于数据中心,供卫生计生行政管理部门调阅。通过对数据的分析和整理,对数据明细、异常数据进行展示和预警,对基础信息、价格信息、购置过程、维修情况、报废情况、使用人员等进行多维度监管,辅助使用部门进行集约化的资源调配和运营,辅助管理部门对设备进行监管与督导(图 3.15.3-2)。

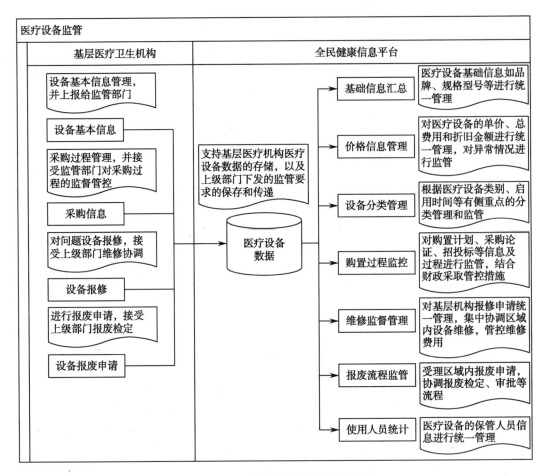

图 3.15.3-2　医疗设备管理业务流程图

3.15.4　功能设计

(1) 业务用房监管

建筑面积和占地面积。将各医疗卫生机构的各类用房建筑面积和占地面积进行统计汇总,包括业务用房的总建筑面积和占地面积、单体建筑面积以及改造用房的占地面积等。

建设年代。业务用房建筑完工后的建设年份。通过对业务用房按年代占比统计、按医院分别统计等方式,对比各类业务用房的类型差异(例如砖混结构、钢筋混凝土等),结合规定的折旧年限,预防业务用房可能出现的问题,进行后期规划以及房屋问题预警。

改动用房建设规模。针对各医疗卫生机构的新建、改扩建、迁建等工程的建筑面积、建设规划时长等进行统计。

工程投资。对业务用房工程投资信息的管理包括预估工程造价、分期结算情况。支持按照工程类型(如新建、改扩建、迁建等)统计区域总体或单医疗卫生机构的投资情况、不同时间段内的结算计划。

工程进展。对业务用房工程的进展情况进行管理。支持按医疗卫生机构、工程类型进行分类统计,以甘特图等专业工程进度形式进行工程进展展示。对即将逾期的工程信息进行预警、已经逾期的工程进行报警。

(2) 医疗设备监管

设备基本情况。对医疗设备的数量、类型、规格型号、品牌等信息进行明细统计。基本信息的查阅可按医疗卫生机构、设备类型、品牌等进行筛选。

采购信息。对医疗设备的年度购置计划、专家购置评分、采购论证、招投标、合同、采购供应商、数量、金额、采购时间等采购行为进行统计。

价格信息。对医疗设备的单价、总费用和折旧金额进行统一管理。支持按价格区间、资产类别、经费来源、医疗卫生机构进行统计分析,对医疗设备的折旧计提情况进行查询。

使用情况。对医疗设备的使用情况进行统计,使用情况包含在库待分配、在用、报修、维修中、已报废等状态,以及资产启用日期等信息。支持按不同使用日情况进行分类统计。

维修维护情况。医疗设备维修过程中,从报修到派工,以及后续的维修执行流程进行系统监控。

报废等处置情况。对使用机构提交的业务用房及医疗设备的报废申请进行审批,可查看报废设备是否符合报废要求。

3.16　预约挂号业务监管

3.16.1　功能原文

对与第三方机构合作从事预约挂号业务的医疗机构及其合作运营商、运行的预约挂号业务数据进行统一的监管。

具体功能包括:医疗机构备案、预约挂号运营公司备案、医院号源数据监测、预约挂号交易监测、预约挂号用户信息监测、推送的病历数据监测、预约服务的支付数据监测,预约黑名单监测、就诊评价监测。

3.16.2　应用场景

(1) 医院号源监管

卫生计生行政管理部门根据医院在平台提供的号源信息,进行宏观监管、协调;统筹管理区域号源以及号源使用情况;结合分级诊疗相关配套制度,对医生号源预约途径进行合理引导、协调、分配,实现医生号源的有效、合理利用,引导患者合理就医。

(2) 预约交易监管

卫生计生行政管理部门根据患者的预约挂号交易数据,对医生预约、病种预约、科室预约、机构预约等数据进行监测分析,实现对预约挂号交易监测。并且可对医生诊断、检查、检验等信息推送服务进行量化统计,按病种、科室、机构等维度进行环比、同比,实现对推送的病例数据监测。

(3) 预约患者监管

预约挂号业务监管服务通过对已挂号的患者身份、挂号时段、挂号医生、挂号途径、退号频率、爽约次数等信息进行比对分析,实现预约挂号用户信息监测,并且对不同预约服务系统中的黑名单数据进行统一采集、集中存储,建立用户档案信息。

3.16.3　业务流程

医疗卫生机构或合作运营商根据医院的排班和号源情况,在预约挂号系统中进行号源管理和号源发布。卫生计生行政管理部门通过全民健康信息平台根据预约挂号业务使用情况进行统计分析,并对号源数据、预约挂号交易情况、预约支付数据、就诊评价等进行监管,为卫生计生行政管理部门提供预约挂号业务监管数据支持(图 3.16.3-1)。

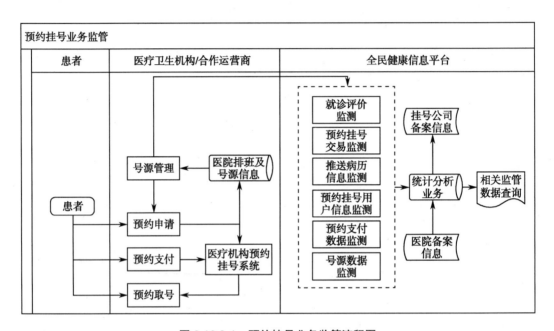

图 3.16.3-1　预约挂号业务监管流程图

3.16.4　功能设计

(1) 医疗卫生机构备案监管

对区域内提供在线预约挂号服务的医疗卫生机构进行注册、备案管理;对医院提供的挂号科室、对应科室号源数量、号源分配情况、预约挂号途径等进行统一管理。

(2) 预约挂号运营公司备案监管

对区域内提供预约挂号服务的第三方运营公司进行统一的备案登记,包括挂号运营公司所服务的医疗卫生机构、机构对应科室、号源情况、挂号服务方式、挂号费用结转方式等信息。

(3) 医院号源数据监测

对各医疗卫生机构以及科室的放号率、预约率、号源分布情况、停替诊情况等各项指标进行监测。用于监管医院号源开放情况、医院号源分布情况、患者预约挂号分布情况等,实现对医院号源数据监测。

(4) 预约挂号交易监测

通过平台积累的预约挂号交易数据统计分析,将预约挂号交易数据按照医生预约、病种预约、科室预约、机构预约等方向进行分析,针对各个方向分析结果进行监管,实现对区域内各医疗卫生机构的预约挂号交易的统一监管。

（5）预约挂号用户信息监测

根据平台的预约挂号用户信息,对已挂号的患者身份、挂号时段、挂号医生、挂号途径、退号频率、爽约次数等信息进行分析,根据数据分析结果,获得患者的预约挂号行为数据,实现对预约挂号用户信息监测。

（6）预约服务的支付数据监测

根据平台预约挂号支付数据,统计分析预约支付金额、支付方式、资金来源等方向,并按照机构、科室、时段等维度统计分析,形成支付数据监测结果,实现预约服务支付数据监测。

（7）推送的病历数据监测

根据平台预约挂号数据,针对医生诊断、检查、检验等信息推送服务,进行量化统计,按病种、科室、机构等维度进行环比、同比,形成病历推送数据统计结果,协助后续形成针对性推送、提高病历利用率等工作开展。

（8）就诊评价监测

根据平台预约挂号患者的就诊评价数据,统计分析患者对挂号服务的满意度,将患者的服务满意度评价信息按优、良、中、差等维度进行监测分析,形成就诊评价监测结果。

（9）预约黑名单监测

根据平台患者的预约挂号数据,对来自不同预约服务系统中的黑名单数据进行统一采集、集中存储,进行多维度的统计分析,获得监测数据,形成统一监测。

3.17　检验检查互认业务监管

3.17.1　功能原文

对互认的检验检查项目、医疗机构、病历信息进行统一的监管。

具体功能包括:互认医院监控、互认项目标准管理、违反互认规则病例浏览、违反规则数据统计(按机构、按科室、按医生)、遵循互认规则病例浏览、遵循规则数据统计(按机构、按科室、按医生)、互认价值分析。

3.17.2　应用场景

检验检查互认业务监管主要面向卫生计生行政管理部门,通过医院在平台中的互认关系的维护,分析从互认医院采集的检验检查数据,对同一患者的重复检查检验记录进行统计,并输出分析结果。根据结果按机构、科室、医生维度进行数据的统计,协助卫生计生行政管理部门开展有效的监管。

3.17.3　业务流程

检验检查互认业务监管业务包括院内信息系统数据提交、统计规则和指标制定、查询调阅、监管与统计分析、信息反馈等(图3.17.3-1)。

数据提交。接入机构按照数据采集范围提交数据。

统计规则和指标制定。遵循当前主流的指标体系,结合项目实际情况,制定检验检查互认业务监管统计规则和指标体系。

查询调阅。相关管理者在授权许可的情况下查询比对检验检查个案信息,查询内容包

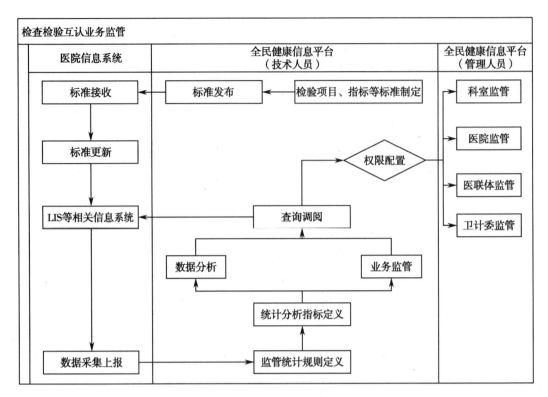

图 3.17.3-1　检验检查互认业务监管流程图

括近期检验检查项目比对、近期病历等。

监管与统计分析。基于提供的统计分析报表工具、指标分析工具,满足相关业务卫生计生行政管理机构对检验检查互认相关业务统计分析与监管。

信息反馈。管理者将检验检查互认业务监管统计分析结果反馈给各个接入机构、各业务人员。

3.17.4　功能设计

(1) 互认医院监控

互认工作开展情况监督与分析。建立检验检查结果互认服务开展情况患者评价系统,患者可通过门户网站、手机端等方式,对医院检验检查结果互认工作进行实名举报、评价。卫生计生行政管理机构对相关情况进行审核、统计分析。

检验检查结果互认医院分析。对开展检验检查结果互认的医院按区域、医联体、科室进行统计分析。

检验检查质量监控与评价。各医院检验科室定时上传其检验检查数据。在参照全部和部分检验部门统计的靶值的基础上,卫生计生行政管理机构对各医疗卫生机构的检验检查数据进行监控,作出监控评价。

评价报告查看。监管中心发布评价结果后,各医疗卫生机构对应检验部门接收相关报告,支持下载、打印报告文件。

(2) 互认项目标准管理

提供相关项目标准数据的同步管理功能,在标准管理系统中,建立标准编码对照表,数据随着标准比对仪器和项目的增多而增多,定期更新和发布标准编码表,同步到各医疗卫生机构检验部门数据。

（3）违反互认规则病例浏览

相关管理者在授权的情况下对于违反检验检查结果互认相关规则的病例个案进行查询分析,以确认违反互认规则的操作是否合理。可查询内容包括:

近期检验检查项目信息。查询某一病例近期在各医疗卫生机构的检验检查项目,对相同项目的检验检查部位、时间、结果、医疗卫生机构等信息进行统计分析,监督异常数据。

检验检查项目有效时长。对不同的检验检查项目设置对应的有效时间点。

近期病历信息。查询比对病例近期在各医疗卫生机构就诊的门急诊、住院病历信息,对比就诊时间、诊断、治疗过程和治疗计划,通过主客观结合方式确定重复检验、检查是否合理。

（4）规则数据统计

对于检验检查互认规则的相关数据进行统计,包括机构内及跨机构重复检验检查统计、按临床部门(病种)或按医技部门(病种)统计重复检验检查、按医生统计重复检验检查项目等。

（5）遵循互认规则病例浏览

根据平台检验检查数据统计结果,对遵循互认规则的病例进行查询浏览,包括病历门急诊处方、门急诊病历、住院医嘱、住院病历以及相关的检验检查结果报告信息。

（6）互认价值分析

根据平台检验检查数据统计结果,分析开展检验检查结果互认的医疗卫生机构相关临床部门诊疗情况,统计分析开展互认工作前后相关疾病诊断的准确率、设备使用率、患者检验检查费用占比、患者诊疗总费用、患者服务评价等相关信息。

3.18　医疗质量情况监管

3.18.1　功能原文

通过建立医疗质量指标体系,开展医院质量监测,对合理用药、诊疗质量、服务规范和患者安全进行监测、警示与追踪评价。

具体功能包括:医疗服务执行与提示、临床知识库接口、质量管理指标统计分析。

3.18.2　应用场景

（1）医疗卫生服务机构

采集整合医疗卫生服务机构内的医疗质量管理数据,依据平台指标体系综合考核医疗卫生服务机构院内的医疗服务质量。各医疗卫生机构管理者可根据考核结果了解机构内医疗质量水平,寻根究源,查找引起机构内医疗质量水平不高的原因,针对性管理。

（2）卫生计生行政管理部门

利用医疗卫生机构业务数据,结合医疗质量监管指标与临床知识库进行分析,形成各医疗卫生机构的医疗业务质量评估结果。根据评估结果,了解区域医疗服务质量水平,查找原因,方便卫生计生行政管理部门对区域内的医疗卫生机构进行统一监管。

3.18.3　业务流程

医疗质量情况监管业务流程包括机构内医疗质量管理系统数据采集、数据整合、数据质量评估、监测预警、统计分析、医疗质量警示反馈浏览等。全民健康信息平台从各个接入机构采集与医疗质量情况相关数据,通过数据采集交换的方式,并进行标准转换之后,结合医疗质量监管业务应用,实现对各个接入机构的医疗质量数据的整合与存储(图 3.18.3-1)。

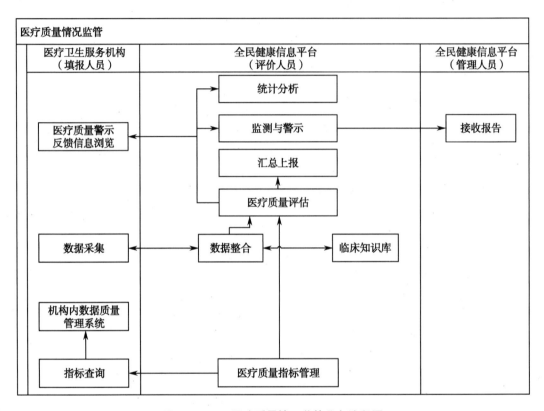

图 3.18.3-1　医疗质量情况监管业务流程图

由全民健康信息平台对数据进行监控和评价,保证数据的正确性和质量。在此基础上,对数据进行分析,实现对医疗质量的监测预警;同时结合相关医疗质量监管指标,通过数据挖掘分析,实现对医疗质量的统计分析,并将医疗质量警示及监管分析结果信息及时反馈给各个接入医疗卫生机构。

3.18.4　功能设计

(1) 医疗服务执行与提示

临床医生将就诊患者的健康档案信息与历史就诊记录比对,结合临床知识库,扩大用药安全的提醒范围,减少重复用药。依托全民健康信息平台,实现与异构系统的信息共享及互动,结合患者自身特点及机构智能分配管理任务,使患者在区域范围内任意医疗卫生机构接受医疗服务时,都能保证服务的延续性,从而进行面向患者的全过程管理。在诊疗过程中,当有重复检验检查、重复用药情况时,系统会自动给予提示。

（2）临床知识库接口

采用系统互联技术，实现临床知识库合理规范接入，支持对合理用药、合理诊疗、合理检查等进行深度监控，推动监管工作向精细化方向发展。临床知识库内容主要包括：疾病数据库、药品数据库、辅助检查数据库、循证医学数据库、医学资料参照库、临床辅助诊断库等。在遵循接口标准规范的前提下，实现与临床知识库系统接入集成。

（3）质量管理指标统计分析

医疗质量监测类指标建立在医疗质量指标体系的基础上，通过对合理用药、诊疗质量、服务规则、患者安全等医疗质量等多方面监测，全面了解医院医疗质量指标落实和执行情况。

对于合理用药，满足对于处方用药、抗菌药物用药、手术用药等方面的统计分析监管。对于诊疗质量，满足对于住院重点疾病、住院重点手术、麻醉等方面的统计分析监管。对于服务规范，严格按照规范业务质量标准执行，并进行服务规范指标统计分析监管。对于患者安全，满足对于手术患者安全、新生儿安全、产妇安全、输血输液反应、院内跌倒等方面的统计分析监管。

3.19　医院感染情况监管

3.19.1　功能原文

建立医院感染监测数据库，进行医院感染监测信息管理和发布。

具体功能包括：数据采集与填报、指标管理、信息监测、综合分析。

3.19.2　应用场景

医院感染情况监管是通过从医疗卫生机构采集的医院感染监测信息，形成区域医院感染监测数据库，长期、系统、连续地采集与分析医院感染在一定人群中的发生、发布及其影响因素，满足卫生计生行政管理部门对区域内医疗机构医院感染情况监控与分析的管理需求。

医院感染情况监管的应用场景包括医院感染数据采集与管理、医院感染数据监测与分析。

（1）医院感染数据采集与管理

卫生计生行政管理部门通过全民健康信息平台采集区域内各级医院卫生机构上报的医院感染情况信息，形成医院感染监测数据库，对区域内医院感染数据信息进行统一管理。

（2）医院感染信息监测与分析

卫生计生行政管理部门通过全民健康信息平台对采集到的医院感染数据进行监测和分析，掌握区域内医院感染发生情况；定期发布医院感染信息，指导医疗卫生机构改进医院感染管理工作。

3.19.3　业务流程

医疗卫生机构根据相关管理制度，对机构内部医院感染情况进行监测，监测方法包括全院综合性监测，即对所有临床部门住院患者和医务人员进行医院感染及其有关危险因素的监测；目标性监测，即针对高危人群、高发感染部位等开展的医院感染及其危险因素的监测，如重症监护病房医院感染监测、新生儿病房医院感染监测、手术部位感染监测、抗菌药物临床应用与细菌耐药性监测等。发现医院感染情况后按照管理规范进行处置,并将医院感染病例个案及暴发报告等信息上报卫生计生行政管理部门和疾病预防控制机构(图3.19.3-1)。

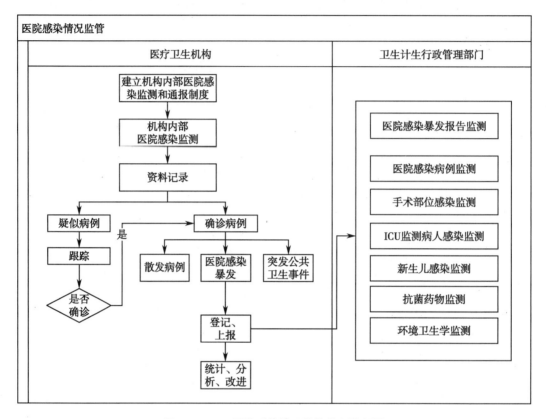

图 3.19.3-1   医院感染情况监管业务流程图

卫生计生行政管理部门对采集到的医院感染信息进行审核与管理,基于医院感染监管相关指标,实现对医院感染情况的统计分析,将结果形成报告供相关人员调阅和辅助决策。

3.19.4   功能设计

(1)数据采集与填报

全民健康信息平台采集医疗卫生机构医院感染信息,形成区域医院感染监测数据库。数据采集可通过多种方式实现,包括接口对接和在线填报等。

采集的医院感染监测信息包括医院感染病例个案信息、医院感染暴发报告信息、医院感染专项监测信息等。

(2)指标管理

卫生计生行政管理部门通过全民健康信息平台对医院感染监测相关指标进行管理,实现监测指标的设置、发布、查询等功能。

(3)信息监测

卫生计生行政管理部门通过全民健康信息平台对区域内医院感染情况以及影响医院感染发生和分布的各种因素(部位、年龄、科室、易感因素)进行监测,监测内容主要包括医院感染病例监测、手术部位感染监测、ICU 监测患者感染监测、新生儿感染监测、抗菌药物监测、环境卫生学监测等。具体功能包括：根据设定的条件进行医院感染各类数据的监测，到达预警值自动发出预警提示；按疾病系统分类、医院感染危险因素分类、病原体和抗生素使用等情况汇总生成报表；按照设定的业务规则，定期生成各类报告。

(4) 综合分析

结合汇总形成的医院感染监测个案及指标数据，对区域内医院感染情况进行综合性的统计分析。具体功能包括：提供综合查询功能，按照患者身份证明、姓名、医疗卫生机构、填报科室、填报医生、填报日期等条件查询医院感染病例信息。提供医院感染指标的统计分析功能，包括医院感染发病率、感染部位、感染相关因素、抗菌药物使用、感染病原体情况等专题统计分析，以及统计结果警示功能。

3.20　基层医疗卫生机构绩效考核监管

3.20.1　功能原文

针对基层医疗卫生机构，通过对考核相关业务监测数据的采集，实现绩效监管。

具体功能包括：考核指标管理、医疗服务质量数量、患者满意度、任务完成情况、城乡居民健康状况。

3.20.2　应用场景

通过全民健康信息平台，采集社区卫生服务中心(站)、乡镇卫生院、村卫生室、诊所(医务室)各项诊疗数据、运营数据、管理数据等相关信息，基于管理规范、考核标准与指标，对基层医疗卫生工作作出价值判断。

(1) 医疗服务质量数量绩效监管

采集各类基层医疗卫生机构中人群健康管理、预防接种、传染病管理、院内感染管理、计划生育管理、诊疗管理等各项医疗服务相关信息，基于医疗服务质量数量，考核各项指标进行综合评估分析，监督与管理区域内各基层医疗卫生机构在医疗服务方面的质量、数量。

(2) 患者满意度绩效监管

采集各类基层医疗卫生机构中诊疗过程数据和患者满意度反馈数据，基于患者满意度绩效考核主题中的各项指标进行综合评估分析，监管区域内各基层医疗卫生机构、医护人员在为患者提供基层卫生服务中的行为规范。

(3) 任务完成情况绩效监管

采集各类基层医疗卫生机构中健康教育、基本公共卫生、计划生育、医疗服务、医疗保障、药品管理、综合管理方面各项工作的计划、执行、完成信息，基于任务完成情况，考核各项指标进行综合评估分析，监管区域卫生计生行政部门下发的各项工作任务的完成。

(4) 城乡居民健康状况绩效监管

采集各类基层医疗卫生机构中居民诊疗数据和健康数据，基于城乡居民健康状况，考核各项指标进行综合评估分析，及时掌握城乡居民健康状况，监管区域内各基层医疗卫生机构在城乡居民健康保障方面的工作成效。

3.20.3 业务流程

通过全民健康信息平台,采集社区卫生服务中心(站)、乡镇卫生院、村卫生室、诊所(医务室)信息系统中诊疗、管理、运营等方面的数据,对各类基层医疗卫生机构的绩效情况进行考核与监管(图3.20.3-1)。

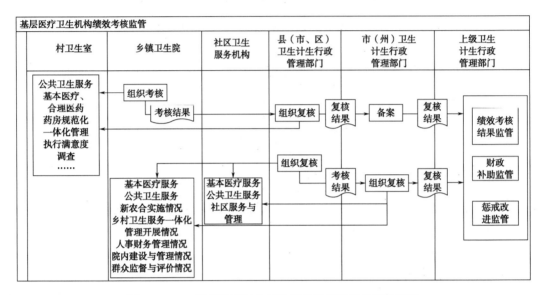

图3.20.3-1　基层医疗卫生机构绩效考核监管业务流程图

3.20.4 功能设计

(1) 考核指标库管理

根据各地卫生计生行政管理部门规定,建立基层医疗卫生机构绩效考核指标管理库,根据政策法规要求定期维护各项考核指标项目的具体定义,包括考核指标名称、数据来源、评估算法、达标数值等。

(2) 绩效指标监管

支持考核主题定义,能够将具体的指标项目纳入考核主题中,对不同指标项目设置权重,通过加权算法后,得出考核主题的考核分值。

针对基层医疗卫生机构,从医疗服务质量数量、患者满意度、任务完成情况、城乡居民健康状况4个角度,建立绩效考核主题,综合分析各项指标数据,完成对绩效评估,以此为依据,对区域内基层医疗卫生服务机构进行监管和奖惩。基层医疗卫生机构绩效考核指标项目主要包括以下内容:

医疗服务质量数量。指标包括医疗费用控制指标、医疗质量和安全指标、医生年均担负门急诊人次数指标、辖区居民基层医疗卫生机构利用情况指标等。

患者满意度。指标包括服务提供指标、卫生监督协管服务指标等。

任务完成情况。指标包括健康教育指标、预防接种指标等。

城乡居民健康状况。指标包括健康档案管理指标、儿童健康管理指标、孕产妇健康管理指标、老年人健康管理指标、高血压患者健康管理指标、糖尿病患者健康管理指标、重性精神疾病患者管理指标、中医药健康管理指标等。

3.21　中医药服务项目监管

3.21.1　功能原文

对中医药服务项目执行实行规范、透明、动态监管,有效控制,提高项目执行质量。

具体功能包括:中医医疗机构注册、中医药服务项目管理、中医药服务项目报表模板管理、中医药服务项目查询、中医药服务项目执行数据管理、中医药服务项目质量控制管理、中医药服务项目执行动态监管数据同步服务、中医药服务项目执行数据统计分析及挖掘。

3.21.2　应用场景

管理部门通过区域全民健康信息平台对区域内各个医疗卫生机构进行注册管理,中医药服务项目(含具体项目、收费标准、填报工作模板)开展过程的质量控制监管,实时监测中医药服务项目的动态数据,并对数据进行统计分析挖掘。医疗卫生机构负责上报中医药服务项目执行数据。具体场景包含以下几个部分:

(1)机构注册信息监管

基层单位填写并提交机构注册信息,实现组织机构代码注册,管理部门通过平台查询机构注册信息。

(2)中医药服务项目管理

管理部门可以通过省级平台对服务项目,如居民健康档案中中医体质辨识项、0~36 个月儿童健康管理服务、老年人健康管理服务等进行管理(包含试点示范地区、人员培训、监管配套措施等)。

(3)中医药服务项目报表模板管理

报表模板分自定义报表与固定报表。自定义报表按照实际需求选择产出,固定报表产出格式统一。管理部门通过平台制定统一报表模板并下发到相关单位。

(4)中医药服务项目查询

管理部门通过全民健康信息平台查询中医药服务项目执行情况(如中医医院中医药服务项目的执行率、排名等)。

(5)中医药服务项目执行数据管理

全民健康信息平台通过采集医疗卫生机构中医药服务项目执行数据,可对上报的中医药服务项目进行数据管理,如开展项目、服务数量、结果统计等。

(6)中医药服务项目动态监管数据同步服务

建立平台的信息同步机制,实现中医药服务项目预算执行监管、绩效考核、精细化管理等动态监管数据的同步发布和信息共享。

(7)质量控制管理

对中医药服务项目的满意度调查、项目执行情况进行质量控制和管理。

(8)中医药服务项目数据统计分析及挖掘

多角度、多层次汇总分析、挖掘中医药服务项目数据,为中医药项目管理提供决策依据。

3.21.3   业务流程

执行中医药服务项目的医疗卫生机构通过区域全民健康信息平台提交注册信息,审核通过后获得平台统一规划的中医药服务项目信息(含报表文档模板)。医疗卫生机构在执行中医药服务项目时,可实时上传执行过程中的各项数据,区域全民健康信息平台可以通过中医药服务项目管理、中医药服务项目报表模板管理、中医药服务项目查询、中医药服务项目执行数据管理、中医药服务项目动态监管数据同步服务、质量控制管理、中医药服务项目数据统计分析及挖掘、中医药服务项目可视化展示等功能对上传的数据进行精细化管理、数据分析及项目成果展示(图 3.21.3-1)。

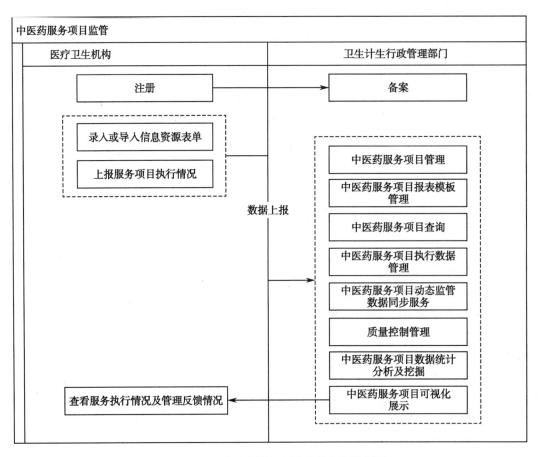

图 3.21.3-1   中医药服务项目监管业务流程图

3.21.4   功能设计

(1) 机构注册

中医药项目执行单位和中医药管理部门填写上报注册信息(包括组织机构代码、机构名称、法人代表、机构成立年月、邮编、联系电话、联系地址等),实现组织机构代码注册,与机构主索引关联实现唯一识别,注册信息可通过平台进行共享,管理部门可以通过平台查询机构注册信息。

（2）中医药服务项目管理

1）服务项目信息采集：信息采集是建立中医药业务管理数据库的基础工作，提供手动录入、批量导入、信息交换、信息抓取等多方式采集手段，更好地支持信息数据的高效、快捷的收集工作。

2）项目分类管理：项目分类管理模式对通过用户设置的主题关键词词典及其对应目录，对采集到的项目信息进行自动归类。系统可支持自动的分类管理，也可支持手动的信息分类。建立项目分类导航，各类项目按照导航的要求进行资源组织和资源利用。

3）项目信息审批：中医药服务项目信息审批提供管理用户对上报的项目管理相关信息进行审批，支持对编辑审核意见和审核备注内容，完成审批状态的维护，审核状态为通过时直接进行备案管理，审核状态不通过时返回到申请用户，由申请用户再次编辑上报材料后进行二次上报。

管理用户对中医药服务项目相关信息进行审核，审核通过后，申请用户可以进入该系统；审核不通过，则返回不通过的原因与结果，申请用户需根据不通过原因对上报的信息进行修改后重新提交。

4）入库管理：审核状态通过时，进入到入库管理，完成中医药服务项目信息的确认。用户查看机构备案信息，选择机构内容进行维护，包括增、删、改、查等维护管理操作，点击确定完成对相应内容的修改并提交，自动交换数据到系统数据库中。

（3）中医药服务项目报表模板管理

从历史数据库中析取相关数据报表等，并依据用户需求对数据或报表进行组织与处理，将其结果按指定格式，以报表形式输出。报表模板分自定义报表与固定报表。自定义报表按照实际需求选择产出，固定报表产出格式统一。

（4）中医药服务项目查询

按照行政区划、中医药项目执行单位等条件进行信息查询与展示。

（5）中医药服务项目执行数据管理

对中医药服务项目现有的数据进行有效的整合，快速准确地提供数据管理功能，为中医药行业管理人员决策提供参考。中医药项目执行单位每月填报中医药服务项目执行情况，上传项目基础性文件，自下而上逐级上报，自上而下逐级审核。

（6）中医药服务项目动态监管数据同步服务

实现中医药服务项目信息与中医药服务项目监管系统信息的同步，同步内容包括中医药项目执行单位和中医药管理部门注册信息、中医药项目信息、中医药项目执行信息、中医药项目执行率信息、中医药项目执行排名信息等。

（7）质量控制管理

对中医药服务项目动态监管的数据进行质量控制。通过系统对数据逻辑关系进行检查，通过人员对执行均衡性进行审核来保证经费执行数据的质量。上报执行数据的同时，上传经费执行中产生的各种可视化材料，作为项目执行进度的侧面反映。对不同性质用户制订不同的评价方案，通过用户自己及专家对经费执行进度和可视化材料的分析和评审，从经费预算执行的进度、合理性、有效性方面进行绩效考核，对经费执行的质量进行控制管理。

（8）中医药服务项目数据统计分析及挖掘

将中医药项目执行单位和中医药管理部门注册信息、中医药项目信息、中医药项目执行信息、中医药项目执行率信息、中医药项目执行排名信息等各类数据进行汇总、分析。建立科学分析指标体系,采用专业工具对采集的数据进行汇总、分析和深度挖掘,用报表和图形等多种方式展现结果,对未及时上报数据的单位进行提示,对中医药项目执行率总体或单项未达标的信息进行警示,提高项目执行规范化水平。

3.22　基本药物运行情况监管

3.22.1　功能原文

对医疗机构基本药物采购、配送、支付、价格、使用等各环节进行监管。开展基本药物临床综合评价。

具体功能包括:基本药物采购、配送、支付、报销、使用、价格等环节数据监测,基本药物临床使用安全性、有效性、合理性、可负担性、依从性等方面信息收集。

3.22.2　应用场景

卫生计生行政管理部门通过收集、监测基本药物制度运行过程中各环节、各方面的信息、数据,掌握了解基本药物制度运行情况,为基本药物制度综合评价提供数据支持。

3.22.3　业务流程

平台从省级药品集中采购平台采集基本药物的采购、配送、支付、价格数据,从医保部门采集基本药物的报销数据,从医疗机构采集基本药物的使用数据,清洗整理后形成基本药物各环节的信息(图 3.22.3-1)。

平台从医疗机构采集基本药物的临床使用数据,清洗整理后形成安全性、有效性、合理

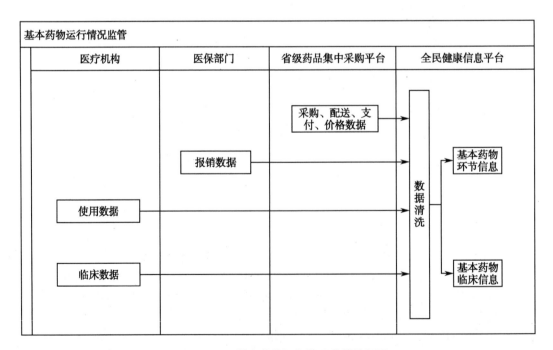

图 3.22.3-1　基本药物运行情况监管流程图

性、可负担性、依从性等方面的基本药物评价相关信息。

3.22.4　功能设计

（1）基本药物数据监测

基本药物数据收集。从省级药品集中采购平台收集基本药物的采购、配送、支付、价格等环节数据，从医疗卫生机构收集基本药物的使用数据，从医保部门收集基本药物的报销数据。

数据清洗。对不同来源的基本药物监测数据进行清洗，实现基本药物各环节数据的标准化。

综合查询。对基本药物各环节数据进行关联查询和综合查询，满足药政管理部门掌握基本药物制度运行情况的需要。

（2）基本药物临床使用信息收集

基本药物临床信息收集。从医疗卫生机构收集基本药物临床使用的相关信息，包括安全性、有效性、合理性、可负担性、依从性等方面。

数据清洗。对基本药物的临床数据进行清洗，实现基本药物临床各方面数据的标准化。

综合查询。对基本药物临床数据进行关联查询和综合查询，满足药政管理部门掌握基本药物临床使用评价的需要。

3.23　合理用药业务监管

3.23.1　功能原文

收集医疗机构药物使用管理相关信息，系统记录患者临床诊断、处方医生、调剂审核等相关信息，实现处方规范管理。建立药事服务平台，发挥药师在处方审核、评估、调剂和指导合理用药等工作中的作用，为患者提供用药管理、咨询、随访等服务。

具体功能包括：药事服务平台管理，医疗机构药品目录、合理用药标准管理、处方审核（药物配伍审查、注射液体外配伍审查、药物剂量审查等）、非合理用药信息及处方分析以及药品（耗材）临床综合评价。

3.23.2　应用场景

合理用药业务监管体系是基于区域医疗数据的统一采集、管理及应用。它的运行逻辑基于区域内医疗卫生机构数据的集中采集、存储，使区域医疗数据得到统一的监管应用。基于云端知识库保障各医疗卫生机构的线下知识库更新及时、数据一致，避免重复建设，同时根据该体系满足不同用户（医疗卫生机构、公众及监管部门）应用需求，提高系统的社会价值。

区域合理用药的应用包括两类不同的场景，一是通过区域全民健康信息平台为各机构提供统一的合理用药监管服务，规范和提升医疗服务机构的诊疗和用药水平；二是通过采集院内处方用药数据及合理用药系统的管理数据，对整个区域内的合理用药情况进行监控和统计分析。

合理用药是贯穿患者从就诊到获得药物的全流程管理，对每一个处方进行事前提醒，事中用药审核，事后评价，对区域内医疗卫生机构的整体运行情况进行监测。

3.23.3 业务流程

医生开具药品处方或医嘱时,合理用药业务监管系统自动提供该药品的注意事项,并进行适应性分析。在药房发药中,药师通过合理用药业务监管系统进行患者适宜性审核并反馈给临床医生。卫生计生行政管理人员和相关专家可以查看合理用药业务监管系统采集到的不合理用药信息和药房审方信息统计结果,进行点评和行业分析(图3.23.3-1)。

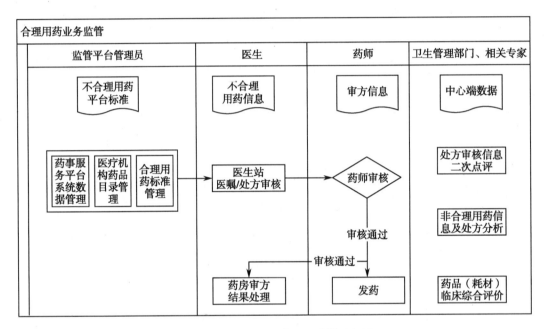

图 3.23.3-1   合理用药业务监管流程图

3.23.4 功能设计

(1) 药事服务平台管理模块

实现药事服务平台的基本管理功能,具体包括对平台的用户进行管理,对平台用户的权限进行管理,对平台的基础参数(如:处方审核模块的功能是否开启等)进行管理。

(2) 医疗卫生机构药品目录管理

建设合理用药业务监管平台的监管药品目录数据。平台采集区域内各个医疗卫生机构的药品目录,并将平台的监管药品目录推送给各个医疗卫生机构。

医疗卫生机构可以自行将自己的药品和平台的监管药品进行匹配,或由平台方进行药品的匹配。

(3) 合理用药标准管理

对合理用药审核及监管标准进行管理,可对审核及监管标准进行开启、停止、新增等操作。

(4) 处方审核

使用平台的合理用药审核及监管标准,进行处方的自动审查。处方审核模块分事前、事中和事后。事前是在医生开处方时,进行实时的合理用药审查,及时提醒医生。事中是在药房药师发药时,进行处方合理用药审查,提高药师审方的效率和质量。事后是使用抽查条件,定期抽查一定量的处方,进行事后的药品使用评价,持续改进医疗质量。

专家还可基于处方审核结果进行专家二次点评,进一步评价药品的临床使用情况。

合理用药的处方审核具体内容包括:药物配伍审查、注射液体外配伍审查、药物剂量审查等。

(5) 非合理用药信息及处方分析

对采集到的区域内非合理用药信息进行汇总统计,出具统计分析报表,可以从多个维度分析区域内不合理用药的情况,如时间、医院、科别、医生/药师、药品、不合理用药类型等,进行自由组合的统计、排序和下钻。

(6) 药品(耗材)临床综合评价模块

对采集到的区域内各医疗机构药品(耗材)在临床上的使用情况进行统计分析,可以从多个角度对临床应用情况做综合评价,比如:合理用药角度、抗菌药物使用强度、手术预防用药、药占比、药物使用分布排名等。

3.24 健康促进与教育业务监管

3.24.1 功能原文

针对各级健康教育专业机构、基层医疗卫生机构、医院、专业公共卫生机构开展健康促进和教育工作情况进行监管。

具体功能包括:健康教育专业机构人员、经费等信息监测,各类机构健康促进与教育相关业务开展内容、方式、频次、覆盖人数监测等。

3.24.2 应用场景

(1) 信息统计监测

卫生计生行政管理部门通过平台对各级健康教育专业机构、基层医疗卫生机构、医院、专业公共卫生机构的健康促进与教育从业人员状况、经费使用状况、相关业务开展内容、方式、频次、覆盖人数等信息进行汇总统计分析。根据分析结果,对各机构在健康促进与教育过程中人员配置是否合理、工作开展是否符合要求、经费使用管理特别是在优先领域的经费投入占比是否合理,经费使用各环节是否安全可靠等业务进行监督管理,及时给出指导意见,保证健康促进与教育工作稳步扎实开展。

(2) 预警干预

卫生计生行政管理部门基于平台提供的阈值预警信息,对预警信息涉及的人员、经费、活动等情况进行业务监管及干预,使预警项得以及时调整,确保健康促进与教育工作稳步可持续开展。

3.24.3 业务流程

卫生计生行政管理部门通过全民健康信息平台采集各级健康教育专业机构、基层医疗卫生机构、医院、专业公共卫生机构健康促进与教育人员数据、经费数据、工作开展数据(开展内容、方式、频次、覆盖人数),对数据进行汇总统计分析,并提供阈值预警。卫生计生行政管理部门根据统计分析结果和平台阈值预警,对相关人员、经费、开展活动情况给予相关监管及干预措施(图 3.24.3-1)。

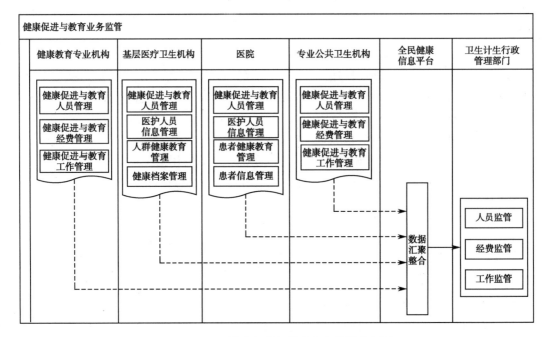

图 3.24.3-1   健康促进与教育业务监管流程图

3.24.4   功能设计

(1)健康促进与教育从业人员监测

对各级健康教育专业机构、基层医疗卫生机构、医院、专业公共卫生机构健康教育工作人员信息进行逐层汇总分析,包括人员数量、年龄结构、学历结构等,评估各机构人员配备是否充足、人才层次是否合理。

横向对比分析各机构间人员投入情况,对人员投入不足的机构进行监控与预警。

(2)健康促进与教育经费信息监管

对各级健康教育专业机构、基层医疗卫生机构、医院、专业公共卫生机构健康教育经费使用信息进行逐层汇总分析,包括经费预算总量、预算占比、经费执行情况等,评估经费投入是否充足,经费执行是否达标,经费使用是否合理。

横向对比分析各机构间经费投入与使用情况,对经费在预算与执行过程中的异常情况进行预警和分析,保障经费安全、合理使用。

(3)健康促进与教育工作开展监测

对各级健康教育专业机构、基层医疗卫生机构、医院、专业公共卫生机构健康促进与教育业务工作信息进行采集分析,包括对工作内容、方式、频次、覆盖人数等进行分析,动态监测各部门业务开展情况。

统计各类机构健康促进与教育工作的工作量,评估工作量是否符合规定和要求,横向分析比较各类机构健康教育与促进开展情况,对其工作效果进行动态监测与评价。

3.25　人口决策支持管理

3.25.1　功能原文

充分利用信息化手段,加强人口信息的监测评估和统计分析,为人口与计划生育领域的决策提供支撑。

具体功能包括:人口信息监测、人口自身变动统计分析、人口结构统计分析、人口与发展统计分析、家庭单元信息统计、统计分析管理、人口迁移流动评估、育龄妇女生育行为评估、出生人口变动预测、人口与计划生育政策辅助决策等。

3.25.2　应用场景

卫生计生行政管理部门通过全民健康信息平台,采集卫生计生业务信息系统数据,共享交换公安、民政、人社、教育等外部信息系统的人口相关信息,全面融合人口数据,开展人口与计划生育的统计分析、监测评估、决策支持等工作。

(1) 信息监测

从人口总量、人口素质、人口分布、重点人群保障水平等不同角度对人口信息进行监测,支持阈值设定进行预警变动分析,掌握人口信息变动态势。

(2) 统计分析

围绕人口决策主题对人口信息进行动态化计算与分析,实现人口自身变动、人口结构、人口与发展、家庭单元等方面的统计分析,并对统计分析功能进行集中管理,支持各类统计分析业务应用,为人口政策制定提供数据基础。

(3) 辅助决策

从人口迁移流动评估、育龄妇女生育行为评估、出生人口变动预测及人口与计划生育政策辅助决策等方面,建立相关预测模型,科学预测和分析人口因素对重大决策、重大改革和重大工程建设的影响,全面支撑决策支持业务。

3.25.3　业务流程

通过全民健康信息平台,汇集来自医疗卫生机构、各级卫生计生行政管理部门,以及公安、民政、人社、教育等相关部委业务系统的数据,通过数据清洗、数据汇聚、数据融合,形成人口决策支持主题数据库。

基于人口决策支持主题数据库围绕人口决策主题进行动态计算、分析、模拟,满足卫生计生行政管理部门人口决策支持管理需求,实现对区域内人口信息的实时监测、统计分析、趋势预测、决策支持等功能(图 3.25.3-1)。

3.25.4　功能设计

(1) 人口信息监测

从人口总量、人口素质、人口分布、重点人群保障水平等不同角度,对人口进行监测。

主要监测信息包括:人口总量、人口性别比例、出生人口数量、出生人口性别比例、人口受教育年限、死亡人口数量、流动人口数量、婚育人口数量、地区人口数量、城乡人口数量、劳

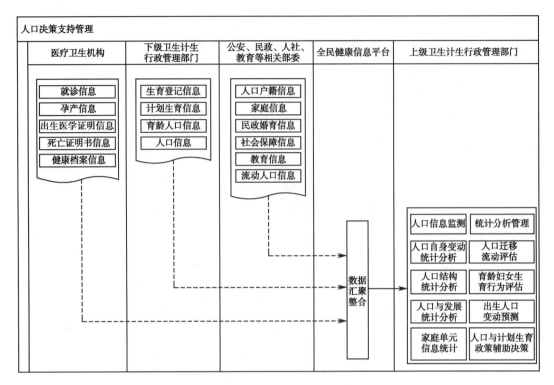

图 3.25.3-1　人口决策支持管理业务流程图

动年龄人口数量、老年人口数量、贫困人口数量、残疾人口数量、慢性病人口数量、孕产妇死亡数量和婴儿死亡数量、家庭户均人口数量等。

支持灵活设置各类人口指标阈值,当监测数据超出阈值时,及时给予预警提示。

（2）人口自身变动统计分析

对人口自身变动,如出生、死亡、自然增长等主题的综合分析,完成总人口数、年度人口出生规模、出生人口性别比、年度生育信息同比、育龄妇女人数、已婚育龄妇女人数、总和生育率、出生率、死亡率、自然增长率等指标的统计分析。

（3）人口结构统计分析

对人口年龄结构、性别结构、城乡人口结构、地区人口结构、民族人口结构等主题进行综合分析,支持按年度、地区、民族等维度的不同指标统计分析。完成分年龄人口数、平均年龄、年龄中位数、总抚养比、少年儿童抚养比、老年人口抚养比、老少比、男性人口数量、女性人口数量、人口性别比、出生人口数等指标的统计。

（4）人口与发展统计分析

从人口规模、人口质量、人口结构、人口分布等人口自身发展方面,对人口总和生育率、人口自然增长率、出生率、死亡率、人口健康、人口教育、年龄结构、性别结构、人口密度、人口净迁移率等等重要人口发展指标进行统计分析,分析人口发展趋势,为决策提供数据支持。

（5）家庭单元信息统计

对家庭规模与类型、家庭单元信息、老年人口信息、儿童和青少年信息等数据进行统计分析。通过融合人口基本信息、生育登记信息、婚姻信息、家庭信息等数据,实现对家庭的规模、类型、数量、人口规模、成员年龄构成、成员性别构成、经济情况,老年的人口、健康、经济及医疗状况,儿童和青少年的人口状况、健康状况、教育状况等指标数据的统计。

(6) 统计分析管理

对各类人口统计分析功能进行集中管理,涉及数据清洗管理、清洗方案管理、运算系统管理、指标库管理、报表库管理、数据接口、可视化展现等功能。支持灵活自由定义统计分析的条件、规则、输出结果、展现方式、权限等。

(7) 人口迁移流动评估

建立人口迁移流动评估模型,通过对社会、经济、环境、资源、政治、个人需求等因素的分析,实现对人口分布格局、人口地区聚集、人口迁移流动路线、区域内流动人口的迁出地分布情况、城乡间迁移流动情况等方面的评估分析。

(8) 育龄妇女生育行为评估

建立育龄妇女生育行为评估模型,分析不同年龄、区域、城乡、教育程度、职业、经济状况、已育子女状况、生育政策等因素的妇女生育情况,监测生育水平变动态势,分析各类影响因素对育龄妇女生育行为的影响。

(9) 出生人口变动预测

建立出生人口变动预测模型,分析影响出生人口的各项因素,基于生育登记、孕妇建档、孕产妇保健、住院分娩等信息,预测近期出生人口变动趋势。结合育龄妇女生育行为评估模型对生育意愿的评估结果,育龄妇女数量及年龄结构数据,利用人口预测模型方法,预测人口中长期变动趋势。

(10) 人口与计划生育政策辅助决策

结合世界人口预测前沿技术方法,建立人口与计划生育预测技术和模型。在人口普查和抽样调查的基础上,加强人口中长期预测。建立人口动态监测和评估体系,科学监测和评估人口变动情况及趋势影响,通过预测模型实现对人口迁移、家庭人口情况、户主率、人口规模、人口分布合理性、流动人口情况、人口预期寿命、人口健康预期寿命、总和生育率等方面的预测,模拟政策的预期效果,为人口与计划生育政策提供辅助决策支持。

3.26　人口信息服务与监管

3.26.1　功能原文

对人口信息监测关键指标,例如婚姻、妊娠、生育、人口素质等进行对比分析和预警预测。

具体功能包括:婚情统计、孕情统计、生育信息统计、避孕信息统计、人口教育统计。

3.26.2　应用场景

卫生计生行政管理部门通过全民健康信息平台,对卫生计生内部信息系统人口数据进行采集,融合公安、民政、教育等外部信息系统的人口婚育相关数据,建立全面的人口婚育、生育、教育相关数据,各级卫生计生行政管理部门根据自身需求开展人口信息服务与监管工作。

(1) 对比分析

卫生计生行政管理部门通过平台实现对婚姻(婚姻信息、婚姻状态变更情况)、妊娠(妊娠信息、妊娠情况、人工流产率、出生人流比)、生育(生育信息同比、总和生育率、母亲年龄结构、分孩次妇女年龄别生育率)、人口素质(受教育程度、受教育年限、受教育专业)等人口信息监测关键指标的对比分析,掌握区域人口信息现状。

(2)预警预测

卫生计生行政管理部门通过平台提供的人口信息监测预警信息,及时发现人口发展中的问题及倾向性苗头,并提出和制定相应的政策和改进措施,确保人口均衡发展。

3.26.3   业务流程

通过全民健康信息平台,采集医疗卫生机构信息平台、人口计划生育系统,以及公安、民政、教育等信息系统中各项人口婚育、教育相关数据。通过数据清洗、数据汇聚、数据融合,形成人口信息服务与监管主题数据库。

基于人口信息服务与监管主题数据库进行数据分析,实现人口婚情统计、孕情统计、生育信息统计、避孕信息统计、人口教育信息统计等统计分析功能。同时,对人口信息监测关键指标,例如,人口数量、结构、素质、婚姻、妊娠、生育等进行对比分析,合理设定阈值,进行预警变动分析,实现对人口信息的趋势预测、预警预测等功能(图 3.26.3-1)。

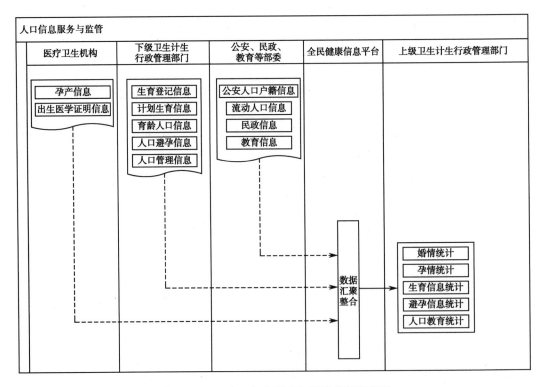

图 3.26.3-1   人口信息服务与监管业务流程图

3.26.4   功能设计

(1)婚情统计

实现年度分性别婚姻变动情况、育龄妇女婚姻状况、夫妇现行婚姻状况、婚姻趋势等统计功能,完成对婚姻信息、婚姻状况变更、双方初婚对数、双方再婚对数、复婚对数、男再女初对数、女再男初对数、生育政策属性等相关指标的统计。根据区域内婚情现有统计指标数据,对婚情趋势进行预测分析,完成对初婚年龄趋势、再婚年龄趋势、离婚率趋势等指标的预测。

(2) 孕情统计

实现年度妊娠信息、育龄期妇女分年龄别妊娠情况、年龄别人工流产率、出生人流比、生育预测等统计功能,完成对当年妊娠信息、分娩及终止妊娠人数、正常活产儿人数、出生缺陷儿人数、其他不良妊娠结局数量、妊娠阶段、手术类型、手术地点、出生率、人流率等相关指标的统计。根据区域内孕情现有统计数据,对生育信息进行预测分析,完成对分娩时间、分娩方式等指标的预测。

(3) 生育信息统计

实现年度生育信息同比(或环比)统计、总和生育率统计、母亲年龄结构统计、分孩次妇女年龄别生育率统计以及年度符合政策生育率同比(或环比)等统计功能,完成每年出生人口数、每年总和生育率、母亲年龄结构、各年龄段生育人口数量、家庭结构、每年生育分孩次分性别妇女年龄别、人口性别比值、出生概率、当年符合政策出生人数等相关指标的统计。根据区域内现有生育信息统计数据,对生育信息进行预测分析,完成对生育人口数等指标的预测。

(4) 避孕信息统计

实现对年度的避孕构成及当年措施落实情况、年度政策外生育妇女措施情况、分孩次育龄妇女避孕措施构成等统计分析功能,完成对当年生育不同孩次夫妇采取节育措施、避孕措施开始时间、避孕措施类型、避孕措施实施机构、每年区域内生育不同孩次育龄妇女避孕措施构成等相关指标的统计。根据区域内现有避孕信息统计数据,对避孕信息进行预测分析,完成对避孕行为、避孕方式等指标的预测。

(5) 人口教育统计

实现受教育程度、受教育年限、受教育专业等统计分析功能,完成对不同教育程度的人口数量、人口构成、区域分布,不同性别、区域、年龄段人口的受教育情况,大学(指大专以上)教育程度人口所学专业、从事行业与岗位等相关指标的统计。根据区域内现有人口教育统计数据,对人口教育信息进行预测分析,完成对受教育年限趋势等指标的预测。

3.27　远程医疗业务监管

3.27.1　功能原文

对各远程医疗服务中心、分中心以及会员医院、运营商的资质以及远程医疗业务进行统一的监管。

具体功能包括:远程医疗服务中心备案、远程医疗服务分中心备案、会员医院备案、运营商备案、远程医疗专家信息备案、远程医疗服务项目备案、会诊记录个案(申请信息、专家诊断)、远程教育课程信息、远程费用结算信息监管、远程医疗服务质量监管(服务满意度分析、诊断前后符合情况分析、受邀方评价分析、系统运行情况评价分析)、会诊业务综合统计分析。

3.27.2   应用场景

卫生计生行政管理部门,通过区域全民健康信息平台,对区域内远程医疗服务参与主体、专家、远程医疗服务项目、远程会诊信息、远程教育信息等进行监管,监控远程医疗过程中的各个环节,实时掌控远程医疗基本运行情况。

(1) 远程医疗基本运行情况监管

卫生计生行政管理部门对远程医疗基本运行情况进行监管,主要包括:接入机构数量、机构分布情况、服务量、资源使用情况、辅助诊断项目应用情况、患者病情情况进行分析和监管。

(2) 远程医疗服务质量监管

卫生计生行政管理部门对远程医疗服务质量进行监管,主要包括满意度分析、诊断前后符合情况分析、受邀方评价分析、系统运行情况评价分析、服务质量评价分析。根据分析的结果向远程医疗项目相关建设方、参与方提出整改意见,推进服务质量提升。

(3) 远程医疗费用监管

卫生计生行政管理部门对远程医疗费用进行监管,包括费用总体情况、费用构成、费用支付方式构成等进行分析,对远程医疗费用的结算情况等,保证远程医疗服务费用的合理性、规范性。

3.27.3   业务流程

通过区域全民健康信息平台,接入远程医疗服务相关系统,汇集参与主体、专家、远程医疗服务项目、远程会诊信息、远程教育信息等数据,实现对远程会诊过程、服务质量、会诊效果的全面监管。在远程医疗项目开展前,区域全民健康信息平台采集会员医院、服务中心、服务分中心、专家库、运营商以及服务项目等基本信息。在远程医疗项目开展过程中,平台采集远程会诊记录、费用结算信息、对上下级医生及患者的满意度调查报告等信息。在远程医疗项目结束后,平台对远程医疗服务质量进行分析和评价、对远程医疗服务进行综合统计分析(图 3.27.3-1)。

3.27.4   功能设计

(1) 备案管理

提供对远程医疗服务中心、服务分中心、会员医院、运营商、医疗专家、服务项目的备案管理功能,可以记录历次远程医疗项目的参与方信息。

(2) 个案管理

提供对历次远程医疗服务个案会诊情况的记录功能,包括申请信息、专家诊断等。可以对患者会诊后的病情情况进行分析和跟踪。

(3) 基本运行情况监管分析

提供对区域内所有远程医疗卫生机构的远程医疗服务运行基本情况的监管,包括:接入机构数量分析,实现对目前所有接入机构的数量统计,包括已接入数量、增加接入数量、接入机构覆盖率等;服务量分析,实现单位时间内所有接入机构或指定接入机构对外提供远程医疗服务数量的分析,包括服务量变化趋势、变化率等内容;区域资源使用情况分析,针对区域内指定机构进行资源使用情况的分析,可根据资源使用率进行排序,为服务申请者提供选择

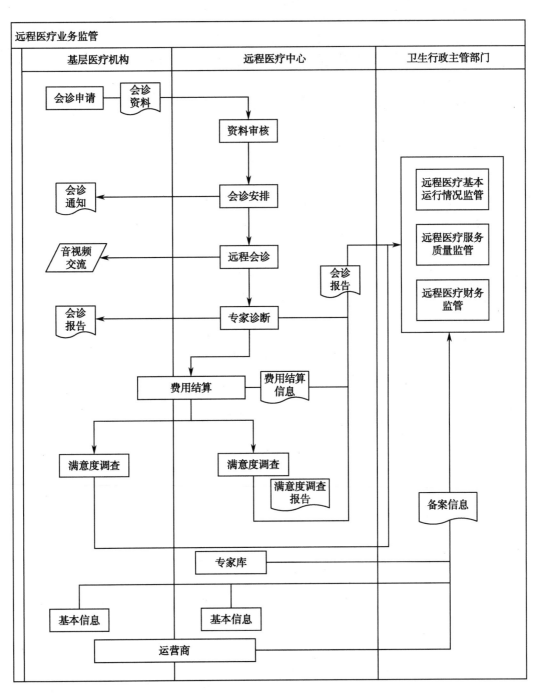

图 3.27.3-1　远程医疗业务监管流程图

依据；辅助诊断项目应用分析，对所有机构使用辅助诊断项目应用情况进行统计分析；患者病情情况分析，针对患者会诊后病情情况进行跟踪和分析；个案分析，可以针对区域内单个远程医疗服务个案进行分析。

（4）区域服务质量监管

提供区域内远程医疗服务提供机构对外提供远程医疗服务质量的反馈和评估，包括：服务满意度分析，根据服务申请方对远程医疗服务的满意度评价情况，实现对服务提供方的服务评价分析，可以按机构对满意度情况进行综合排名；诊断前后符合情况分析，根据服务申请方对会诊诊断前后符合情况的打分，实现对服务提供方诊断前后符合情况的分析和评分，可以根据评分结果进行排名；提供方评价分析，根据服务申请方对服务提供方的整体评分，对服务提供方进行评价分析，可以根据评分结果进行排名；系统运行情况评价分析，服务申请方和服务提供方对远程医疗业务系统的运行情况进行评价分析。

（5）远程医疗费用监管

支持区域内远程医疗服务相关费用的统计分析和监管，包括：医疗付费方式构成分析，根据远程医疗的患者支付方式分析医疗费用构成情况；诊疗费用个案分析，对远程诊疗个案的费用构成明细情况的查询，对远程诊疗个案的费用构成情况进行分析；费用监管，分析区域内远程医疗服务费用信息，对费用的合理性、规范性进行监管；结算信息监管，支持对各参与方的费用结算分配信息的监管。

3.28　电子证照管理

3.28.1　功能原文

建立医疗机构、医生、护士电子证照管理制度，为区域内医生、护士、药师、医技人员的执业证件在平台上注册和医疗机构的电子认证。

具体功能包括：医疗机构、医生、护士在平台上注册、变更、注销等业务，建立执业档案，记录和完善执业行为，并且对外提供身份认证服务。

3.28.2　应用场景

实现对电子证照的采集、审核、签发、应用、共享、管理等各环节监管。

（1）信息注册与证照签发

面向医疗卫生机构、医生、护士等，在平台进行注册时，采集证照相关信息，并将相关电子证照信息保存至平台电子证照库中。平台对所采集的证照相关信息与证照信息库进行比对，确保所采集的证照信息完整无误，并进行电子证照的签发。平台建立电子认证服务体系，从技术上保证电子证照文件的防篡改、不可否认性。

（2）电子证照签注

针对医生、护士的电子证照，涉及执业地点、科室、证照有效期等基本信息变更，通过电子证照管理系统完成信息变更，并对电子证照重新签注，完成电子证照基本信息的更新。

（3）证照查询

用户通过实名身份认证后，向其提供电子证照的查询服务：针对个人提供其本人的电子证照查询服务；针对用人单位，提供相关从业人员的电子证照查询服务；向相关监督执法机构提供电子证照的查询、验证服务。

（4）证照使用

不同医疗卫生机构、不同地域的电子证照信息可相互共享利用及比对，最终在全国范围内实现电子证照的互验互认。

（5）身份认证监管

电子证照作为从业人员、医疗卫生机构的有效身份凭证，应采用符合《卫生系统电子认证服务管理办法》相关要求的电子认证技术，对从业人员、医疗卫生机构的电子证照进行有效性验证监管。用人单位、卫生监督部门通过便捷的身份认证服务可实现业务工作的在线快速办理和监管。

3.28.3　业务流程

电子证照成功发证后，进入电子证照生命周期管理，电子证照生命周期管理是电子证照管理的核心。电子证照生命周期应包括电子证照申请、生成签发、变更、暂停与吊销、查验（图 3.28.3-1）。

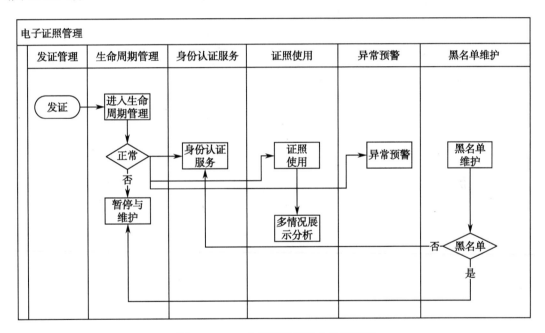

图 3.28.3-1　电子证照管理业务流程图

电子证照在使用过程中有异常预警，将进入黑名单维护，对电子证照进行暂停，无法继续操作写入，符合要求的证照可以移除黑名单进入正常管理流程。

3.28.4　功能设计

电子证照是以电子文件形式存储、传输的证件、证照信息，是支撑全民健康信息平台运行的重要基础数据。应采用电子签名技术来保障电子证照文件的完整性（防篡改）、不可否认性（确认电子证照的签发单位）、可用性（确认电子证照是否有效）。

（1）发证管理

卫生计生行政部门对电子证照发卡情况进行综合管理,设置电子证照机构注册规则,对卡制作、应用相关的各类医疗卫生机构以及产品生产服务机构进行审核;设置发卡登记、核查规则,实现发卡情况的动态监控。

（2）生命周期管理

电子证照生命周期应包括电子证照申请、生成签发、变更、暂停与吊销、查验。当从业人员、医疗卫生机构完成电子证照注册后,为其建立独立的执业档案,执业档案除记录当前执业信息外,还应记录其历史执业信息记录,如执业地点变更、增加多点执业名称、执业活动暂停等记录。

电子证照生命周期管理如图 3.28.4-1：

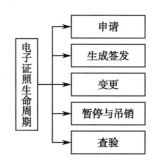

图 3.28.4-1　电子证照生命周期管理

1）申请：医疗从业人员、医疗卫生机构已完成国家卫生计生行政部门执业信息注册的,可通过电子证照系统申请电子证照下发。

医疗从业人员、医疗卫生机构申请电子证照时,须提交真实身份信息。

电子证照系统后台对医疗从业人员、医疗单位提交的身份信息和国家卫生计生行政部门记录的医疗从业人员、医疗卫生机构的执业信息进行核对,核对无误后同步国家卫生计生行政部门医疗从业人员、医疗卫生机构证照信息,各级卫生计生行政部门完成电子证照的发卡。

2）生成签发：电子证照的生成签发,应包含原有纸质证照的全部内容并与国家卫生计生行政部门记录的证照信息保持同步。为保障签发的电子证照能够广泛应用,电子证照应考虑跨平台、跨网络、跨机构等共享交互过程中的易用性,并对外提供统一的标准接口服务,便于电子证照查验。

3）电子证照信息变更：如发生变更执业地点、增加多点执业、采集数据错漏需要变更证照数据,应为新数据产生一个新版本,原数据标记为历史版本,并对电子证照重新签注,完成电子证照信息变更。

4）电子证照暂停吊销：如发生违反《中华人民共和国执业医生法》等政策法规行为,上级主管部门给予处分的,系统应对电子证照进行暂停或吊销的同步处理,记录处罚结果,限制功能使用,但保留数据备查。

5）电子证照查验：提供电子证照在线查验功能和标准接口服务,在线查验功能支持单个电子证照查验,接口方式支持批量电子证照查验。查验服务应调用平台端专用签名验签安全设备对电子证照的电子签名信息进行真实完整性以及证书有效性校验。

(3) 身份认证服务

全民健康信息服务平台的身份认证服务面向平台全部应用用户,须考虑到平台用户的广泛性、终端的多样性、信息的安全性,由于全民健康信息平台含有大量全民健康信息与隐私信息,其受到破坏后,会对国家安全、社会秩序和公共利益造成严重损害,所以必须建立灵活方便的、安全可靠的身份认证方式,才能为全民健康信息平台构建第一道安全防护。

平台用户范围:如访客用户、辖区内居民用户、从业人员用户、医疗卫生机构用户、行政主管用户、平台管理用户、第三方应用接入用户、接入设备等。

终端应用范围:如电脑端应用、手机端应用等。设置信息安全级别,访客应采用手机等实名身份认证方式查访访问。

(4) 证照使用

1) 电子证照受理环境统计与分析:按照地区、时间、医疗卫生机构等级(三级医院、二级医院、基层医疗卫生机构)等维度,受理机构数量、覆盖率等指标,采用对比、趋势、占比、排名等方式,对电子证照受理环境改造情况进行统计分析。

2) 电子证照使用情况统计与分析:电子证照按照地市、时间、医疗卫生机构等级(三级医院、二级医院、基层医疗卫生机构)医院、执业类别、执业范围等维度,用证数量、用证率、诊疗时间、诊疗人数、人均诊疗时间等指标,采用对比、趋势、占比等方式,对电子证照的用证情况进行统计分析。

3) 执业点用证情况分析:电子证照按照地区、时间、医疗卫生机构等级(三级医院、二级医院、基层医疗卫生机构)医院、执业类别、执业范围等维度,对执业点(第一执业点、第二执业点、第三执业点等)的用证数量、占比等指标,采用对比、趋势、占比等方式,对医生的多点执业情况进行统计分析。

4) 综合分析与辅助决策:基于平台进行统计分析,可以从地区、医疗卫生机构等级、医疗卫生机构、执业点、执业类别、执业范围、性别、年龄段等多维度对用证数量、用证率、诊疗时间、诊疗人数、人均诊疗时间进行分析、数据挖掘和展现,辅助业务管理与决策。

5) 证照使用区域分布展示:按照地区、时间、医疗卫生机构等级(三级医院、二级医院、基层医疗卫生机构)医院等维度,以区域分布的方式展示电子证照的发证情况、签注情况和用证情况以及图文交互展示。

(5) 电子证照异常预警提示

对异常电子证照(逾期未签注、异常用证量等)进行预警提示,实现系统主动监管。支持自定义指标及异常值,对于异常值以显著的方式标记提示。对于超期仍未消除的异常情况,需要在报告中予以体现。

(6) 黑名单维护管理

依据电子证照建立医疗卫生机构、医生和护士的黑名单管理体系,在确保"持证上岗、合法行医"的基础上,与全国信用信息共享平台互联,实现跨地区、跨行业信用奖惩联动机制。

3.29 居民健康卡应用监督

3.29.1 功能原文

根据《居民健康卡应用目录》及实现时间要求,对区域内已实现的居民健康卡应用区域范围、业务广度与深度进行统计与汇总,对各级各类卫生计生机构的居民健康卡受理环境建设情况及用卡引导情况进行评估评价与工作考核。

具体功能包括:分区域、分年度健康卡应用实现情况统计与分析,机构卡受理环境建设统计与分析,用卡情况统计与分析,综合分析与辅助决策,居民健康卡应用目录维护管理等。

3.29.2 应用场景

居民健康卡的主体应用单位包括卫生计生行政部门、医疗机构以及居民。对居民健康卡的应用监督包括在应用过程中的数据采集规范化监督、用卡情况用卡行为数据监督,以及医疗过程中门诊应用情况等,居民作为最终体验者参与应用监督。

(1) 卡应用数据查询与显示

卫生计生行政部门管理人员与医疗卫生机构管理人员对居民健康卡应用数据进行查询检索,查询结果以列表、图文等多种形式显示。

(2) 应用监督统计与分析

卫生计生行政部门管理人员通过卡应用监督网站登录系统,操作系统提供各类工具,对居民健康卡的应用实现情况、机构卡受理环境建设情况、用卡情况、用卡行为、刷卡交易、用卡相关情况等进行统计,并采用对比、时空趋势、占比、排名等方式进行综合分析与辅助决策,分析结果以列表、图文等多种形式显示。

(3) 唯一索引应用分析

居民可以通过唯一索引获取自己在各个医疗卫生机构的相关就诊信息,实现跨地区、跨机构、终生的医疗健康信息。

医疗卫生机构通过唯一索引实现居民就诊信息统一高效的共享,对于了解病情、临床决策、提高医疗质量以及科学研究具有至关重要的作用。

卫生计生行政部门通过居民唯一索引可以对同一个人在各医疗卫生机构的就诊信息进行汇总、跟踪和分析,确保信息的准确性和完整性。使卫生计生行政管理部门在公共卫生、疾病控制等方面获得真实可靠的信息、实现数据化决策。

(4) 报告展示

卫生计生行政部门管理人员通过登录卡应用监督系统,调用报告模板,完成各类报表的生成,通过图文相结合的方式对用卡的关键指标进行分析,形成报告展示。

(5) 卡应用目录维护管理

卫生计生行政部门登录系统后,可对居民健康卡应用目录的各业务级别、应用项目、应用说明等数据进行浏览、查询、编辑、保存、导入、导出等维护管理。

3.29.3　业务流程

（1）卫生计生行政部门

卫生计生行政部门能对监测发卡、用卡情况,并对用卡行为数据、刷卡交易数据、用卡相关数据等进行统计与时空态势分析,实现趋势预测与异常预警,进而对各级医疗卫生机构的居民健康卡的推进工作进行有效的指导和监管(图 3.29.3-1)。

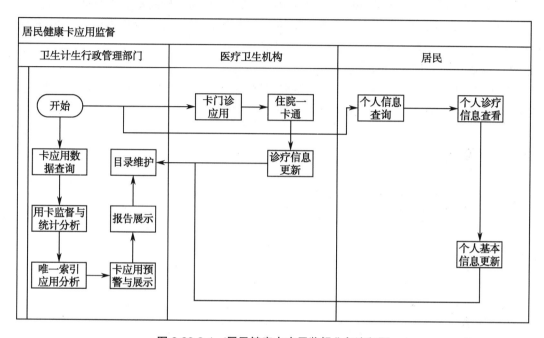

图 3.29.3-1　居民健康卡应用监督业务流程图

（2）医疗卫生机构

医疗卫生机构相关服务进行重新构造、整合和优化,形成基于居民健康卡的预约诊疗、门诊住院一卡通、先诊疗后结算、医院门诊便捷输液和医疗救治联动等服务模式。

（3）居民

居民通过居民健康卡应用平台可对个人基本信息进行查询、修改、更新,并能及时查看个人基本诊疗信息。

3.29.4　功能设计

（1）分区域、分年度健康卡应用实现情况统计与分析

以位置标识为纽带,将同一区位的卡应用实现数据、机构卡受理环境建设信息、用卡情况信息、用卡行为数据、刷卡交易数据、用卡相关数据等进行有效关联,为数据关联分析奠定基础。

（2）机构卡受理环境建设统计与分析

对机构卡受理环境建设进行统计,包括辖区内各级医疗机构、卫生服务机构、妇幼保健服务机构、计划免疫服务机构、职业病管理机构、乡镇卫生院、新农合经办机构等进行统计,对居民健康卡在医疗、结算和金融等方面的应用情况进行分析。

（3）用卡情况统计与分析

根据居民健康卡的使用情况、分发情况、用卡情况等基本信息形成固定的日报、周报、月报、年报的模板，实现用户报告的快速形成。

（4）综合分析与辅助决策

基于数据库中已有的业务数据，针对某一项参数或者某几项参数，基于统计分析方法，可实现某几项参数的对比分析和动态分析，为参数对数据结果的影响权重值提供依据，在此基础上，可分析某一项参数在不同时间序列上的分布规律，为管理决策提供数据支撑。

利用动态分析结果，找到不同业务应用动态变化规律，基于预测分析模型（层次分析法、神经网络方法等），获取未来时间段内的变化趋势。

（5）居民健康卡应用目录维护管理

对居民健康卡应用目录的一级业务类别、二级业务类别、应用项目、应用说明数据进行浏览、查询、编辑、保存、导入、导出等维护管理。

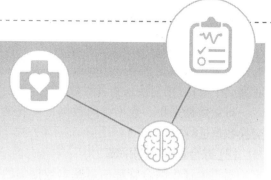

第**4**章

强化信息支撑保障
——如何夯实平台基础建设

4.1 数据规范上报和共享

4.1.1 功能原文

实现省、市、县三级人口健康信息平台健康医疗数据采集、统计分析等功能要求。省级平台要实现对上联通国家人口健康信息平台,对下联通市县两级人口健康信息平台,并实现对市县两级平台的标准化、规范化管理。省市县三级平台要实现区域内医疗卫生机构的数据采集,并按照卫生计生行业的数据标准和工作要求,定时规范向上级人口健康信息平台报送数据。基于省级平台实现跨省间的居民电子健康档案和电子病历的数据互联互通和业务协同。省级平台要实现与中医药和教育、科技、工业和信息化、公安、民政、人社、农业、体育等部门间的数据互通共享。

具体功能包括:数据采集、数据标准化上报、平台的规范化管理、平台间数据共享与交互规范、部门间数据共享和交换标准、部门间平台联通与数据共享等。

4.1.2 应用场景

(1)数据上传

医疗卫生机构或省市县卫生计生管理部门在对上一级平台上传数据时,需按照上级平台要求的规范改造本地系统接口,并且按照上级平台要求内容上传相应文档。例如,某市下发了医疗卫生数据上传标准后,该市下属区县的医疗卫生平台和医疗卫生机构需要按照此规范标准改造数据上传接口,完成数据的规范上传。

(2)数据共享

不同部门、机构、省平台在进行数据共享调阅时,可到相应的区域全民健康信息平台查询数据,实现数据共享调阅服务。例如,某医疗卫生机构需要查看某患者在其他医疗卫生机构的诊疗信息时,可通过该医疗卫生机构对接的全民健康平台共享调阅其他医疗卫生机构内部患者的诊疗信息。

4.1.3　业务流程

(1) 数据交换

个案实时数据采集 (extensible markup language, XML)。数据交换向数据交换采集者实时提交个案;数据交换采集者对数据交换进行处理。

批量数据采集。数据源向数据采集者批量提交数据交换内容;数据交换采集者对数据交换数据进行处理。

(2) 综合管理数据采集

对卫生计生综合管理信息基本数据集的采集,各级利用全民健康信息平台对数据进行采集和交换,实现数据的逐级上报。同时各级全民健康信息平台通过数据交换也可实现与外部业务协同单位的数据交换(图 4.1.3-1)。

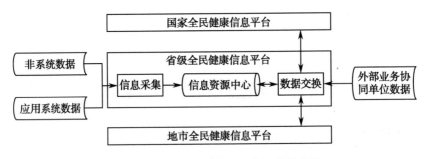

图 4.1.3-1　综合管理数据采集业务流程图

1) 信息采集:

自动采集。平台具有自动从数据源采集数据的功能,适用于实时性要求较高的卫生计生数据。

定时采集。在设定好的时间点对数据源数据进行采集,适用于数据源有规范的数据传输技术架构。

人工采集。采用人工填报方式进行数据采集或采用拷盘方式进行数据采集,一般适用于对外部数据的导入导出。

2) 数据交换:

上下级数据报送。实现省市平台之间数据上报与共享,需要通过如下步骤来完成(图 4.1.3-2):

数据上报与共享实现各级平台的网络互联。

实现上下级平台的信息交换层互通,并约定数据封装及交换规范,以方便实现信息的协同交换,可以采用 CDA 文档作为信息交换的载体。

将本级平台中注册的个人信息、医护人员信息、场所信息、术语及字典等向上级平台进行注册,其中最主要的是将本级平台中注册的个人信息向上级平台进行注册,建立本级平台注册信息与上级平台注册信息的交叉索引。

平台依据属地化原则,利用索引服务将居民在所属(管)医疗卫生机构以及管辖地外发生的健康相关信息下推到居民所属平台。

外部政务信息共享。电子政务中心统一数据共享交换平台依据《GB/T 21062-2007 政务

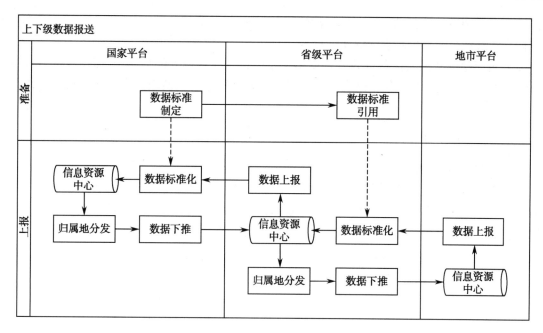

图 4.1.3-2　上下级数据报送流程图

信息资源交换体系》标准进行建设,提供信息共享服务的流程如图 4.1.3-3 所示。

其中,数据交换采用集中交换和分布交换相组合的形式。

集中交换模式是将信息资源集中存储于共享交换库中,信息资源提供者或使用者通过访问共享交换库实现信息资源交换。对于信息共享程度较高的信息资源,可采用集中交换

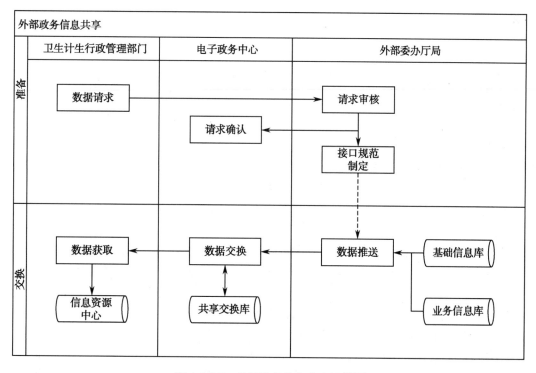

图 4.1.3-3　外部政务信息共享流程图

模式。在集中交换的基础上进行数据清洗、加工、整合,并为其他部门提供服务,便于各类主题信息的统计分析和信息查询效率的提高。

分布交换模式是将信息资源分别存储于基础信息库或业务信息库中,以目录的方式进行数据共享,信息资源提供者和使用者通过交换节点提供的交换服务实现信息资源的跨部门共享,实现一数一源、一源多用、跨部门共享。

4.1.4　功能设计

（1）数据交换采集

数据交换采集的主要功能是用数据的方式连接业务系统,实现上下级业务系统之间的数据互动。结合实际需求,可以将交换系统的涉及领域分成业务层、标准层和交换层 3 个层次,如图 4.1.4-1 所示。

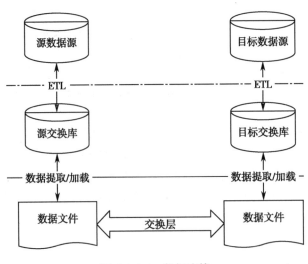

图 4.1.4-1　数据交换

业务层包含业务系统和业务数据库,主要确定系统需要交换数据的范围,确定交换内容和数据交换的具体业务要求。

标准层包含交换模板（extensibe makeup language,XML Schema）和交换缓冲区（包含交换库和数据文件缓冲区）,为数据交换确定交换标准。标准层主要解决各级业务系统之间的数据交换标准问题,包含 XML Schema 与数据库模板（database schema,DB Schema）之间的映射、主题的定制和下发。

交换层主要负责交换数据的传递。交换层将解决数据的发布和订阅、通信方式选择、节点管理等数据流向的控制。

业务层与标准层之间是数据格式映射过程和数据提取过程。数据映射过程是将业务库的数据格式与数据交换标准进行对应,数据提取过程是将业务库需要对外交换的数据提取到交换库,并将交换系统接收的数据加载到业务库。

标准层和交换层主要是将交换库中的标准数据转换成标准数据文件以及将标准数据文件转换成交换库的标准数据,具体表现为数据提取和加载过程。

数据交换将采用如下技术:

1）采用 XML 技术作为数据映射、交换数据标准的定义,各个系统可以将交换的数据通过映射转化为中间标准的 XML 数据。

2）建立数据缓冲区,使交换系统对业务系统的影响尽可能小。数据缓冲区是存储交换数据的缓冲区。数据缓冲区可以是交换数据库、文件等。

3）完全基于 TCP/IP 协议构建,支持各种网络和通信协议,适用于内网、公网,多种网络环境。

4）采用消息中间件技术,支持异步传输、离线传输。提供对主流数据通信方式的支持,包括 FTP、HTTP 等,以增强对不同应用环境的适应能力。

数据交换采用 XML 作为数据传输的载体,由于 XML 的通用性可以跨平台、跨系统、超越编程语言的界限。

数据交换系统支持数据发送、数据接收、任务管理、任务二次开发接口。交换系统提供的接口主要由 Windows DLL、Java、.NET、Delphi 等多种编程方式的接口。

1）数据发送接口。外部系统通过调用数据发送接口发送数据,触发数据交换任务执行发送数据。

2）数据接收接口。外部系统通过调用数据接收接口接收数据,触发数据交换任务执行接收数据。

3）任务管理接口。启动任务接口使外部系统能触发数据交换系统内任务的启动、停止。

4）任务二次开发接口。提供数据交换任务二次开发接口,方便用户执行开发数据处理任务。

（2）数据标准化上报

1）国家平台。省级平台与国家全民健康信息平台交互的数据应包括各种医疗资源数据、健康档案和电子病历的数据和索引信息、六大业务应用数据的统计信息。

2）地市、直管县平台。省级平台与地市、直管县全民健康信息平台交互的数据应包括各种医疗资源数据、健康档案和电子病历的个案明细数据、卫生统计信息。

3）省属（管）医院信息系统。省属（管）医院与省级全民健康信息平台交互的数据应包括各种医疗资源数据、健康档案和电子病历的个案明细数据和索引信息（临床诊疗数据、医疗费用数据等）基本药物数据和业务应用数据。医院信息系统主要是通过医院端接入代理完成医院和省级平台间的数据上传和下载。医院端接入代理最重要的功能是实现从医院业务系统（HIS、CIS、LIS、PACS/RIS）采集健康档案需要的数据上传至省级平台。

（3）平台的规范化管理

省市县三级平台要实现区域内医疗卫生机构的数据采集,按照卫生计生行业的数据标准和工作要求,规范地向上级全民健康信息平台报送数据。基于省级平台实现跨省间的居民电子健康档案和电子病历的数据互联互通和业务协同。

（4）平台间数据共享与交互规范

平台间的共享与交互主要指与行业内其他业务平台进行,如全员人口信息系统、疾病预防控制信息系统、妇女儿童保健信息系统、新农合管理系统、远程医疗系统等。数据的共享与交互的规范,需遵循国家对各平台间数据标准规范,如《WS 363-2011 卫生信息数据元目录》《WS 364-2011 卫生信息数据元值域代码》《WS 365-2011 城乡居民健康档案基本数据集》等,再根据本地平台间的实际需要制定共享和交互的机制。

（5）部门间数据共享和交换标准

数据的标准和规范是共享和交换的前提,与各部门间（如教育、科技、工业和信息化、公安、民政、人社、农业、体育等部门间）的数据共享和交换,需要依照国家和该区域对该行业的统一规范标准规范各部门数据,再根据各部门的数据标准制定共享和交换机制。

（6）部门间平台联通与数据共享

人社:医疗卫生机构执业登记注册信息、执业医生注册信息、护士（师）信息、全员人口基础信息等与养老保险、医疗保险、失业保险、工伤保险、生育保险等各类社会保险信息实现互联互通和信息共享。

民政:妇女保健业务需要获知服务对象信息,而民政的婚姻登记信息能够提供女性人群的婚姻信息,方便妇女保健医务人员将划定年龄段的已婚女性作为孕产妇保健预备管理对象;同时,民政的残疾人群信息,能够为医疗卫生业务提供残疾服务对象信息,方便在健康档案的建设中,为该类人群建立残障专项档案、提供残疾康复管理。民政婚姻登记人员在办理婚姻登记时,也能够查阅申请人的健康信息,以便发现是否有禁止结婚的疾病。

公安:公安户籍部门可以从医院获取出生医学证明信息,为新生儿户籍办理提供基本信息;医疗卫生机构从公安能获取人口基本信息、户口迁入／迁出人口信息,触发人群变化（出生、户口迁入／迁出）的健康档案建档／封存工作;获取死亡人口信息,触发死亡人群所对应的健康档案建档的结案。

食药监:基本药物制度落实、基本药物集中采购、基本药物供应、基本药物配送、基本药物价格、药品生产厂商处罚等情况,以及药品使用安全信息、基本药物目录信息、基本药物处方信息、食品安全监测信息实现互联互通和信息共享。

4.2　平台主索引

4.2.1　功能原文

以"居民身份证号码"作为平台基础服务的主索引。通过与居民健康卡注册管理系统关联,进行身份认证、个人注册基本信息核实等。按照平台业务系统和《居民健康卡应用目录》提供相关索引服务。

具体功能包括:个人主索引注册、主索引服务,数据自动匹配关联、主索引维护等。

4.2.2　应用场景

保证数据来源的畅通、鲜活、准确、标准是系统中数据共享、传输的关键点。患者主索引（enterprise master patient index, EMPI）的主要功能包括个人注册、访问和信息更新服务。医院的患者信息可以通过全民健康信息平台的个人注册服务实现个人注册,个人信息在系统可实现不同医疗卫生机构之间共享查询,当发现患者的信息存在错误或者更新时,可以直接进行信息更新服务。EMPI 的数据同步共享是基于 Web Service 通过 XML 格式数据交换完成。

（1）注册服务

当患者在医院首次就诊时,EMPI 自动创建一个患者基本信息记录。由业务操作者为新患者做业务处理时,需要在数据中根据 EMPI 的管理方式进行 ID 的识别与整合,创建主索引和映射信息,建立信息共享的基础连接的需求。

（2）查询服务

EMPI 通过基于 SOA 的服务提供各种查询方法和结果数据。数据中心通过安全管理、数据管理和数据服务为信息共享提供可靠的保障;当数据中心接收查询请求信息时,通过映射关系查询患者的主 ID;根据患者的主 ID 及其规则权限,查找需要调阅系统的 ID 信息;根据此 ID 信息在数据中心获取需要的相关数据。

(3) 更新服务

当修改 EMPI 内的患者基本信息时,EMPI 形成修改日志信息,同时发送数据同步消息给各个软件系统。

4.2.3　业务流程

EMPI 保存居民基本信息和医学概要,具体业务流程包括:

(1) 新患者注册流程

患者甲到医疗卫生机构 A(子域 A)就医,注册时,子域 A 首先到患者标识号交叉索引交易(patient identifier cross-reference IPBB transaction,PIX)管理器查询主域(message passing interface,MPI),检查其是否已经在该临床应用域内注册过,确认其为新患者后子域 A 创建子域 A 中患者甲的 MPI,并到 PIX 管理器进行其子域 A 的 PID 的主域 MPI 注册,PIX 管理器生成新患者子域 A 的 PID 的主域 MPI 完成注册(图 4.2.3-1)。

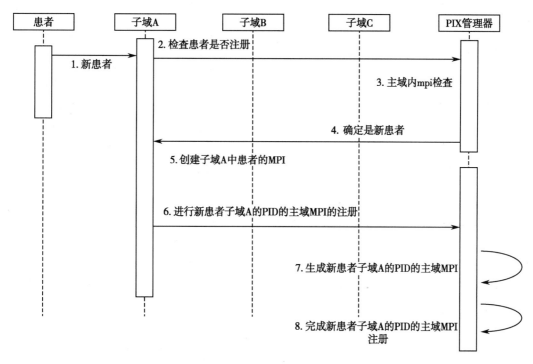

图 4.2.3-1　患者注册业务流程图

(2) 跨域患者信息查询

患者甲到医疗卫生机构 A(子域 A)就医,子域 A 首先到 PIX 管理器查询主域 MPI,检查其是否已经在该临床应用域内注册过,查询到子域的 MPI 注册信息后返回相关业务信息(图 4.2.3-2)。

(3) 患者合并机制

患者甲在子域 C 中接受医疗服务,子域 C 发现患者在其域内的信息存在重复,于是合并患

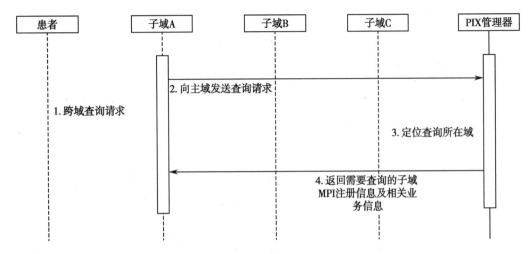

图 4.2.3-2　跨域患者信息查询业务流程图

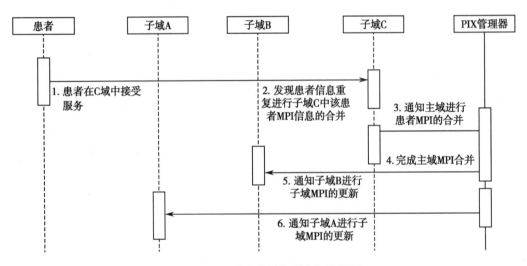

图 4.2.3-3　患者合并机制业务流程图

者甲在子域 C 的 MPI,然后通知 PIX 管理器进行患者甲的主域 MPI 的合并,PIX 管理器完成患者甲的主域 MPI 合并后,通知患者甲所在的子域 A 和子域 B 进行患者甲的索引(图 4.2.3-3)。

4.2.4　功能设计

主索引服务是基于 IHE PIX 规范形成的一个服务组件,将来源于不同系统的个人信息进行整合、归并,形成居民个人主索引。这是将散落在各终端系统中的同一居民的就诊、免疫、体检等信息归并在一起,是构建健康信息共享的基础。主要功能包括:新增索引、索引匹配、更新索引、修改索引、获取索引、索引管理等功能。

(1) 个人主索引注册

业务系统将一个居民的索引加入到交叉索引系统时,向交叉索引系统传送请求注册消息,消息中包含待注册的个人信息,主要元素包括:业务系统 ID、个人 ID、姓名、性别、出生日期、出生地、民族、母亲姓名、婚姻状况、身份证号、住址、电话等。

交叉索引通过匹配规则检查系统中是否已存在该居民的索引,按照新增索引或更新索引两种情况分别处理。新增索引需要在交叉索引系统中记录业务系统的索引,同时产生主索引。如果该居民在交叉索引系统中有潜在重复的记录,还需要记录潜在重复信息。更新索引需要更新匹配的业务系统的索引,同时更新主索引。主索引更新时,需要对订阅主索引的系统发布更新的主索引。

(2) 主索引服务

获取居民交叉索引。交叉索引系统的主要功能是为业务系统提供交叉索引,业务系统可以通过两种方式获取交叉索引:通过全局标识获取或通过个人信息获取。

如果业务系统中记录了个人全局标识,交叉索引系统可以直接检索到该居民的交叉索引表。

业务系统仅能提供居民本地信息向交叉索引系统检索交叉索引时,交叉索引系统首先要进行个人信息匹配,在交叉索引库中查找可以匹配的人。如果能够精确匹配,则返回该居民的交叉索引;如果仅能匹配到潜在重复,则返回潜在重复信息,由业务系统进一步选择;如果匹配失败,则返回空记录。

获取居民主索引信息。交叉索引系统存储了居民在多个系统中的局部标识信息,并由此维护一个主索引,记录最准确的个人基本信息,该信息可以提供给业务系统使用,提高业务系统中个人信息的质量。

获取居民主索引信息的使用方法要求与获取居民交叉索引类似,可以由业务系统提供个人全局标识获取,也可以由业务系统提供居民本地信息获取。

查询居民个人信息。允许管理人员使用全局个人标识(group ID,GID)或业务系统局部个人标识(LID)检索居民;或者输入个人部分信息,如姓名、性别、出生日期、身份证号等检索居民,检索结果以列表形式返回。

(3) 数据自动匹配关联

接收到业务系统居民登记的请求信息后,交叉索引系统首先使用业务系统号、局部个人ID(LID)查找,如果存在精确匹配的索引,只需要对原索引信息进行更新即可,如果没有找到精确匹配的个人索引,则需要根据居民的其他信息和系统中的记录进行匹配。

交叉索引匹配引擎首先通过预定义的匹配条件选定一批相近的记录,对每个记录计算匹配度,再根据这组记录的匹配度确定请求登记的信息属于新居民、现有居民或者潜在重复居民。

(4) 主索引维护

更新主索引。在交叉索引系统新增或更新一个人的索引信息后,同时需要对主索引进行更新。向交叉索引提供居民信息注册的系统可能拥有不同的信息可信度,因此其提供的信息对主索引的影响有所不同。更新操作根据新信息对主索引每个字段记录的信息进行评价,确定该字段的最佳值。

修改索引。提供手工操作界面满足管理人员对现有索引进行修正的要求。

4.3　注　册　服　务

4.3.1　功能原文

依托人口健康信息平台,提供对居民个人、医疗卫生人员、医疗卫生机构、医疗卫生术语等基础共享信息的注册,提供唯一的标识号,实现在省域范围内的信息识别。

具体功能包括：

1) 个人注册：指在一定区域管辖范围内，形成一个个人注册库，个人的健康标识号、基本信息被安全地保存和维护，提供给人口健康信息平台所使用，并可为医疗就诊及公共卫生相关的业务系统提供人员身份识别功能。

2) 医疗卫生人员注册：提供医疗卫生人员个人信息登记、服务处所登记、唯一个人标识分配、个人信息查询、个人标识查询。

3) 医疗卫生机构注册：提供医疗卫生机构信息登记、唯一机构标识分配、空间方位信息登记、机构信息查询、机构位置查询及地图展现、机构标识查询。

4) 医疗卫生术语注册：提供术语的注册、更新维护，提供术语间语义映射；既可由平台管理者又可由平台接入机构进行注册、更新维护。

4.3.2　应用场景

注册服务包括对居民个人、医疗卫生人员、医疗卫生机构、医疗卫生术语的注册管理服务，系统对这些实体提供唯一的标识。针对各类实体形成不同注册库（如个人注册库、医疗卫生机构注册库等），每个注册库都具有管理和解决单个实体具有多个标识符问题的能力，注册库具有内部的非公开标识符。

(1) 个人注册

个人注册服务是在一定区域管辖范围内，用于安全地保存和维护居民个人健康标识号和基本信息，提供给全民健康信息平台其他组件及 POS 应用使用，并为医疗就诊及公共卫生相关的业务系统提供个人身份识别功能的服务组件。

个人注册服务形成个人注册库。提供个人基本信息的唯一权威信息来源，用于在全民健康信息平台及应用范围内确认某位居民或患者。解决跨越多个系统边界时，居民身份唯一性识别的问题。

个人注册服务可供医院、基层医疗卫生机构和公共卫生机构使用，完成居民身份的注册。个人注册服务支持多种电子化的身份识别方式，包括居民健康卡、社会保障卡、居民身份证等。

个人注册服务组件提供居民个人身份注册服务、个人 ID 查询服务和个人基本信息查询服务。其中，个人身份注册：即为个人身份提交，是将多个域来源的同一个人的身份信息进行新增、修订和合并。个人身份注册为不同来源的同一个人的身份信息能够被识别奠定基础。个人 ID 查询：指通过一个已知个人 ID 来获取其他域的相关个人 ID。个人基本信息查询：是根据查询条件，返回符合条件的个人基本信息。

(2) 医疗卫生人员注册

医疗卫生人员注册库是一个单一的目录服务，为区域内所有医疗服务提供者（包括全科医生、专科医生、护士、实验室医生、医学影像专业人员、疾病预防控制专业人员、妇幼保健人员以及其他从事与居民健康服务相关的从业人员）提供注册服务。系统为每一位医疗卫生人员分配一个唯一的标识，并提供给平台以及与平台交互的系统和用户使用。

(3) 医疗卫生机构注册

通过建立机构注册库，提供区域内所有与健康档案及综合卫生管理相关的机构综合目录，相关机构包括卫生计生行政机构、二三级医院、基层医疗卫生机构、疾病预防控制中心、卫生监督所、妇幼保健所、血液中心、急救中心等。系统为每个机构分配唯一的标识，可以解决居民所获取的医疗卫生服务场所唯一性识别问题，从而保证在维护居民健康信息的不同系统中使用统一的规范化标识符,同时也满足全民健康信息平台与下属医疗卫生机构服务点间的互联互通要求。

(4) 术语注册

建立术语和字典注册库,用来规范医疗卫生事件中所产生的信息含义不一致性问题。术语可由平台管理者进行注册、更新维护;字典既可由平台管理者也可由机构来提供注册、更新维护。标准化代码字典体系是整个平台体系内部或与外部系统在信息表达和语义互操作时的关键性基础设施。标准化代码字典体系,包含以下几部分:全民健康信息平台范围内各层面各类型数据(或信息)中,代码化的信息标准表达模型;全民健康信息平台范围内各层面各类型数据(或信息)中,术语类的信息标准表达模型;全民健康信息平台引入的所有代码、字典、术语及其在平台中的具体存在和表达形态;代码字典、术语之间若有内在关联,则用于表达其关系的数据模型也需明确提出。

4.3.3　业务流程

(1) 个人注册

个人身份源向个人身份管理者提交个人身份信息新增、修订、合并操作要求;个人身份管理者对个人身份源提交的个人信息建立交叉索引,并且返回操作结果(图 4.3.3-1)。

个人身份使用者向个人注册服务组件提交个人身份查询;个人注册服务组件返回相关个人身份(图 4.3.3-2)。

个人基本信息使用者向个人注册服务组件提交个人基本信息查询;个人注册服务组件返回个人基本信息(图 4.3.3-3)。

(2) 医疗卫生人员注册

区域内医疗卫生机构系统(如医院 HIS 系统)作为医疗卫生人员信息源,向全民健康信息平台医疗卫生人员注册服务提交本机构的医疗卫生人员信息;区域内医疗卫生机构系统(如医生工作站)在某个跨机构的业务中查询相关医疗卫生人员的信息。例如调阅居民健康档案时,检验报告中有报告创建者信息,医生工作站作为医疗卫生人员信息使用者,可以查询医疗卫生人员信

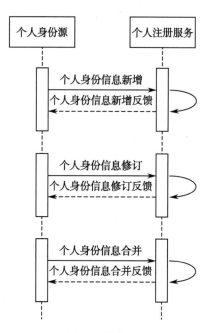

图 4.3.3-1　个人身份注册业务流程图

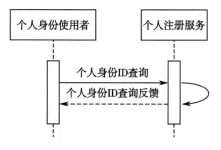

图 4.3.3-2　个人 ID 查询业务流程图

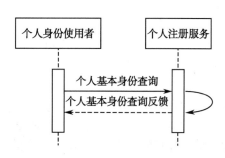

图 4.3.3-3　个人基本信息查询业务流程图

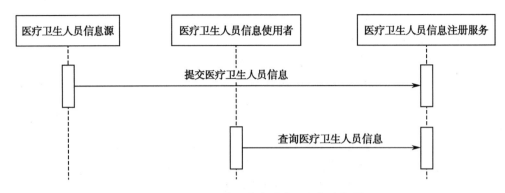

图 4.3.3-4   医疗卫生人员注册业务流程图

息,并在报告中显示报告创建者的名字等信息(图 4.3.3-4)。

(3) 医疗卫生机构注册

区域内医疗卫生系统作为医疗卫生机构信息源,向全民健康信息平台中医疗卫生机构注册服务提交本医疗卫生机构信息;区域内医疗卫生机构系统(如医生工作站)在查询相关医疗卫生机构跨机构的业务中的信息。例如在调阅居民健康档案时,检验报告中有报告创建者信息,医生工作站作为医疗卫生机构信息使用者,查询医疗卫生机构信息,并在报告中显示报告创建机构的名字等信息(图 4.3.3-5)。

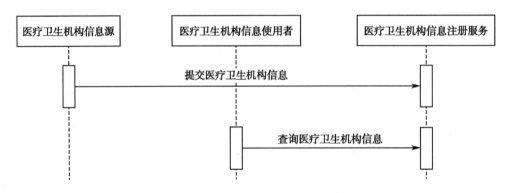

图 4.3.3-5   医疗卫生机构注册业务流程图

(4) 术语注册

术语字典提供者提交其原始术语字典到术语字典注册服务组件;术语字典注册服务组件校验并进行相应的注册、更新、版本变更等行为(图 4.3.3-6)。

术语字典映射使用者提交源代码检索请求。术语字典注册服务在术语字典库中检索目标代码,并将结果返回给术语字典映射使用者(图 4.3.3-7)。

4.3.4   功能设计

(1) 个人注册服务

个人注册服务是指在一定区域管辖范围内,形成个人注册库,个人的健康标识号、基本信息被安全地保存和维护着,提供给全民健康信息平台使用,并为医疗就诊及公共卫生相关的业务系统提供居民身份识别功能(表 4.3.4-1)。

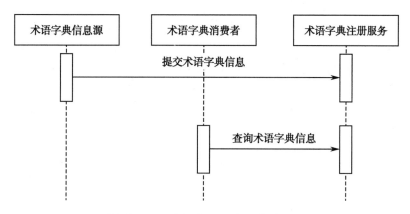

图 4.3.3-6　术语注册、更新业务流程图

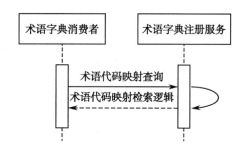

图 4.3.3-7　术语代码映射业务流程图

表 4.3.4-1　个人注册服务

个人注册操作	描述
查询个人信息服务	根据部分信息查找个人
获取个人 ID 服务	根据所有符合要求的个人信息返回个人 ID
注册新人服务	添加一个新的个人信息
更新个人信息服务	根据个人 ID 更新其他信息
个人身份匹配服务	根据模糊身份匹配算法,对数据中心个人身份进行合并

　　个人注册库主要扮演两大角色。其一,用于医疗卫生信息系统确认居民或患者。其二,解决在跨越多个系统时遇到的居民身份唯一性识别问题。个人注册服务是全民健康信息平台正常运行不可或缺的,以确保记录在健康档案中的每个人被唯一地标识。

　　该注册服务主要由各医院、社区和公共卫生机构来使用,完成居民注册功能。

(2) 医疗卫生人员注册服务

　　医疗卫生人员注册库是一个单一目录服务,为区域内所有卫生管理机构的医疗服务提供者(包括全科医生、专科医生、护士、实验室医生、医学影像专业人员、疾病预防控制专业人员、妇幼保健人员及其他从事与居民健康服务相关的从业人员),每人分配一个唯一的标识,并提供给平台以及与平台交互的系统使用。

　　该功能的基本流程为:各医院、社区和公共卫生机构提供所辖医疗卫生人员基础信息给平台,平台完成审核并将这些信息给予注册(表 4.3.4-2)。

表 4.3.4-2　医疗卫生人员注册服务

医疗卫生人员注册操作	描述
查询医疗卫生人员信息服务	根据部分信息查找卫生人员
获取医疗卫生人员 ID 服务	根据所有符合要求的人员信息返回卫生人员 ID
注册医疗卫生人员服务	添加一个新的医疗卫生人员信息
更新医疗卫生人员信息服务	根据卫生人员 ID 更新其他信息
医疗卫生人员身份匹配服务	根据模糊身份匹配算法,对数据中心医疗卫生人员身份进行合并

(3) 医疗卫生机构注册服务

通过建立医疗卫生机构注册库,提供区域内所有医疗卫生机构的综合目录。相关机构包括二三级医院、社区卫生服务中心、疾病预防控制中心、卫生监督所、妇幼保健所等。系统为每个机构分配唯一的标识,可以解决医疗卫生服务机构唯一性识别问题,从而保证在维护居民健康信息的不同系统中使用统一的规范化标识符。同时也满足全民健康信息平台、下属医疗卫生机构服务的互联互通要求(表 4.3.4-3)。

表 4.3.4-3　医疗卫生机构注册服务

医疗卫生机构注册操作	描述
列出医疗卫生机构场所服务	根据条件返回满足要求的场所列表
查询医疗卫生机构服务	根据部分信息查找机构
获取医疗卫生机构 ID 服务	根据所有符合要求的信息返回机构 ID
注册医疗卫生机构服务	添加一个新的医疗卫生机构
更新医疗卫生机构信息服务	根据机构 ID 更新其他信息

(4) 医疗卫生术语和字典注册服务

建立术语和字典注册库,用来规范医疗卫生事件信息含义一致性问题。术语可由平台管理者进行注册、更新维护;字典既可由平台管理者也可由机构来提供注册、更新维护(表 4.3.4-4)。

表 4.3.4-4　医疗卫生术语和字典注册服务

医疗卫生术语和字典注册操作	描述
列出术语和字典服务	根据条件返回满足要求的术语及字典列表
查询卫生术语和字典服务	根据部分信息查找术语和字典信息
注册卫生术语和字典服务	添加一个新的医疗卫生术语或字典
更新卫生术语和字典信息服务	根据术语和字典 ID 更新其他信息

4.4　数据采集与交换

4.4.1　功能原文

以集约化建设模式实现人口健康信息平台批量数据采集和个案数据交换,强化数据采集与交换的过程数据质量控制,以及数据标准化管理。

具体功能包括：

1）数据采集：提供丰富的采集元数据服务、支持灵活的数据采集方式；支持基于数据标准的数据转换；支持推送和订阅双模式的数据分发；支持多目的的数据分发；支持重复数据删除。

2）数据整合：基于数据标准的关键信息提取，基于特征信息模糊匹配的数据关联，提供手工干预的数据管理功能。

3）数据交换：提供文档共享服务、文档订阅服务、任务调度服务、通用消息服务、共享文档转换工具等功能。

4）数据质量管理：数据质量类别管理、质量度量规则管理、质量检核方法管理、质量检核方法审核、数据质量检核调度、数据质量检核执行、数据质量检核入库、问题数据展现、问题数据趋势分析、数据质量检核监控、检核日志管理、数据质量报告、专项数据质控规则处理模块（一致性、完整性控制、异常数据管理、重叠身份管理、差错修订、重复数据删除）等功能。

5）数据标准管理：数据标准管理提供对术语、数据元、数据集以及值域代码的管理与维护。

6）数据标准服务：提供按需发布标准规范，供人口健康信息平台/应用系统参考使用；基于数据标准规范配置接口标准、交换文档等内容，以实现语义化的数据交换；与外部标准体系之间的接口（国家卫计委相关标准、国际标准）；支持共享交换过程中的代码、数据转换。

4.4.2　应用场景

提供区域内业务数据的采集、整合、交换及管理等功能。把分散在各接入平台的应用系统数据按需集中，并对其进行统一的数据处理、信息整合、质量控制和标准化管理与服务。一方面将业务数据集中管理，提高数据质量和标准化程度；另一方面，通过数据进行整合，以满足不同层次的应用需要。

（1）定时数据采集交换

定时数据采集主要是针对历史健康医疗数据迁移，以及每天针对患者全部诊疗信息采集，定时数据采集范围涵盖居民健康档案、电子病历以及患者基本信息，另外，也包含药品监管、公共卫生监测、综合数据分析等的数据。采集时间一般设定在业务空闲时段，以减轻信息系统及传输网络压力。

（2）实时数据采集交换

实时数据采集主要针对管理机构特定业务监管要求进行数据采集，如医疗卫生机构实时门诊量、床位情况、大处方情况等。主要采用 HL7 标准协议交换，实时交易结算采用消息机制进行交换采集。

（3）业务协同

满足区域内统一预约挂号、远程医疗、公共卫生联动以及其他医疗协同过程中各类协同消息的传递，主要通过消息路由支撑。

（4）调阅、智能提示

平台获取区域内健康医疗相关数据，以患者为核心进行整合，提供健康档案调阅以及各类智能提示等服务，对于这类服务的调用需通过前置机的代理服务方式实现，当医生在对某患者进行诊疗操作的过程中，在履行一定授权前提下，可以主动调阅该患者的健康档案信息，也可以通过弹出提示框的方式实现对于重复用药、重复检验检查等各类信息的提示，以辅助医生就诊,提高医疗质量和安全。

4.4.3　业务流程

　　各医疗卫生机构的业务系统通过前置机统一与平台进行数据交换,遵循统一的数据标准规范建立各自的接口系统,并按规定及时将数据提供给前置机,由前置机发送给平台;分布在各医疗卫生机构的前置机由平台统一管理,提供统一的标准规范、数据加解密、压缩解压缩、断点续传、数据质量控制等功能,保证数据标准、质量与安全,并通过与接入的其他机构的应用系统实现数据共享交换与业务协同,支撑全民健康信息平台的各类业务应用(图 4.4.3-1)。

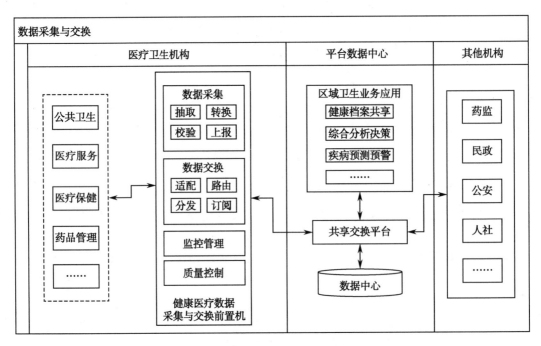

图 4.4.3-1　数据采集与交换业务流程图

4.4.4　功能设计

(1) 数据采集、整合及交换

　　1) 数据采集:平台涉及数据来自多行业、部门、机构的业务系统,数据采集需要支持适配器技术,充分考虑多种数据源存在形式,针对各种数据源提供数据适配功能,支持基于数据标准的数据转换,支持推送和订阅双模式的数据分发,支持多目的的数据分发,支持重复数据删除,保证平台可适配各自的相关服务,具备支撑未来异构应用系统的整合能力。

　　不同类型的业务应用需求对数据采集的要求会有所不同,为满足这些不同的业务需求,数据采集支持多种数据采集模式。支持多种采集时间处理,包括定时采集、实时采集、事件触发采集。支持多种采集内容处理,包括全量采集、增量采集。具体功能如下:

　　全量采集。支持数据迁移或数据复制,将数据源中的表或视图的数据的原样采集,并转换成平台可以识别的格式。全量采集通过对数据源的采集规则预定义,直接通过该模块执行采集逻辑,并将采集后的数据对应插入到资源中心的目标数据源中,完成全量采集的整个过程。在业务场景中,全量采集应用于历史数据、字典表的采集等情况,可适用于统计分析或无需进行二次更新的业务需求。在有实时变化的数据采集的场景中可以与增量采集搭配使用。

增量采集。采集数据库的表中新增或修改数据。在业务操作过程中,增量采集较全量采集应用更广。如何捕获变化的数据是增量采集的关键,在捕获方法中要求能够将业务系统中的新增数据,按一定频率准确地捕获到,同时不能对业务系统造成太大的压力,影响现有业务。

2) 数据校验:提供全面的数据结构解析与质量保障技术,在数据源机构中完成数据质量校验,并支持数据校验标准统一下发,提供完备的数据质量校验报告。主要功能包括:

多重校验保障。支持根据数据校验规则自动执行数据校验逻辑,并产生数据校验报告。校验方法包括:字段级校验(字段级校验支持可空校验、长度校验、枚举校验、数据类型校验、邮件校验、身份证校验、电话校验、正则校验等内容)、业务级校验(业务级校验支持完整性校验与合理性校验,校验同一业务在不同数据中的关联关系)、合理性校验(即医疗卫生机构数据是否符合平台数据格式规范、内容规范,如药品代码是否在药品目录中,身份证号码是否为 15 或 18 位等内容)、完整性校验(即医疗卫生机构业务数据是否完整,如患者诊疗总费用是否为所有分项诊疗费用之和,如出现明细丢失,则说明记录不完整)。

双向校验报告:支持完备的数据质量校验报告,包括异常定位、异常明细情况等内容。可进行校验报告双向发送,将校验报告同时发送给平台以及相关数据产生部门与机构。

补偿重传机制。支持异常数据补偿重传机制,能够将首次未通过校验的数据及相关的校验报告反馈给相关数据产生部门与机构,经过数据产生部门与机构进行数据分析出错原因、进行数据相关处理等工作后,提供重传功能,再次发送给平台。

3) 数据转换:提供字段映射、数据过滤、数据清洗、数据替换、数据计算、数据验证、数据加解密、数据合并、数据拆分、数据分发、数据删除等功能。这些功能支持任意组装,组装后各组件通过平台共享数据。同时平台提供脚本支持,使得用户以编程的方式定制数据的整合。主要功能如下:

数据转换映射:将业务系统内对数据转换标准中的对应项有一个映射关系的定义,包括结构映射与值域映射两部分。数据转换组件提供可视的数据转换映射工具,提高数据映射的准确性,提升数据采集上报的工作的效率。

数据结构映射。提供将业务系统的数据结构映射成对应的平台数据结构。

值域映射。提供对业务系统中现有的值域进行完善的映射处理。

数据合并拆分。提供对数据结构进行重新组织排列,按平台统一标准进行数据梳理,完成异构数据的重组。

数据丰富与裁剪。根据平台的标准数据要求,删除与业务无关内容,并对数据内容进行丰富,丰富后的数据再传递给应用处理。数据裁剪是对数据内容进行解析,并对数据内容进行裁剪,裁剪后的数据再传递给应用处理。规则丰富与裁剪是按照数据丰富与裁剪规则库中的数据丰富与裁剪规则进行灵活的数据丰富与裁剪。

数据补缺替换。针对标准统一要求,且在业务系统无法提供的内容,提供统一补缺替换功能,例如数据源部门机构信息、常亮信息等值域,提前在转换环节设置默认值。

4) 数据交换:标准通道提供不同部门机构与平台进行数据交互的标准通道,包括 SOAP/HTTP、JMP/MQ、Socket 等,以中立性的技术协议、统一接口支撑部门机构与全民健康信息综合管理平台间的数据交换。

无论平台应用及业务应用使用何种编程语言与开发平台,都可通过标准协议方式实现基于标准通道的服务接入与访问。

资源适配。对于各部门机构业务系统通过技术接口(如:数据库接口、文件接口、JAVA接口等)提供的协同功能,前置机通过通用适配功能将其封装为标准服务(Web Service、JMS等),为平台提供统一、规范的访问方式。

服务代理。前置机提供服务代理功能,将业务功能提供的 Web Service 服务接口转换为前置提供的标准通道,为平台提供统一的接入接口。服务代理可隐藏各部门机构业务系统提供的真实 Web 服务的端口、地址等信息,实现平台与各业务系统的隔离。

智能路由。前置机提供灵活的消息路由方式,可实现智能的消息路由。针对于具体的业务需求,实现服务的静态路由、动态路由以及规则路由。静态路由是按照预先制定的规则建立消息传递关系,按照指定的目标地址进行消息路由。动态路由是通过动态读取路由进行灵活的消息路由。规则路由是通过读取路由规则库进行灵活的消息路由。

除基于交易以及目标地址等硬编码实现的静态路由的同时,还提供基于消息内容的、可配置的动态路由,无论哪种路由方式,都达到了将路由信息与平台服务实现相分离的目的。在实用动态路由时,平台不仅提供可配置的路由规则库,同时它还提供路由规则库接口,允许第三方系统作为路由规则库接入平台。

对于平台的某些调用请求,需按照一定规则判断可以调用的协同服务,前置机提供消息路由功能,可设置路由规则,将平台发送的请求发送至符合规则的业务系统进行协同服务执行。

消息分发。前置机支持通过简单配置操作,即可实现消息的分发功能。在此模式下,平台发布的消息内容可被医疗卫生机构的多个业务系统接收,满足消息广播模式的需求,并能够大大提高消息传递的性能及吞吐量。

5) 配置管理:提供可视化配置功能,具有直观、便于理解的优点,可以使用户简便快捷地完成相应的配置工作,提供对数据采集硬件设备网络配置、安全认证、业务部署等进行配置。

服务配置。提供分布式环境下从全局到局部快速索引和灵活装载与管理的功能。支持对全局服务的新增、部署、变更、查看、配置等操作。前置机中部署的内容可在中心平台端进行远程维护与管理。

流程配置。提供可视化配置流程功能,通过可视化的方式完成服务的装配和消息流的实现,如采集、转换、校验、上报环节,可简化系统间接口调试工作量,固化后的业务流程可在不同业务中复用,简化平台总体实施难度。

远程管理。提供远程管理与部署功能,帮助平台管理人员可以通过工具对设备资源、安全、数据采集业务模块的远程监管和维护。

日志管理。提供操作的记录日志,同时提供对平台上适配器节点、消息代理节点日志的管理功能。管理员可查看各类用户进行了哪些操作。被授予权限的用户可通过平台中注册适配器的日志配置信息,并对日志进行查询、下载。

设备管理。提供可视化工具进行数据采集上报前置设备的 IP、防火墙等配置工作。如:网络设置可用于新增或修改网络设置中有线连接、无线连接、3G 连接和 VPN 连接;防火墙设置可提供设置可信任 IP 地址来控制可以访问数据采集上报前置设备的客户端 IP,使数据采集上报的访问更加安全可靠。

6）动态监控：提供平台端、数据采集端的全面监控管理，对数据采集的抽取、转换、校验、上报等环节，提供动态流程监控。

全局拓扑监控。提供前置的地理可视化监控视图功能，能够实时监控分布在各部门机构内数据采集上报前置的运行情况，为平台数据采集工作提供有力的保障。

流程监控。对于数据采集业务功能提供支持采集流程监控，对每一个数据传输环节（抽取、转换、校验、上报过程）的监控和审核，对于数据传输状况有灵活的反馈服务。

统计分析。提供对于数据采集历史情况功能，支持采集历史情况查询、提供统计分析视图。

设备监控。提供数据采集上报前置运行监控，包括设备的运行状态和处理器、内存等内容的动态监控。

安全设计。支持服务的安全审计，可对访问服务的用户身份进行审计，服务监控组件中包括服务节点的审计与平台整体运行环境下的审计。

7）传输管理：提供消息中间件产品，实现消息数据在不同业务应用间、数据采集机构与平台间、部门机构与部门机构间的可靠、稳定传输。

流量控制。提供流量控制功能，在传输的过程中，可以根据设置将消息拆分为不同的小块，在网络上进行传输，传输到目的端后再重新组织为完整的消息。每个小块的大小可以根据网络带宽和网络质量的不同灵活设置，网络质量较高时，可以调大每个数据块的大小，以充分地利用网络带宽，网络质量较差时，可以相应调小每个数据块的大小，以减少对网络的压力。

队列管理。消息的发送和接收都通过队列实现。队列的可靠性属性决定了其消息的可靠性属性，队列空间的大小和可存放消息的个数由用户自行定义。用户可以为不同业务定义不同的队列，并划分为不同的队列控制单元进行管理，不同的队列控制单元的队列消息有不同的核心进程负责处理，相互不会影响。

断点续传。当消息在传输过程中由于意外原因引起传输失败时，支持从传输失败点继续发送该消息，而不是将整个消息重新发送。通过重传机制，既可以有效减少高故障率网络上的冗余通信量，又可以避免极端情况下，如频率极高的网络抖动，消息传输的反复失败重传。

压缩传输。通过对大的消息进行压缩，可以有效利用网络的带宽，对带宽条件不太好的网络尤其有效。提供对第三方压缩 - 解压缩策略的支持。

安全保障。为保证数据访问、传输的安全性，提供多种安全保障方式，支持多层次的一体化安全保证。

加密解密。支持多种消息加密解密机制和规范，实现数据一致性和完整性。加密：消息发送方利用消息接收方的公钥对要发送的明文进行加密。解密：消息接受方利用自己的私钥进行解密。

签名验签。支持采用数字签名验签技术，来确保消息传输的安全性。消息发送方用自己的私钥完成数字签名，然后再用消息接收方的公钥对报文进行加密，将数字签名和报文传送给消息接收方。消息接收方在拿到密文和数字签名后，先用自己的私钥对密文进行解密，得到明文，然后再用消息发送方提供的公钥进行验签，确保消息发送方身份的准确性，以及报文并没有被篡改过。

管理授权。支持多级管理机制,通过统一的管理工具对分布式环境内的不同服务节点进行管理工作。为了保证各级服务节点的管理方便性与私密性,平台提供多级管理权限控制机制:包括域授权、主机授权、服务授权,保证平台服务的访问、管理与维护的安全性。

访问认证。支持服务认证、授权主流机制和规范,包括:节点认证、用户认证、服务认证、IP认证多种方式,确保应用安全地访问平台提供的服务。

安全审计。提供安全审计功能,可以查看到服务的访问情况,哪些服务被哪些用户成功访问,哪些被拒绝访问。对不在服务授权列表中的非法用户访问,平台提供黑名单审计功能,有效判断服务的安全性。

(2) 数据质量管理

为提高采集数据的质量,保障平台的建设效果,需要对平台的数据进行一系列的质量管理。数据质量控制的核对机制如下:

指标统计口径确认。平台提供全民健康信息平台指标集,并于业务部门确认指标统计口径,根据确认的指标统计口径完成全民健康信息平台统计算法调整,并将确认统计口径的指标集下发到各平台接入医院,并协调医院按照确认的统计口径上传指标数据。

指标数据核对。各医疗卫生机构按照确认的指标统计口径上传可采集的指标数据,每天上传3级汇总表,通过数据质量核对界面进行明细数据核对,核对有差异,需各医疗卫生机构检查上传的明细数据是否正确,平台与医疗卫生机构共同确认汇总值的统计口径与平台指标计算口径是否一致。

核心功能包括:

质量评估。质量评估分别从完整性、一致性、规范性和及时性4个维度对数据质量进行分析和评估。4个维度支撑构成了数据质量管理评分体系指标库,通过对评分指标体系分数的定义和权重的平衡,以周、月、季、年的频次对各个机构进行评分。

关联性评估。关联性评估以业务子事件报告可以按照一定规则追溯到业务父事件报告作为标准来评估数据的质量。

业务约束性评估。业务约束性评估以存在业务子流程的业务父事件报告需存在至少一笔的业务子事件报告作为标准来评估数据的质量。

业务运营明细报告 - 业务运营统计报告评估。以监测各平台 / 机构上传的业务运营明细报告是否与业务运营统计报告总值相符作为评估标准。

诊疗文档明细报告 - 业务运营明细报告评估。以监测各平台 / 机构上传的诊疗文档明细报告是否与业务运营明细报告总值相符作为评估标准。

医保文档 - 诊疗文档评估。以监测各平台 / 机构上传的医保文档是否与诊疗文档总值相符作为评估标准。

规范性 - 基础信息评估。以基础信息类相关接口表的字段值与对应的数据字典是否一致作为评估标准。

规范性 - 业务信息评估。以业务信息类相关接口表的字段值与对应的数据字典是否一致作为评估标准。

及时性评估。及时性监测主要记录各机构上传的业务表单数据中,最后一次上传时间与业务发生时间的日期差距天数作为评估标准。

(3) 数据标准管理与服务

数据标准的管理与服务围绕着需求进行设计、发布及实施,需在遵守国家卫生计生委、地方性的相关规范标准基础上,加强实用性方面的考虑。该部分功能提供对术语、数据元、数据集以及值域代码的管理与维护。

具体包括:

1) 数据描述标准管理:用于描述业务的数据,根据业务数据涉及的内容包括:数据元、术语、数据集、值域代码、服务、流程等方面,因此数据描述标准也包括相关方面的内容。

2) 数据注册标准管理:数据注册标准是从业务知识的提供者、管理者的角度定义的访问接口标准,而数据访问标准则是从业务知识使用者的角度确定的对于数据的检索接口标准。

通过提供对数据的注册和管理服务,可以把业务知识有效地组织和管理起来,通过数据注册管理的服务,其他应用很容易提交、更新业务知识,例如:提交优抚对象基本信息的定义,更新优抚对象家庭住址的定义等。

数据注册管理标准的确定规范了其他应用对于整个平台中业务知识的检索、提交、更新的技术接口规范。

3) 数据访问标准:业务标准要充分发挥内在价值就是要鼓励其他应用人员能够尽量多使用业务标准中的相关规定,通过确定一套面向业务标准使用人员的业务知识的检索接口可以为检索的系统或者人员提供便捷的业务知识获取通道。

数据访问标准针对不同的元数据种类,例如:数据元、代码、服务类资源等确定不同的接口访问方式。

4) 业务数据表示规则:在信息交换过程中,如果对于业务表示没有统一的规范,互联互通只能停留在数据的层面。这种情况下,各个系统无法理解彼此交换的业务数据和业务操作,各个异构的系统间难以有效地实现政务信息资源的交换。

业务数据在不同的系统间进行交换时需要遵循统一的表示规则。业务表示规范的确立可以保证异构的系统间对于业务信息有一个一致的统一的理解,是实现信息资源交换的重要内容之一。

5) 业务数据访问标准:业务数据在存储和使用方面通常存在一些普遍的问题,例如:分散存储、分散使用;集中存储、分散使用;存储类型多样化;这些情况造成对于业务数据在访问方面带来的很大的复杂性。

业务数据访问标准的确立为数据的提供方和使用方明确了各自的行为模式和结果数据格式。通过对于业务数据访问标准的遵循,数据的使用者无须关心数据提供者的数据存储在哪里、采用什么数据库存储等这些基本的、关键的问题。而作为数据的提供方也无须为每一个使用方根据不同的要求开发不同的数据使用的服务。

在信息化建设中,关键是健康档案基本框架和数据集标准、电子病历基本框架和数据集标准、卫生字典以及用于区域内医学文件共享资源目录体系。数据类标准主要基于卫生计生委的三大基础标准(健康档案、电子病历和数据字典),并结合平台建设实际进行本地化实施。

4.5　信息资源管理

4.5.1　功能原文

提供全员人口信息、电子健康档案、电子病历三大基础数据库、医疗卫生核心数据、标准规范数据等的规范化管理。

具体功能包括：

1) 主数据管理：提供属性自动匹配和重复数据删除功能，以及基于工作流的主数据手动干预功能；提供多源数据的原始数据查询、差异比较功能；提供主数据的历史变更回溯功能。

2) 参考数据管理：提供数据值、数据集生命周期管理，提供数据值、数据集版本管理与血缘关系管理功能，提供参考数据查询、发布功能。

3) 文档注册：提供文档元数据的采集、抽取、转换等功能。

4) 事件注册：提取文档中与事件相关的元数据进行注册，依据事件信息建立居民与文档之间的关联关系，通过事件获取相关文档。

5) 索引服务：通过索引服务从基本业务系统查看居民的健康事件信息，以及事件信息所涉及的文档目录及摘要信息。结合信息资源存储服务提供文档信息的即时展示。

4.5.2　应用场景

信息资源管理遵循医疗业务需求和平台功能需求，管理人口个案、电子健康档案、电子病历等信息资源，实现数据的存储和共享等方面的利用。

(1) 档案的迁入迁出

档案的迁移包括迁出和迁入，都需要迁出方和迁入方责任医生的确认审核，才能实现档案的成功迁移。双方同意以后，迁出方按照各地健康档案业务传输规范标准进行数据的打包并加密上传到平台数据中心，采取推送的机制告知迁入方，由迁入方完成迁入的工作。

迁出。档案迁出地发出档案迁出申请，选定档案迁入的目标机构，当迁入机构接收该档案的迁入申请时，档案被成功迁入目标机构所在地，同时发出申请的机构不再保留该档案相关信息。

迁入。目标机构选择本机构管辖范围外的其他地区的档案信息，此时可以查阅并选择需要迁移的档案，直接发起档案的迁入申请；当档案所在地接收并且同意档案迁出申请时，档案被成功迁入目标机构所在地，同时迁出地不再保留档案相关信息。

以上档案的迁入迁出都需要获得数据管理、注册及索引等方面的信息资源管理的支撑。

(2) 数据属地化管理

档案数据属地化管理主要是将异地就诊的诊疗数据先通过当地的数据中心或直接传到省级平台，省级平台通过调阅平台中居民索引获得该居民的归属地及路由地址，从而实现定向下发推送功能服务。平台会根据建档的个人所在机构及地区采用自动分拣机制，送回健康档案到个档所在地，同时在省及档案建地地保留此数据与日志。

(3) 跨机构患者信息调阅

不同的医院可能使用不同的 HIS 及其他应用，只要它们是基于平台通过唯一的患者索引服务标识来管理和维护本地的信息，这样患者只要在其中的一家医院产生标识信息，其他的医院都可以根据其标识，调用该患者的相关信息。

4.5.3　业务流程

分散在不同医疗卫生机构的公共卫生、医疗服务、医疗保障、药品管理、计划生育、综合管理数据，通过数据采集与交换汇聚到区域卫生中心后，通过主数据管理、参考数据管理、索引服务等一系列的平台数据中心基础管理服务，为后续的数据应用提供信息支持(图 4.5.3-1)。

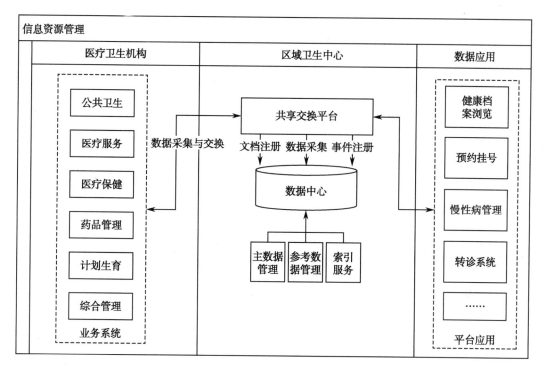

图 4.5.3-1　信息资源管理业务流程图

4.5.4　功能设计

（1）主数据管理

主要针对可重复使用的高价值、低变更的基础数据，通过主数据管理功能对该部分基础数据进行统一管理，建立准确、完整、一致的数据，实现数据统一标准化，减少运维成本。

通过主数据的管理可有效避免词汇含义歧义［例如心肌梗死和心肌梗死（myocardial infarction，MI）表达的意思相同，但是计算机却不能理解］，保证在不同应用或医疗服务提供者之间交换信息时的一致性、准确性和完整性，消除信息在不同场合的差异。

主要功能包括：

主数据源设置。维护医疗卫生机构及机构中的业务系统如 HIS、LIS 等主数据管理源，包括新增、修改、删除等功能，并支持主数据的历史变更回溯。

主数据维护。维护主数据的类别，包括新增、修改、查询及手动干预等功能。

订阅管理。需要使用主数据的应用订阅需要的主数据，当被订阅的主数据发生更新时会及时通知使用的业务系统，包括新增、修改、删除及差异性比较等功能。

日志查询。记录任何共享的主数据更新日志，包括源系统的主数据发生的变化及主数据管理使用者相关信息等。

映射管理。维护各类主数据的基准数据，并将各关联系统（源系统、使用者系统）相关数据与基准数据进行映射，包括新增、编辑、审核、启用、设置（取消）基准、映射及发布等功能。

（2）参考数据管理

参考数据作为数据标准体系的一部分涵盖了性别、民族、国籍等基础国标代码管理；卫生信息数据元标准值域管理；ICD-10 疾病分类与编码管理；ICD-9-CM-3 手术与操作编码管理；中医病症分类与代码管理；卫生机构（组织）分类与代码管理；医疗卫生机构诊疗科目与代码管理;医疗服务项目分类管理;药品(含医疗器械)分类管理;中西医医学术语管理等。

主要功能包括:数据值、数据集生命周期管理,数据值、数据集版本管理等功能。参考数据查询、发布功能。

(3) 文档注册

文档注册根据文档的内容维护每一个注册文档的元数据,并包括在文档库中存储的地址。文档注册可根据文档用户的特定查询条件返回文档(集)。主要功能包括提供文档元数据的采集、抽取、转换等。

(4) 事件注册

为实现区域内医疗卫生信息系统之间对健康档案信息的共享和交换,需要在区域内部以居民或患者为单位,对居民获得的卫生服务活动的事件信息进行注册。

事件注册本质是建立一个事件目录。目录中的每个条目由描述该事件的关键信息构成,实际操作时,应该提取文档中与事件相关的元数据进行注册,同时,事件信息将被作为患者与文档之间的关联关系,便于使用者可以通过事件的途径获取相关的文档。

(5) 索引服务

通过为居民建立唯一的标示,主要用于在一个复杂的医疗体系内,通过唯一的患者标识将多个医疗信息系统有效地关联在一起,以实现各个应用之间的互联互通,保证对同一个患者,分布在不同异构应用中的个人信息采集的完整性和准确性。

数据通信协议管理。EMPI 采用 HL7 作为消息通信标准,通过完善的 HL7 扩展以及版本管理实现患者基本信息通信的规范。

信息综合展示。基于患者的索引形成的全面、完整、动态的健康档案数据,各级医疗卫生机构均可通过平台进行患者的 360° 视图调阅,如患者在医疗卫生机构中产生的电子病历数据、健康专项数据,以及针对特定患者的专项表单跟踪管理。通过基于索引的信息综合展示,实现贯穿患者在所有机构的健康情况一体化信息查阅。

4.6　信息资源存储

4.6.1　功能原文

提供全省全员人口库、健康档案库、电子病历库、文档库、医学影像库等的存储,提供跨地域的数据存储 / 数据访问服务。

具体功能包括:

1) 三大基础库:实现基于数据标准的全员人口、健康档案、电子病历三大基础信息资源的数据模型的定义、变更、发布的全生命周期管理。提供数据建模、物理模型转换、物理模型部署功能,提供标准数据元引用。

2) 文档库:实现基于分布式文件存储的卫生信息共享文档的存储管理,以及文档访问索引建设。提供文档存储区域设定,提供基于 MD5 的文档有效性验证,提供文档的离线备份与恢复,提供文档元数据描述,提供文档分类管理;提供文档快速检索。

3) 医学影像库:提供医学影像缓存服务,提供影像转换、抽取、分块、压缩等处理,提供机构端影像调阅网关。

4) 空间数据库:提供定位数据注册、变更的管理,提供定位数据与实体的关联管理,提供区域边界的定义与管理。

4.6.2　应用场景

平台信息资源存储满足平台的存储需求,建设全员人口、健康档案、电子病历三大数据库,并提供医学影像库、文档库、空间数据库等内容的定义与管理。

(1) 全员人口信息存储与访问

全员人口信息库是实现辖区全员人口信息管理的重要数据基础,以从医疗卫生机构采集人口数据信息为支撑,以流动人口信息为补充,与计生人口信息进行比较对照,修正补充全员人口个案信息,建立全员人口数据库,并提供外部机构及应用所需的各类信息数据。

(2) 影像上传及存储

影像由仪器端传入各医院端 PACS 服务器中,经过医院端前置服务器对影像进行数据匹配后,定时通过 DICOM 通信方式传到医学影像库。平台在收到影像资料的同时,建立对应影像数据的索引,建立患者影像检查的索引。

(3) 空间数据库

第三方地理信息系统通过数据存储服务,将区域内关于一定空间要素特征的数据集合存储到平台数据中心,形成空间数据库。并提供相关空间要素信息查询服务,用于应用系统的分析和展示。

4.6.3　业务流程

各医疗卫生机构通过部署前置机统一与数据存储访问服务对接,将医疗服务数据和公共卫生数据上传平台数据中心,分别存储进全员人口库、健康档案库、电子病历库三大基础库中以及文档库、医学影像库;计生人口信息数据通过平台数据存储访问服务将人口信息存储到全员人口库;第三方地理信息系统将空间要素信息通过平台数据库访问服务存储到空间地理库。

区域内医疗卫生机构和下级平台,通过数据存储访问服务获取平台中的三大基础库和各主题库的信息,实现数据的调阅共享(图 4.6.3-1)。

4.6.4　功能设计

提供全员人口资源库、健康档案资源库、电子病历资源库以及公众健康信息的存储,并提供跨地域的数据共享与访问服务功能。

(1) 全员人口库

提供基础信息服务的相关信息集合,可通过数据交换共享与计生、公安系统进行交换获得,并作为居民基本信息的重要来源之一。基于完善的居民基本信息,才能有效地完成区域医疗协同业务以及公共卫生业务的联动。

通过整合人口基本信息、计划生育服务管理相关信息、流动人口计划生育服务管理信息等,结合人口出生、死亡、新农合、人口基本信息并建立相关数据库,提供用于校核的出生、死亡、新农合、全员人口数据。利用全员人口信息库共享服务,为深化医改提供信息支撑。

全员人口信息库的主体包括公民身份号码、姓名、性别、民族、出生地、出生日期等基本信息,包括各部门业务系统在利用人口卫生计生基本信息过程中产生的、其他存在共享需求的全员人口信息等。

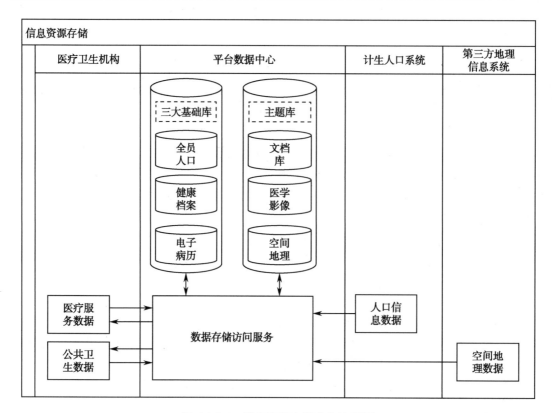

图 4.6.3-1　信息资源存储业务流程图

(2) 健康档案库

健康档案是居民健康管理(疾病防治、健康保护、健康促进等)过程的规范、科学记录。是以居民健康为核心,贯穿整个生命过程,涵盖各种健康相关因素、实现多渠道信息动态收集,满足居民自我保健和健康管理、健康决策需要的信息资源,各级授权用户在遵循相关隐私保护法律法规的情况下均可访问。健康档案的系统架构是以人的健康为中心,以生命阶段、健康和疾病问题、卫生服务活动(或干预措施)作为三个维度构建的一个逻辑架构,用于全面、有效、多视角地描述健康档案的组成结构以及复杂信息间的内在联系。

电子健康档案基础资源库的建设严格遵循国家颁布的健康档案基本架构与数据标准等相关标准。根据健康档案的基本概念和系统架构建设健康档案基础资源库。

(3) 电子病历库

电子病历(electronic medical record, EMR)是由医疗卫生机构以电子化方式创建、保存和使用,重点针对门诊、住院患者(或保健对象)临床诊断治疗过程的系统、规范的记录。是居民在医疗卫生机构历次就诊过程中产生和被记录的完整、详细的临床信息资源。医院内授权用户可对其进行访问。

电子病历是现代医疗卫生机构开展高效、优质的临床诊疗、科研以及医疗管理工作所必须的重要临床信息资源,与电子健康档案联系密切,互相补充,是电子健康档案的主要信息来源和重要组成部分。

根据发布的电子病历基本架构与数据标准中电子病历的基本概念和系统架构,结合国家卫生计生委、国家中医药管理局关于《病历书写基本规范》《电子病历基本规范(试行)》和《中医、中西医结合病历书写基本规范(试行)》相关要求,电子病历的基本内容包括:病历概要、门(急)诊诊疗记录、住院诊疗记录、健康体检记录、转诊(院)记录、法定医学证明及报告、医疗卫生机构信息等七个业务域的临床信息记录。

(4) 文档库

基于 XDS 规范,根据文档的内容维护每一个注册文档的元数据,并包括在文档库中存储的地址,形成文档库,并分配一个 URI 地址给文档注册角色供文档用户提取,即根据文档用户的特定查询条件返回文档(集)。

文档存储区域设定。文档存储需要指明文档存放的位置也称为存储区域,存储区域需要在系统参数中进行配置。文档注册时通过读取系统参数中存储路径值,将文档集中存储到指定区域下。

文档有效性验证。在允许文档注册前,文档注册角色要确保文档元数据是正确的。文档注册后,需要通过国密算法 SM3 进行文档有效性验证。如果一个或多个文档元校验失败,此注册文档集交易就全部失败。

文档元数据描述。通过提供每个文档要注册的元数据来注册一个或多个文档,可以把文档作为一个不透明的字节流,向文档库提供相应的文档元数据。这个文档元数据将被用来在注册时生成一个 XDS 文档条目。

文档分类管理。文档库在存储文档时,可以按患者 ID、文档注册时间等进行分类管理,以便文档调阅时快速检索文档用户指定的文档。

文档快速检索。按照指定的查询条件搜索本地文档注册,将返回一个包含符合指定条件的元数据的文档列表,其中的元数据包括在一个或多个文档库,其中还有每个相应文档的位置和标识符。

(5) 医学影像库

支持集中与分布相结合的数据交换模式,合理利用信息资源,同时增加了数据的获取渠道。

集中模式。主要特征是对共享交换的影像(图像和报告)数据、索引信息都采用集中式存储、发布和注册;对网络带宽要求较高;存储空间要求较大;图像数据交换通信标准为 DICOM 或厂商间自定义协议。

分布模式。支持跨机构、区域的影像资料共享调阅;影像数据可以保存在本地医疗卫生机构,供其他机构调阅;数据的标准化 DICOM、CDA、PDF/Text Report;采用了中心数据注册、查询的统一机制;可优化使用网络带宽,节省存储资源。

符合 IHE XDS—I 技术架构;遵循医疗影像通信与存储 DICOM 标准系统,流程符合 IHE 的流程规范。

(6) 空间数据库

1) 信息服务:对空间信息实现开放地理空间信息联盟(Open Geospatial Consortium,OGC)标准服务,包括 Web 地图服务(web map service,WMS)、Web 要素服务(web feature service,WFS)、Web 地理覆盖服务(web coverage service,WCS)、Web 处理服务(web processing service,WPS)和图片缓存服务、目录服务、元数据服务等。

WMS 提供了基于图像格式发布(JPG、PNG 等)的能力,既可直接在客户端与异构 GIS 平台的数据叠加显示,也可以在服务端与异构 GIS 平台的数据叠加显示发布。基于 WMS 的地图服务发布适合于地图数据的静态显示。

WFS 提供了基于矢量格式发布地图数据的能力,同样既可以在客户端与异构 GIS 平台的数据叠加显示,也可以在服务端与异构 GIS 平台的数据叠加显示发布。基于 WFS 的地图服务发布适合于地图数据显示、查询、选择、空间分析等功能。

WCS 服务接受符合 OGC WCS 接口标准的数据请求,返回包含有空间参考信息的影像数据,并提供对 coverage 数据的裁剪、拼接等处理操作。

2) 空间分析:经典空间分析方法:包括叠加分析、缓冲区分析、网络分析、趋势分析、空间插值分析等。

空间建模分析:依据特定领域的方法、知识,构建空间模型进行分析,如在传染病研究领域结合 SIR 模型分析(susceptible infected recovered model,SIR)。

探索性空间数据分析:探索性空间数据分析(Exploratory Spatial Data Analysis, ESDA)是在没有任何先验理论或假设前提的条件下,基于统计学原理和空间地理图形、图标等可视化技术,对研究对象的空间关联模式进行初步分析与探索,再根据所探索的结果进行归纳,以进一步提出理论假设的方法集。

3) 3DGIS:在 3DGIS 中,空间目标通过(X,Y,Z)3 个坐标轴来定义,在目前二维 GIS 中已存在的二维空间要素需进行三维扩展,在几何表示中增加三维信息,同时增加三维要素来表示体目标。与二维 GIS 相比,三维 GIS 能够表达空间对象间的真实空间关系,并支持对空间对象进行三维空间分析和操作。

4.7 信息资源目录

4.7.1 功能原文

基于元数据、信息资源分类、标识符编码和全文检索技术实现信息资源的统一管理,充分利用目录注册、目录聚合、目录发布等功能,实现信息资源目录体系的两大重要任务,即定位发现和共享整合。

具体功能包括:

1) 元数据管理:提供自动化信息资源编目、信息资源注册、智能化的查询功能。支持集中式和分布式部署,实现基于 Metadata 的信息资源管理。

2) 基于 IHE XDS 的文档共享管理:支持文档类信息提交,支持非文档类信息提交,基于分阶段提交的性能优化,支持多种文档格式的提交,支持单一和患者文档提交模式,定制化的信息索引机制,提供患者域外文档存在分析功能。

3) 基于 IHE PIX 的个人主索引管理:区域性唯一标识(ID)管理(分配、删除、合并等)、ID 映射管理、个人信息管理、主索引查询、主索引数据维护、重复信息匹配、个人关系管理等。

4.7.2 应用场景

(1) 元数据管理

通过建立卫生信息资源目录体系,在使用者和各部门之间搭建起一个桥梁和纽带,方便使用者发现所需要的信息资源,并且根据卫生信息资源元数据中的定位信息高效、精准获取所需的数据。具体使用模式包括:信息资源目录以多种不同的分类形式提供给使用者;可以使用适合自己业务领域的信息资源目录查找关心的信息资源;可以通过搜索找到所关心的资源。信息资源目录能够提供多种查找方式,如提供名称、属性等查找条件查找信息资源;

能够浏览对信息资源的描述,从而获取信息资源的途径。

（2）基于 IHE XDS 的文档共享管理

基于 IHE XDS 的文档共享管理是基于区域全民健康信息平台建立标准化数据中心,为区域内所有医院、社区医疗等医疗点提供数据服务,实现区域内所有类型数据安全共享所需要的一种系统服务。目前在大多数医院中已基本建立起较完善的医疗信息系统,患者就医的信息都以数字化的形式分散地存储于各个医院的各个系统中。为了最大限度地利用这些医疗信息资源,使医生能随时随地获取所需的患者病史记录,要求所有这些不同医院间的医疗信息系统能够实现信息共享。

文档共享服务系统方便区域内各级医疗服务人员在得到居民授权的情况下,能够调阅和检索患者诊疗档案,查看患者在区域范围内各机构的诊疗服务及社区卫生保健服务记录,主要内容包括医疗摘要、检查检验报告、健康体检报告和居民健康档案等。

（3）基于 IHE PIX 的个人主索引管理

由于发卡机构的多样性,患者手中可能会有多张与医疗卫生相关的电子凭证,如同时拥有医保卡、社保卡、妇保卡、健康卡等(统称为患者就诊卡)。在管理个人健康档案时,需要保证在区域范围内持多张卡的同一患者能够被系统标识为同一个人,否则将造成无法建立完整的个人健康档案信息。因此,患者身份识别成为全民健康信息平台所要解决的基本问题,为了建立对区域范围内各医疗卫生机构业务联动,实现数据共享或业务协同,需要各医疗卫生机构建立具有统一认证的身份机制。

4.7.3　业务流程

（1）元数据管理

在信息资源目录业务流程图中(图 4.7.3-1),提供者负责根据卫生信息资源库提供的特

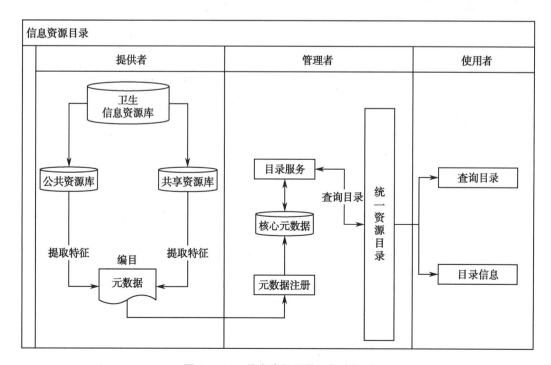

图 4.7.3-1　信息资源目录业务流程图

征,基于元数据、信息资源分类、标识符编码、全文检索技术实现信息资源的统一规划和编目;管理者负责对信息资源目录内容的注册、发布以及系统维护;使用者可以查询信息资源目录内容。

(2) 文档共享管理

如图 4.7.3-2 所示,文档共享服务系统主要包括文档调阅服务系统和前置机系统两部分,它需要在区域医疗卫生数据中心提供患者医疗卫生文档目录服务,存储和更新各医疗卫生服务机构的患者就诊信息目录,并维护一个较新的索引,为跨系统跨平台调阅患者诊疗信息奠定基础。

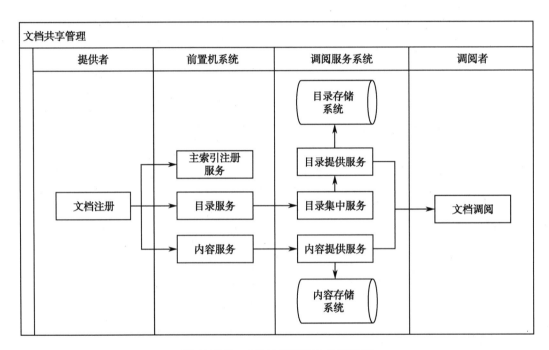

图 4.7.3-2   文档共享管理业务流程图

(3) 基 IHE PIX 的主索引管理

如图 4.7.3-3 所示,患者在不同的应用域(子域)中分别产生患者标识(内部标识符),各子域通过患者标识信息输入事物将内部标识符向 PIX 管理器发送,PIX 管理器通过患者 ID 交叉索引使各子域得到相关信息。

4.7.4 功能设计

(1) 元数据管理

提供信息资源核心元数据的编辑功能,包括:提取信息资源相关特征信息,形成信息资源核心元数据;对信息资源核心元数据中的分类信息进行赋值;提供者可在编目时对信息资源进行唯一标识符的赋码。

提供信息资源核心元数据的注册功能,能根据符合资源类型的元数据注册数据元,将注册的数据元指定其所在的目录节点。管理者能够对元数据内容进行审批,主要目的是要统一信息资源的唯一来源,统一术语等工作,以及判断分类是否正确,为信息资源的真实性、可

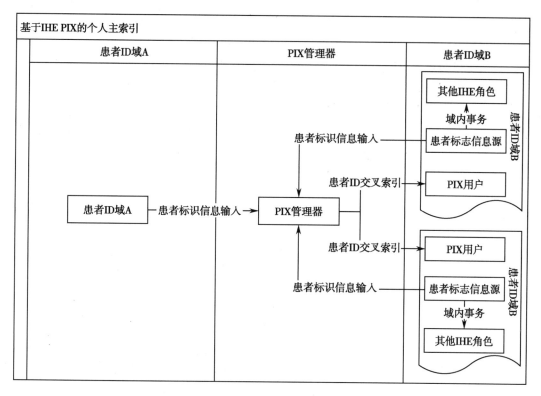

图 4.7.3-3 基于 IHE PIX 的主索引业务流程图

利用性、合法性做好基础管理。已经审批通过的数据元才可以被管理员发布。发布后的数据元将能够被信息资源的使用者所查看与使用。

提供信息资源核心元数据的智能化查询功能。为应用系统提供标准的调用接口,支持信息资源核心元数据和数据元元数据的查询;提供人机交互方式的目录内容的查询功能,为单位用户提供信息资源核心元数据的查询检索功能;提供多种查询功能:按标准中的各种分类方式,为用户提供目录查询;提供单条件查询功能;提供组合条件查询功能。

（2）基于 IHE XDS 的文档共享管理

文档调阅服务响应区域医疗信息系统客户端所发出的调阅档案的请求。服务器端响应客户端提出的显示事务,以 Web 方式完成对客户端的应答。对临床文档检索显示请求,服务端可根据源数据文件格式向客户端提供转换提示,或直接将源数据文件转换成客户端需要的格式产生应答。对特定数据信息的检索显示请求,由服务器端生成 Web 页面响应,在该 Web 页面中存放客户端需要的链接地址。这些地址指向各业务应用系统以 Web Service 方式产生的动态页面。

文档调阅服务根据客户端发出的针对档案目录中某条诊疗服务记录调阅请求进行响应。文档调阅服务根据目录存储的诊疗服务记录详细路由地址,向相应医疗服务机构发出调阅请求,该机构的前置机系统从相应机构业务数据中抓取符合要求的信息进行标准格式转换,然后传送到文档调阅服务系统。文档调阅服务将获取的业务数据进行组装生成档案显示客户端要求的标准样式,然后传送到档案调阅显示工具客户端进行显示。

（3）基于 IHE PIX 的个人主索引管理

基于 IHE PIX 的个人主索引管理指为保持在多域或跨域中,用以标识患者实例所涉及

的所有域中患者实例的唯一性所提供的一种跨域的系统服务,具体操作包括:

各域个人主索引的识别,包括子域与上级域;各域个人主索引的创建、跨域个人主索引注册,包括子域与顶级域的个人主索引创建以及子域个人主索引向上级域的注册。

个人主索引的合并。通过域内的查询,发现主索引重复,即一个患者对应多条主索引,且未被其他患者占用的主索引,向上级域提交跨域查询。个人主索引服务进行域内查询,通过系统匹配算法及人工干预,判断主索引是否重复,将结果返回。如果为重复主索引,各域进行域内合并。

各域完成个人主索引的更改。通过域内的查询,发现主索引有误,即占用了其他患者的主索引,向上级域提交跨域查询。个人主索引服务进行域内查询,通过系统匹配算法及人工干预,判断主索引是否错误,将结果返回。如果为错误主索引,各域进行域内更正。

各个域调用。位于子域的应用可以查询并调用上级域的主索引,完成跨域的查询。

4.8　全程健康档案服务

4.8.1　功能原文

实现健康档案全生命周期的信息服务。

具体功能包括:

1) 档案管理:对健康档案的全生命周期进行管理,包括建档、注销、属地变更等。

2) 健康档案调阅:为平台应用提供统一的健康档案访问入口。配合信息安全手段实现居民健康档案的受控访问。为健康档案浏览器提供顶层数据访问服务。提供健康档案检索、健康档案状态查询、健康档案获取、健康档案摘要调阅等服务内容。

3) 组装服务:提供组装模板制作与维护功能;提供所见即所得的数据组装仿真,提供模板的版本化管理,提供规范的模板发布流程处理;提供组装引擎,提供组装服务运行监控。

4) 健康档案浏览器:提供健康档案中任何可用信息的跨域集成视图,包括通过平台提供的索引服务追踪到所有事件的相关数据。

5) 电子病历浏览器:实现医疗服务过程中居民历次门诊与住院病历、检查、检验等各种报告的浏览与查看,患者病历、各种报告的过滤等。提供通过患者基本信息、诊疗事件信息、文档信息等快速检索精确定位患者病历,提供医学影像阅片。

4.8.2　应用场景

(1) 健康档案管理

健康档案管理的业务操作,包括建档、归档、迁档、档案合并和拆分以及档案的终结由社区卫生服务中心负责。对于健康档案的管理由市、县两级专门机构负责,该机构负责与健康档案管理相关的考核、健康档案的数据质量控制及差错修订和健康档案安全和隐私保护。

(2) 健康档案调阅

健康档案调阅服务用于处理全民健康信息平台内与数据定位和管理相关的复杂任务。该服务包括相关的组装服务、标准化服务以及数据访问服务。健康档案服务负责分析来自外部资源的请求,响应外部医疗卫生服务点的检索、汇聚和返回数据,也可以反向地储存这些数据到存储库中。

(3) 组装服务

一个平台互联互通规范的执行,需要调用不同的组件,产生多个结果集,组装服务将结果集组合成需要的输出格式。

(4) 健康档案浏览器

健康档案浏览器是为终端用户提供基于 Web 的应用程序,提供健康档案的展现。被授权的专业人员或居民可以访问健康档案中保存的相关数据。健康档案浏览器可以根据使用者的特定需求提供不同卫生领域的调阅展示服务。

区域内各医疗卫生机构使用健康档案浏览器可实现对平台整合后业务数据的访问,由于这种方式相对安全(一般只能查阅,不能修改),从管理层角度看,是一种可靠的信息共享模式。

(5) 电子病历浏览器

利用该浏览器,可快速分类浏览查阅患者住院期间的所有资料,可以让医护人员从时间的维度,查阅患者在多次就诊记录中的健康发展变化及每次就诊的原因、就诊时间、就诊医院及对应的治疗。从就诊原因维度,查阅某一疾病的多次就诊记录,了解该疾病的发展动态和对应的治疗记录;在具体的就诊记录中可以查询到患者该次就诊记录的生命体征和检验、检查异常值的动态变化,更为全面地了解患者的病情,从而提供更精准的诊断和治疗,有利于提高医水平、降低医疗风险、控制医疗质量。

4.8.3　业务流程

由医疗卫生机构建立居民档案上传到平台数据中心,同时将医疗服务中产生的医疗服务数据上传到平台数据中心;平台数据中心通过组装服务将居民档案和医疗服务通过组装引擎,组装出健康档案浏览器数据和电子病历浏览器数据;平台通过健康档案调阅服务将健康档案浏览器和电子病历浏览器发布;医疗卫生机构通过调阅健康档案服务,实现健康档案的共享调阅(图 4.8.3-1)。

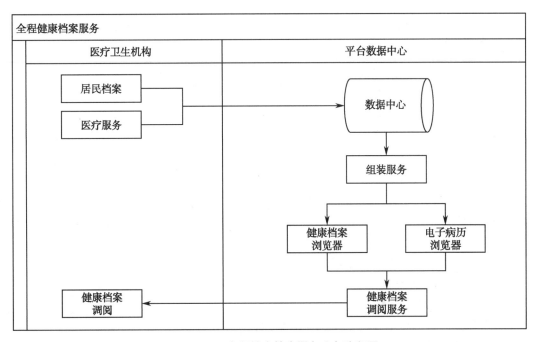

图 4.8.3-1　全程健康档案服务业务流程图

4.8.4　功能设计

(1) 健康档案管理

健康档案业务管理从功能上实现了对居民人口学基础信息采集，以及个人档案、家庭档案和社区档案的管理。针对健康档案本身也存在从健康档案建立到健康档案封存的全生命周期管理。

健康档案实行属地化管理，由居民所在社区卫生服务中心(站)、乡镇卫生院、村卫生所等基层医疗卫生机构进行具体操作，由各级机构分别负责完成相应的绩效考核、健康档案的数据质量控制和差错修订，以及健康档案安全和隐私保护。

建档服务。建档分为主动建档和被动建档两种方式。主动建档是由居民主动要求医疗卫生机构为其建立健康档案，可在医疗卫生机构挂号处建档，也可由基层全科医生建档。被动建档是在公共卫生业务和医疗业务开展的过程中为居民建立健康档案。公共卫生业务过程中建档的居民通常是社区普查时发现的重点病患、重点人群，由基层全科医生完成建档工作；医疗业务开展过程中建档多数是后台不完整建档，医院信息系统将患者诊疗信息上传至平台，由平台自动完成患者的身份注册和建档工作。

归档服务。归档是指居民健康信息收集后，基于居民个人身份识别(个人注册服务)，将属于某人的健康档案信息归集到该居民的健康档案中。对于医院医疗业务开展过程中产生的诊疗服务信息按照患者身份默认归档；对于公共卫生业务，信息产生后还需属地社区卫生服务中心(站)、乡镇卫生院、村卫生所等基层医疗卫生机构进行审核确认后才可归档。

迁档服务。居民居住地改变后，其健康档案的管理维护工作由迁出社区转移到迁入社区。同时，迁入社区依据居民健康档案继续为迁入居民提供基本公共卫生服务。迁档一般是伴随着居民居住地或户籍地的改变而进行的管理操作，本质上是属地管理权限的变更和移交。

档案合并/拆分服务。居民健康档案的业务主管机构以及为居民提供基本公共卫生服务的基层医疗卫生机构负责对辖区内健康档案中居民个人身份的唯一性进行维护，并对确认存在问题的档案进行合并或拆分操作。

档案终结服务。当已确认某居民死亡或迁出本辖区，其健康档案进入终结状态，需要对健康档案进行封存。已封存的健康档案不允许增改任何医疗卫生服务记录。居民健康档案的封存或解封由社区主管机构以及为该居民提供基本公共卫生服务的基层医疗卫生服务进行管理。

(2) 健康档案调阅服务

健康档案调阅服务是基于全民健康信息平台，将各医疗卫生机构卫生业务和管理数据的采集、整合和利用，实现各医疗卫生机构间横向、纵向的检验、检查结果的互认互通及居民健康档案的调阅和共享。要求健康档案调阅服务提供包括组装服务功能、标准化服务功能、数据访问服务等。

针对业务场景的核心需求，结合不同用户的关注点，基于数据汇聚整合后形成的各类数据模型，提供科学合理并具有实用价值的信息调阅服务。调阅服务包括主动、被动两种。

调阅服务涉及内容包括以下几点：

提供健康档案浏览器，实现健康档案两个任何，即"任何"一位在区域内联网医疗卫生机构接受过卫生服务的居民，其电子健康档案可以被"任何"一家联网医疗卫生机构的医务人员、卫生管理人员在业务规范制约的情况下通过医生工作站、专业业务系统进行调阅。

提供主题化的健康信息调阅服务。依据专业业务领域、卫生服务活动/事件、生命阶段、健康问题等类别,提供主题化的信息调阅服务。经过授权后,可供第三方使用。

根据业务场景的需要以及不同使用者的诉求,提供针对性强、科学、有价值的调阅内容整合服务。

健康档案调阅服务包括组装服务功能、标准化服务功能、数据访问服务功能。组装服务功能通过调用不同的平台组件生成多个健康档案数据的结果集,并把这些结果集组合成一定输出格式。标准化服务功能把特定的输入串修改成符合标准化的编码串。数据的格式和实质含义都可以转换。数据访问服务功能提供对单个健康档案文档或文档集的数据的查询和访问服务。

(3) 组装服务

调用不同的组件生成多个结果集。组装服务将把这些结果集一起组合成一定输出格式。这些服务可使用组合模板的方式来实现这些功能。

个人基本信息组装服务。基于个人注册服务提取个人基本信息。

电子健康记录(electronic health record,EHR)摘要组装服务。免疫接种史、过敏史、分娩史、慢性病史、慢性病跟踪曲线图等。

EHR 目录组装服务。按照多种维度和多层级来形成 EHR 目录。多种维度包括:健康事件、生命周期、健康问题和干预措施等。此外也可以基于医药卫生机构注册和医药卫生人员注册,按照机构、按照医务人员等维度来展示。

EHR 首页组装服务。把居民基本信息、EHR 目录和 EHR 摘要等内容组装成 EHR 首页的服务。可在个人基本信息组装服务、EHR 摘要组装服务和 EHR 目录组装服务的基础上封装。

(4) 健康档案浏览器

全民健康信息平台可能需要为一个医疗卫生人员提供不同医疗卫生域的服务,需要支持不同类型数据的显示方式,比如说 HTML 页面、图片或扫描文档。EHR 浏览器的功能包含如下内容:

整合分散的健康信息,为各类健康服务提供者提供统一、合适的健康信息,实现居民健康状况的全景信息视图。

针对不同的专业需求,提供个性化的健康档案视图。

提供检验报告、检查报告的共享调阅,支持检验、影像浏览展示。

提供健康档案中任何可用信息的跨域集成视图,包括通过索引服务追踪到所有事件的相关数据。

通过网页浏览器直接调阅,支持主流浏览器等;电子健康档案浏览器窗口可以被嵌入Windows 平台的应用程序。

(5) 电子病历浏览器

电子病历浏览子系统的主要功能是为用户提供 WEB 方式的浏览服务,它能按照时间顺序、病历内容类别等用户习惯方式来组织病历的内容,为用户浏览提供导航并负责与用户的交互。

患者病历概要展现功能。患者住院的主诉、病史、查体、辅助检查、诊断及住院期间病情变化及治疗过程,医院电子病历概要模板形式展现。

患者门诊病历信息展现功能。患者在门诊就诊期间,门急诊病历以及检查用药处方以门急诊病历模板和门急诊处方模板形式展现。

患者住院信息展现功能。患者住院期间病案首页、入院记录、住院病程记录、住院医嘱、手术相关记录、护理记录、出院记录等,以相应的标准化模板形式展现。

患者检查诊断信息展现功能。患者住院期间检查诊断信息主要是检查报告文字信息,按照标准化模板形式展现。

患者影像检查诊断信息展现功能。患者住院期间影像检查诊断信息主要包括PACS图片信息、心电图片信息、病理切片信息等,按照标准化模板形式展现。

4.9　区域业务协同

4.9.1　功能原文

围绕居民健康档案开展区域业务协同,实现以人为核心的多条线业务联动。平台提供编排服务和业务规则服务等基础支撑功能,实现事件驱动的自动化业务流程处理。

具体功能包括:

1)编排服务:编排服务是驱动事务执行的引擎。根据流程编排计划触发和管理每一步并行或串行操作及调用服务。提供图形化流程编排工具、流程仿真工具、流程引擎、流程管理控制台。

2)业务规则服务:业务规则服务是细颗粒的验证和逻辑处理规则对象的采集器,它在运行期间进行组合以执行适用于正在被处理的特定类型的平台互联互通性事务的业务逻辑。业务规则以硬编码方式或者业务规则服务调用方式使用。

4.9.2　应用场景

业务协同是指医疗卫生机构与机构之间通过全民健康信息平台实现业务的协同。通过医疗卫生业务协同,可以有效利用医疗资源,降低医疗成本,提高医疗质量。

医疗卫生业务协同服务包括三个角色:医疗卫生业务协同服务组件、协同服务使用者和业务服务提供者。业务服务提供者以服务的方式将有关功能和数据注册在协同服务组件并对外提供。协同服务使用者根据业务需要调用协同服务。医疗卫生业务协同服务根据协同服务使用者的请求,通过调用业务服务提供者提供的服务,并进行组装、编排后响应协同服务使用者的请求(图4.9.2-1)。

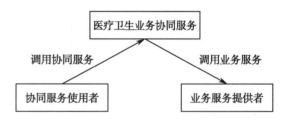

图4.9.2-1　医疗卫生业务协同服务

4.9.3　业务流程

区域业务协同流程图如图4.9.3-1所示,以全民健康信息平台为基础,提供一系列对外服务,包含针对医疗卫生机构的接口服务,利用接口服务实现转诊管理和医疗协作流程。

4.9.4　功能设计

全民健康信息平台应通过企业服务总线、业务流程管理、业务规则管理、事件管理等机

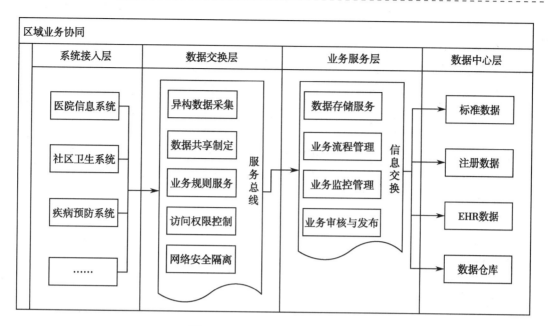

图 4.9.3-1　区域业务协同流程图

制,实现业务协同服务。

业务协同服务层为跨部门、跨系统的信息和业务处理提供技术基础架构。业务协同服务层中重要的技术构件是企业服务总线(enterprise service,ESB)和业务流程管理(bussiness process execution language,BPEL)。

(1) 编排服务

平台的业务协同需要企业服务总线的支持,企业服务总线用于集成服务,管理基于总线的服务交互,并在不同系统环境之间,执行消息代理和管理。轻量级、无状态、高性能架构使得平台的企业服务总线承担服务管理任务,成为分布式服务网络的核心元素。

平台的企业服务总线是策略驱动的中介层,能够处理服务请求,根据要求路由和转换请求内容。平台的企业服务总线通过诸如 JMS 或 HTTP 的传输协议接收服务请求,并用相同协议或另一指定的传输协议发送请求。服务请求响应按相反的方向进行。服务请求处理由元数据驱动,元数据由平台的企业服务总线控制台配置的代理服务的服务流定义指定。通过使用代理方法,平台可实现服务客户端和医疗卫生业务服务之间的松耦合,并维护一个集中的安全控制和监控点。

总线架构。使用平台的企业服务总线,平台中的服务集成关系能够通过配置策略和代理服务动态实现。

平台的企业服务总线在元数据中存储永久策略、代理服务和相关的资源配置;元数据可从开发环境传给部署环境,再传给生产环境,还能根据需要修改。消息代理引擎从元数据缓存访问配置信息。

服务类型。平台的企业服务总线支持各种服务类型,能够满足将服务注册到企业服务总线以及对服务进行访问的各种服务技术需求,如常见的 Web 服务(使用 WSDL 中的 XML 或 SOAP 绑定)和非 XML(通用)服务。在创建业务和代理服务时,企业服务总线上的服务类型在注册服务时选择。平台的企业服务总线还定义服务端点通信所使用的协议。

服务适配。服务适配负责把客户端的请求消息转换成满足服务要求的内容,并调用服务,同时把服务的返回内容转换,满足客户端要求的格式。服务总线支持动态消息的格式转换,包括 XML 与 XML、XML 与非 XML、非 XML 与非 XML 之间任意的数据格式转换,支持 XQuery、XSLT、XPath 等转换标准。

服务交换代理。代理服务是平台企业服务总线架构的一个核心概念。平台的服务使用者经由这个接口与已经注册的、后端业务系统的服务连接。代理服务是"服务总线"在本地实现的中介 Web 服务的定义。使用平台的企业服务总线控制台,可按照 WSDL 和使用的传输类型定义接口,配置代理服务;并在服务流定义和配置策略中指定服务处理逻辑。

代理服务将服务路由要服务于多个业务,独立于后端的业务服务,配置代理服务的接口。在这种情况下,代理将被配置为服务流定义,根据路由逻辑,将服务路由给相应的业务服务,然后将消息数据映射为业务服务接口需要的格式。

数据转换。数据转换用于实现源服务与目的地服务间存在不同的数据类型,以及需要数据映射以便转换数据的情况。平台的企业服务总线支持使用 XQuery 的数据映射以及"可扩展样式表语言转换"(XSLT)标准。XSLT 图描绘了 XML 与 XML 的映射,而 XQuery 图可以描绘 XML 与 XML、XML 与非 XML 和非 XML 与 XML 的映射。这些转换可由平台应用开发人员创建并导入平台的企业服务总线,也可以利用控制台本身的 XQuery 编写转换的脚本。同时还有两种转换消息上下文的方法,以方便在企业服务总线上对不同类型间的数据操作。第一种使用 XQuery 或 XSLT 重新格式化消息,这种方法最常用。第二种操纵消息的内容,以便添加、删除或只替换某些元素。

动态路由。在请求的某些元素可能造成多目的地服务的情况下,平台的企业服务总线能根据消息内容执行动态路由。当"业务需求"控制请求的某些条件,定义处理请求的位置时,动态路由就有用。

动态路由通过条件转移语句(或服务调用)分析消息,从而检索某个数据元素或多个数据元素的数值。不同的业务服务目的地被赋予这个条件检查的不同数值组合,允许将消息动态发送到多项业务服务。根据业务服务需求,转换可用于一个或多个此类目的地。

(2) 业务规则服务

在平台的应用过程中,可能存在比较复杂的流程控制需求,如分流 / 合流、循环、分支选择、等待、人工交互等,必须采用业务流程管理器 BPEL 来实现复杂流程控制的数据集成。

业务流程管理器应包含一个用户友好、基于 Web 的控制台,用于管理和调试部署的流程。例程级的审计线索、流程历史和流程分析 / 报表都通过该控制台提供。

业务流程管理器引擎执行标准的 BPEL 流程并提供"脱水"功能,以便在数据库中自动维护长时间运行的流程的状态,从而实现故障转移和可伸缩性的集群化。内置的集成服务包括对 XSLT 和 XQuery 转换的支持以及通过 JCA 适配器和本地协议绑定到成百上千的应用程序和原有系统。

人工工作流服务如任务管理、通知管理和工作列表管理作为内置 BPEL 服务提供,实现了人和手动任务与 BPEL 流程的集成。

在平台的业务系统中,一些业务处理和操作需要按照平台的业务规则和规范进行,这就涉及对平台业务流程的计算机实现,业务流程管理器为这些平台业务流程的实现、运行、监控和管理提供了灵活、方便、功能强大的业务流程平台。

业务流程管理平台技术要求:

开放标准。通过使用 BPEL 构建业务流程,避免将信息平台捆绑在某一个厂商的产品上。

BPEL 对业务流程管理而言,就好比 SQL 对数据管理一样。

可视化和管理。可视化地监控和执行每一个 BPEL 流程,向下钻取审计记录,查看每个会话交互细节,或者调试一个运行的 BPEL 流。

开放灵活的绑定框架。合成 XML Web 服务、Java/J2EE 模块、门户、JCA 界面和 JMS 目标,可以连接上百种后台系统。

1) 流程引擎:业务流程引擎负责描述、解释执行业务流程模型,将多个应用提供的功能和服务编排在一起。一个在流程引擎中部署的流程向外提供了一个复合服务。流程引擎负责管理流程的变迁状态、调度多个流程实例的执行,对于需要和用户交互的活动产生相应的工作项,当用户通过操作界面提交一个工作项时,继续执行相应的流程实例;对于和某个应用相关联的自动活动,则通过服务调用的功能执行相应的应用。

流程建模工具负责定义流程模型,XML 各式的流程模型将持久化存储在本地文件或者服务器的流程模型库中;表单定制工具负责定义表单模型;流程引擎负责驱动流程模型运行,涉及人工干预的任务流程引擎将驱动相关表单或者用户自定义的外部应用,共同驱动流程的运转。

应用运行支撑环境中的业务流程引擎同时支持工作流和多个应用之间的业务流程,它基于 BPEL 描述语言并针对电子政务领域的特点进行了扩展,以支持人工活动。从应用整合的角度,业务流程引擎可以调用 Web 服务、Java 组件、发送 JMS 消息等,驱动多个应用系统的执行,并提供了异常处理的支持。

业务流程引擎的实质是由一个多层的技术框架和之上构建一系列应用服务,需求主要集中体现在流程模型与对象定义、调度机制与算法、执行机制与状态管理、实例对象与执行环境、外网应用服务整合框架。

2) 配置管理:流程管理器支持建模、自动化和监控业务流程。与用于自动化业务流程的代码生成技术不同,BPEL 流程管理器包含了一个执行流程的本地 BPEL(业务流程执行语言)引擎。该方法不仅支持重用,还支持在个别和聚合级别查看进行中的业务流程,从而为封闭循环的业务流程管理、流程改善以及合规性提供了基础。BPEL 流程管理器为通过自动和人工工作流步骤创建、部署和管理跨应用程序的业务流程提供了一个全面、基于标准并易于使用的解决方案。该方案能够高性能、可靠地执行用 BPEL 标准定义的面向服务的业务流程。其对标准(如 BPEL、XML、XSLT、XPATH、JMS、JCA 和 Web 服务)的内在支持使其成为创建真正可跨平台移植的集成业务流程的理想解决方案。该方案还为完成的和进行中的流程提供了审计线索和支持流程改进的流程历史。最后,流程管理器是完全的本地 BPEL 引擎,它与现有的中间件技术和平台可以很好地共存,并提供无与伦比的流程可移植性和供应商灵活性。

3) 流程监控:业务流程监控环境为用户提供了一个可视化的监视和控制管理界面,用户通过浏览器就可以监视业务流程的运行状态,控制业务流程的运行,对业务流程运行进行审计,也可以统计业务执行状况,为决策分析提供支持。业务流程监控环境可以集中式的方式监控多个分布式的业务流程运行环境。

为用户提供了一个事件聚合和关联平台,可用于构建状态模型,该模型定义各种影响操作业务关键性能指标(key performance indicator,KPI)的事件之间的关系。利用它,用户还能够修改业务流程,并在业务环境变化时采取更正操作。凭借消息处理、数据集成、高级数据缓存、分析监控、警告和报表技术,该体系结构可在事件或状态变化发生后的几秒之内提供请求的关键信息。

4.10　信 息 安 全

4.10.1　功能原文

提供身份认证、用户管理和权限控制、审计追踪、通信安全、节点认证等手段保证信息安全和隐私保护。

具体功能包括：

1) 用户访问管理：用户访问管理功能，允许并管理用户通过平台访问个人的健康信息，用户在进行系统访问时进行有效的身份认证。

2) 不可抵赖：不可抵赖功能，在系统执行关键业务操作时，对参与者 / 操作者发生动作加入数字签名功能；在敏感信息传送时，对传送数据进行数字签名，确保消息的发送者或接收者以后不能否认已发送或接收的消息；支持对数字签名信息加盖时间戳。时间戳保证在国家的法定时间源下，从而保障时间的授时和守时监测。

3) 数据安全传递：数据安全传递功能，对数据交换的参与者双方进行有效的身份认证；对交换数据进行数据完整性保护；对通信过程中的整个报文或会话过程敏感信息字段进行加密，支持基于标准的加密机制。

4) 数据安全路由：数据安全路由功能，在通信双方建立连接之前，应用系统进行会话初始化验证；确保只和认证及授权过的来源和目的地进行数据传递。

5) 隐私保护：通过访问权限管理、数据加密等多种安全手段，在保证健康档案（含电子病历）共享的同时实现对居民隐私的保护。提供单点登录、授权、认证、基于角色的访问、数据库高级安全、应用流程控制等。患者同意原则：强调居民 / 患者权利，居民健康信息授权使用。匿名化：用于分析研究时隐去不必要的人员基本信息。居民个人隐私诊断信息隐藏，如艾滋病、精神疾病等。

6) 审计追踪：提供对每个事务所涉及到的系统、用户、医护工作者、患者 / 居民、健康数据等的报告功能，提供与隐私和安全有关的事件进行审计的功能。提供行为审计记录、安全信息的统计分析、用户访问行为监测等功能。

7) 节点与机构认证：节点与机构认证主要实现对接入节点和接入机构与平台交互过程中的安全管理。提供节点与机构注册、节点与机构管理、节点与机构证书管理、节点与机构浏览等功能。对外提供的交互服务：节点与机构认证服务、节点与机构查询服务。

8) 平台安全加固：在省市县各级人口健康信息平台建立安全架构体系，采用国家批准的密码技术，实行各级人口健康信息平台国家安全体系认证、安全产品认证和服务认证，实现人口健康信息传输安全、存储安全和使用安全，使人口健康信息平台信息安全达国家计算机信息系统等级保护三级及以上要求，建立安全评估指标体系，建立安全策略管理系统，威胁预警与态势感知系统，以及可视化监测与分析系统，提高在应用层面、网络层面和数据层面的安全能力。

4.10.2　应用场景

(1) 平台管理

落实信息安全的政策、标准、管理和要求；规范卫生计生行政管理部门、医疗卫生机构等员工的日常操作,避免出现误操作,审计恶意泄露数据的行为;监控对第三方维护人员的操作,减少数据库数据泄露或篡改的风险。

(2) 平台防护体系

在依靠硬件防护的基础上,加强平台重要信息系统的防护体系建设。第一应加强身份认证,采用更强的多因素身份认证,以确保验证人员的身份,并授权访问数据;第二建设主动信息安全防护、审计等系统,加强主动识别网络安全威胁、探测操作系统和数据库系统自身漏洞能力。第三培养并提高信息管理人员对信息安全态势感知意识和处置能力。

(3) 数据安全保护

保证系统管理数据、鉴别信息和重要业务数据在传输过程中的完整性,实现全民健康信息平台的管理数据、鉴别信息和重要业务数据传输和存储过程的保密性;针对重要数据提供本地数据冗余、备份与恢复功能,支持本地/异地介质备份、数据备份方式的数据容灾服务,用户可根据需要定制份策略。

4.10.3　业务流程

该图为区域平台信息安全总体框架图。为全面对全民健康信息平台的安全风险进行分析和归类,从技术和管理双重角度,从物理、网络、计算环境、主机层、服务、平台应用、数据 7 个层面,建设健全区域全民健康平台信息安全体系。其中物理安全、计算环境安全和主机层安全是整个网络与信息安全的前提和基础;网络安全是安全解决方案中的主体;服务安全和平台应用安全保障了平台业务的连续性;数据安全是信息全的核心(图 4.10.3-1)。

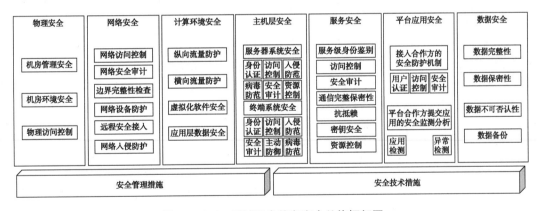

图 4.10.3-1　区域平台信息安全总体框架图

针对该指引中功能原文的安全设计,应结合区域平台的实际建设同步规划,通过整体分析确定安全技术和管理措施。总体分为设计、建设、运营三个阶段进行设施。设计阶段主要有安全需求分析、总体安全设计、安全建设项目规划。建设阶段主要有技术措施实现、管理措施实现。运营阶段有运行管理和控制、变更管理和控制、安全状态监控、安全时间处理和应急预案、安全检查和持续改进、等级测评、系统备案、监督检查(图 4.10.3-2)。

4.10.4　功能设计

保证信息安全和隐私保护就是要保证区域全民健康信息平台中信息全生命周期的安全。信息安全技术体系设计需综合运用技术能力和非技术能力,采用隔离、冗余、分层防护、

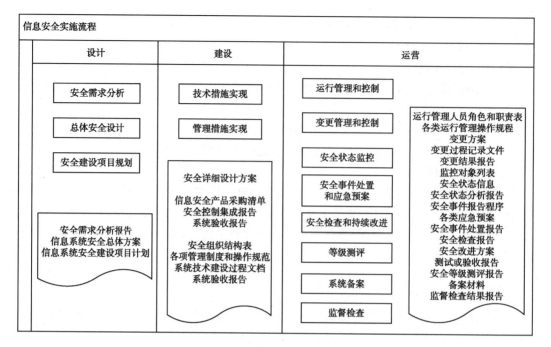

图 4.10.3-2　信息安全实施业务流程图

最小权限、态势感知等多种措施对数据进行安全防护,确保其保密性、完整性和可用性。从以下几个方面构建区域全民健康信息平台信息安全技术体系:

（1）物理安全

物理环境安全策略目的是保护网络中计算机网络通信有一个良好的电磁兼容工作环境,并防止非授权用户进入敏感区域和各种偷窃、破坏活动的发生。

机房管理安全:机房出入口安排专人值守,控制、鉴别和记录进入的人员,来访人员须经过申请和审批流程。对机房划分区域进行管理,重要区域应配置电子门禁系统或生物识别系统,控制、鉴别和记录进入的人员。

机房环境安全:房间装修需使用阻燃材料,耐火等级符合国家相关标准规定;机房应安装防静电活动地板、防雷和接地线、设置火灾自动消防系统且采取区域隔离防火措施。房间需配备空调系统;需建立备用供电系统,并在机房供电线路上配置稳压器和过电压防护设备。

物理访问控制、防盗窃和防破坏:应采用有效的区域监控、防盗报警系统,阻止非法用户的各种邻近攻击。此外,必须制定严格的出入管理制度和环境监控制度,以保障区域监控系统和环境监控系统的有效运行。对介质进行分类标识,存储在介质库或档案室中。

（2）计算环境安全

纵向流量防护:信息平台内部纵向流量包括从客户端到服务器侧的正常流量访问请求,以及不同虚拟机之间的三层转发的流量,这些流量的共同特点是其交换必然经过外置的硬件安全防护层。一方面,这些流量的防护方式和传统平台的安全防护相比没有本质区别,用户可以直接借鉴原有经验进行,如防护的设备类型仍然是以防火墙和入侵防御系统等产品为主,在部署的方式上要求防火墙或入侵防御设备具备 INLINE 阻断安全攻击的能力,部署的位置可以旁挂在汇聚层或者是串接在核心层和汇聚层之间,同时对于设备的性能可扩展和稳定性等常规指标也完全适用。另一方面,如果在虚拟化环境下的安全部署,因为可能存在多租户的服务模型,因此对于设备的虚拟化实现程度又有了更高的要求,除了常规的虚拟化实例进行转发隔离和安全策略独立配置外,还要求实现对于不同租户的独立的资源管理配置和策略管理。每个虚拟实例的管理员可以随时监控、调整本租户的策略的配置实现情况等。这些新的技术要求,对于虚拟化环境下的纵向流量防护有着重要的影响。

横向流量防护:虚拟机流量交换的安全新风险:在虚拟化环境下,单台物理服务器上可以虚拟化出多个完全对立的虚拟机并运行不同的操作系统和应用程序,各虚拟机之间可能存在直接的二层流量交换,而这种二层交换并不需要经过外置的二层交换机,管理员对于该部分流量既不可控也不可见,在这种情况下,管理员需要判断虚拟机之间的访问是否符合预定的安全策略,或者需要考虑如何设置策略以便实现对 VM 之间流量的访问控制,虚拟交换机需配合物理 SDN 交换机实现 VLAN 的划分,加强虚拟主机的横向防护。

虚拟化软件安全:虚拟化软件导致的安全漏洞风险分两方面:一方面,以虚拟化应用程序本身可能存在的安全漏洞将影响到整个物理主机的安全。攻击者在利用漏洞入侵到主机系统之后,可以对整个主机上的虚拟机进行任意的配置破坏,从而导致系统不能正常运行,或者是将相关数据进行窃取,如果攻击者侵入了虚拟机配置管理程序,则会直接影响到其管理的全部虚拟机的安全。另一方面,基于虚拟化环境开发的各种第三方应用程序的漏洞安全。这些应用程序包括 Web 前端的应用程序、各种中间件应用程序及数据库程序等,即使在传统网络安全环境下,仍然会因为编程技术的缺陷而存在多个安全漏洞,典型如各种 Web 会话控制漏洞、会话劫持漏洞及各种注入攻击漏洞。同时为了适应或使用虚拟化环境下的各种 API 管理接口,也可能产生一些新的安全漏洞。

应用层数据安全:建设过程中,典型问题包括:针对开发者的用户身份认证,开发者的平台和数据库的访问使用权限控制,不同开发者数据的安全隔离及操作行为审计等内容,为此需要在数据库的开发及平台应用环境开发过程中考虑到上述安全风险的防护。还需要考虑针对应用环境的代码级的安全审计等问题,确保提供给租户的应用程序本身的安全具备很高的水平,不会轻易被攻击者利用其内在的各种安全漏洞。

(3) 网络安全

网络安全主要设计的方面包括访问控制、安全审计、流量监控、边界完整性检查、网络设备防护、远程安全接入和入侵防范 7 大类安全控制。对应区域全民健康信息平台的实际环境,网络层安全技术体系设计如下:

网络访问控制:根据需求及业务划分部署区域的不同,采取双重异构防火墙对所有流经此区域的数据包按照严格的安全规则进行过滤,将所有不安全的或不符合安全规则的数据包屏蔽,杜绝越权访问,防止各类非法攻击行为,实现基于数据包的源地址、目的地址、通信协议、端口、流量、用户、通信时间等信息,执行严格的访问控制。同时,应对所划分的业务域边界处建立访问控制措施,实现边界的安全防护;加强对此网内系统的安全访问控制,加强对进出网络的信息内容进行过滤,实现对应用层 HTTP、FTP、TELNET、SMTP、POP3 等协议命令级的控制;会话处于非活跃一定时间或会话结束后终止网络连接;使用带宽管理设备限制网络最大流量数及网络连接数;重要网段采取 IP-MAC 绑定技术防止地址欺骗;依照最小权限原则,设置用户和系统之间的允许访问规则,决定允许或拒绝用户对受控系统进行资源访问,控制粒度为单个用户;并限制具有远程访问权限的用户数量。

网络安全审计:应添加日志审计系统,对网络系统中的网络设备运行状况、网络流量、用户行为等进行日志记录,包括:事件的日期和时间、用户、事件类型、事件是否成功及其他与审计相关的信息。根据记录数据进行分析,生成审计报表;日志记录设备和审计设备由专人负责管理,对审计记录进行保护,避免受到未预期的删除、修改或覆盖等。

流量监控:在交换机的镜像端口部署基于旁路监听及全流量镜像技术,实时获取并保存所有 HTTP 请求及响应的数据包,SMTP、POP3、IMap 等协议的识别。建立 Web 漏洞指纹库,通过分析 Web 的双向数据包有效识别数十种 Web 漏洞攻击,并能确定攻击成功情况,实现被动式漏洞扫描(PVS)的效果。

边界完整性检查:边界完整性检查实现对非授权设备私自访问内部网络的行为进行检查,准确定位,并对其进行有效阻断;能够对内部网络用户私自访问外部网络的行为进行检查,准确定位,并对其进行有效阻断。

网络设备防护:应部署堡垒机实现对网络设备自身防护的要求。堡垒机支持单点登录,支持运维过程审计,支持密码复杂度要求和密码自动定期修改等功能。

使用堡垒机对登录网络设备的用户进行身份鉴别,仅允许合法用户访问;通过堡垒机访问被管理设备实现对网络设备管理员所用 PC 的登录源地址进行限制;同时在被管理的目标设备上,通过策略限制堡垒机 IP 为唯一合法管理源 IP;对关键的网络设备管理访问时,对同一用户选择两种或两种以上组合的鉴别技术来进行身份鉴别;对于登录失败的处理,采取结束会话、限制非法登录次数和当网络登录连接超时自动退出等措施;设备的远程管理数据流全部采取加密通信,防止设备管理的重要信息在网络传输过程中被窃听;对于关键的重要安全系统,还可以通过三权分立体系实现设备特权用户的权限分离;通过以上几种策略的组合使用,基本上可以避免来源于内网的攻击、来自公网的密码猜测、暴力破解、DDoS、中间人、管理员账号被冒用等因素导致的被攻击的可能,而且可最大程度避免管理员误操作、管理员一人权限过于集中等人为因素导致的灾难。

远程安全接入:对远程接入主机及访问者,采用公钥校验、IPSECVPN 或 SSLVPN 等安全接入方式。同时,对于用户访问行为进行日志记录,并定期进行日志分析处理,跟踪潜在和残余的风险。

入侵防范:入侵行为通常包括端口扫描、强力攻击、木马后门攻击、拒绝服务攻击、缓冲区溢出攻击、IP 碎片攻击和网络蠕虫攻击等;入侵检测对主要的攻击行为进行检测,防止使用常用端口传输恶意信息,防止对服务器发动应用层攻击。当检测到攻击行为时,入侵检测将记录攻击源 IP、攻击类型、攻击目的、攻击时间,在发生严重入侵事件时提供报警并可实现联动防火墙阻断恶意攻击数据流。

(4) 主机层安全

主机层安全主要涉及的方面包括身份鉴别、访问控制、安全审计、入侵防范、恶意代码防范、资源控制 6 大类安全控制。对应到安全保护对象,从操作系统安全、安全监控和审计、恶意代码防范、其他保护控制 4 个层面进行阐述。

主机层安全依靠安全管理制度的有力执行为主,服务器操作系统加固软件、防病毒软件、恶意代码查杀软件、非法外联控制软件、网络综合审计、堡垒机等软硬件作为工具协助为辅,共同协作实现。

资产安全登记:每个计算单元和存储单元,都需根据具体需求配备一定基于主机层面的安全功能,通过资产安全登记,可以全面掌握设备软件信息,提高系统安全加固响应能力。对每一台物理设备分类制定标准桌面配置,按功能需求分类部署防火墙、IDS、IPS、单机安全防护等安全管理系统。

操作系统安全:应采取主机身份认证,启用主机访问控制,同时应保障服务器包括大型机、小型机、UNIX 服务器、Windows 服务器、工作站、移动计算设备、应用加密机和磁盘阵列等计算设备硬件及其操作系统、数据库的安全。

终端安全:对办公终端进行管理和监控,应做到对终端接入进行控制并能够识别弱口令,对防病毒软件和系统补丁软件进行管理,并能够对系统进程、USB 接口操作、收发电子邮件行为进行监控。

(5) 服务安全

服务级身份鉴别:服务级身份鉴别提供专用的登录控制模块对登录用户进行身份标识和鉴别;对同一用户采用两种或两种以上组合的鉴别技术实现用户身份鉴别;提供用户身份标识唯一标识和鉴别信息复杂度检查功能,保证服务系统中不存在重复用户身份标识唯一性,身份鉴别信息不易被冒用;提供登录失败处理功能,可采取结束会话、限制非法登录次数和自动退出等措施;启用身份鉴别、用户身份标识唯一性检查、用户身份鉴别信息复杂度检查以及登录失败处理功能,并根据安全策略配置相关参数。服务级身份鉴别采用双因素身份认证系统实现。

访问控制:访问控制功能是依据安全策略控制用户对文件、数据库表等客体的访问;访问控制的覆盖范围应包括与资源访问相关的主体、客体及它们之间的操作;由授权主体配置访问控制策略,并严格限制默认账户的访问权限;授予不同账户为完成各自承担任务所需的最小权限,并在它们之间形成相互制约的关系。具有对重要信息资源设置敏感标记的功能;应依据安全策略严格控制用户对有敏感标记重要信息资源的操作及访问。服务访问控制由账户权限管理、管理策略、网络综合审计、堡垒机共同实现。

安全审计:提供覆盖到每个用户的安全审计功能,对服务系统重要安全事件进行审计;保证无法单独中断审计进程,无法删除、修改或覆盖审计记录;审计记录的内容至少应包括事件的日期、时间、发起者信息、类型、描述和结果等;提供对审计记录数据进行统计、查询、分析及生成审计报表的功能。安全审计功能由审计管理策略、网络综合审计、堡垒机共同实现。

通信完整性和保密性:采用符合国密标准的 VPN 中的 hash 校验技术保证通信过程中数据的完整性。

在通信双方建立连接之前,服务系统应利用密码技术、公钥验证技术进行会话初始化验证;对通信过程中的整个报文或会话过程进行加密。通信完整性和保密性靠 VPN 技术实现。

抗抵赖:具有在请求的情况下为数据原发者或接收者提供数据原发证据的功能;并具有在请求的情况下为数据原发者或接收者提供数据接收证据的功能。

密钥安全:数据加密和鉴别技术依赖于加密算法的复杂度和密钥安全,而目前主流的算法皆为公开算法,因此,密钥安全至关重要。为保障密钥的安全,应建立密钥管理制度及相关系统,采用的算法和设备应符合国家密码管理规定。

资源控制:服务系统的通信双方中的一方在一段时间内未作任何响应,另一方应能够自动结束会话;能够对系统的最大并发会话连接数进行限制;能够对单个账户的多重并发会话进行限制;能够对一个时间段内可能的并发会话连接数进行限制;能够对一个访问账户或一个请求进程占用的资源分配最大限额和最小限额;能够对系统服务水平降低到预先规定的最小值进行检测和报警;提供服务优先级设定功能,并在安装后根据安全策略设定访问账户或请求进程的优先级,根据优先级分配系统资源。

(6) 平台应用安全

接入合作方的安全防护机制:为了防止平台的数据和计算资源被非授权用户滥用,需要设计接入生态系统的安全防护机制。安全防护机制应包括用户认证、基于角色的访问控制以及安全审计机制3个方面。

平台合作方提交应用的安全检测分析:为了保障平台的稳定运行,将尽可能多的计算资源用于有效的数据分析,平台需要对合作方提交的数据分析应用进行严格的安全检测,包括针对应用自身的安全检测和针对用户行为异常检测两部分。

(7) 数据安全

数据完整性:检测到系统管理数据、鉴别信息和重要业务数据在传输过程中完整性受到破坏,并在检测到完整性错误时采取必要的恢复措施;读写访问控制对客户现有信息系统数据访问模式进行梳理和分析,可以在不改动现有数据库的前提下,采用用户权限粒度细分与动态授权方法,重新设置合理的安全规则或者安全策略,控制不同权限用户对数据库访问管理,精准实现字段级细粒度访问控制,保证用户可以访问而且只能访问自己被授权的资源。

数据保密性:数据保密应包含数据存储安全和数据传输安全,对敏感数据的存储,应采用密码技术对数据加密存储,防止敏感数据非法访问和泄露;数据传输过程中,为防止数据被非法用户截取,也应采用密码技术对数据加密后进行传输。采用的加密算法和加密设备应符合国家密码管理规定。

数据不可否认性:数据传输过程中,应采用数据签名技术保障数据的不可否认性。

备份和恢复:提供本地数据备份与恢复功能,完全数据备份至少每天一次;提供异地数据中心备份功能;采用冗余技术设计网络拓扑结构,避免关键节点存在单点故障;提供主要网络设备、通信线路和数据处理系统的硬件冗余,保证系统的高可用性。

4.11　平　台　管　理

4.11.1　功能原文

为人口健康信息平台基础管理功能,提供用户、角色、权限管理,实现版本控制、日志和监控管理。

具体功能包括:

1) 用户管理:对用户进行全面管理,包括用户组的增加、修改和删除,用户的增加、修改和删除,用户与用户组之间的对应,以及其余角色的权限管理,安全可靠的密码管理等功能。

2) 角色管理:完成对系统内角色的维护,以及对角色的分级管理。具体功能包括:提供角色定义、权限设置、用户角色分配、用户角色查询、用户角色变更记录查询等功能。

3) 权限管理:提供权限定义、查询及维护功能,提供权限授权角色查询、授权用户查询等功能。

4) 配置管理:提供组件版本自动更新功能、系统参数设置功能,提供个性化服务功能等。

5) 日志管理:平台运行情况的监控记录。提供日志的图形化监控功能,提供错误日志统计的功能,提供对平台运行产生的系统日志进行查询的功能。

6）监控管理：为提高对平台接入节点状态的监控，以及对接入节点上传数据质量的监控，平台需建立一整套完整的监管服务功能。具体功能包括：集成网络设备监管系统的监控数据，以及实现接口数据质量评估，同时建立完善的数据监控机制，从而对接入节点的网络状态、硬件状态、数据上传的情况（按接口分类的上传数量、上传成功率、质量评估结果等）进行综合展示，以指导各接入机构进行相应的改造和接口优化。

7）管理控制台：对平台的运维提供管理操作界面。管理控制台中集成平台内各项基础服务的管理界面，形成统一的界面风格。具体功能包括：提供基础服务的启动、停止、挂起操作，提供平台运行环境概览，提供基础服务调用情况查询，提供接入节点的运行状态展示，提供文档交换作业的统计分析。

8）平台数据中心建设：省统筹区域人口健康信息平台数据中心建设应包括机房建设、网络建设、灾备建设和安全设施建设等内容，并达到相关建设标准，实现日常运行维护安全保障。

4.11.2　应用场景

（1）系统管理员

通过平台管理功能对平台进行日常管理工作，如用户添加删除、角色新建及其分级、对不同角色的权限配置、对各项功能的后台参数维护等。

（2）系统运维人员

对平台的日常稳定运行进行监督管理及维护，在系统发生故障或意外情况时通过日志管理、监控管理功能迅速地发现问题、迅速地恢复数据和服务。同时建立故障解决、相关知识积累与共享运维知识库，提高运维工作人员整体的工作效率。

4.11.3　业务流程

系统管理员进行角色的建立，根据定义的不同角色，赋予不同的功能权限和数据权限；根据具体要使用的用户建立账户，并根据账户权限进行角色授予。用户登录后可以在相关权限的范围内进行业务操作。管理员在功能使用前，进行相关配置，保证各功能能够根据不同的情况进行正确运行。

系统运维人员根据被授予的权限登录后，进行系统日常的运维操作，根据监控管理和日志管理，可以进行系统日常运行状态的查看，当发现异常问题后可快速定位，并可通过管理控制台进行平台基础服务的启停操作，查看当前服务的调用情况、节点接入情况以及作业执行情况（图 4.11.3-1）。

4.11.4　功能设计

（1）用户管理

对用户的信息和属性进行管理。用户与组织机构是隶属关系，每个用户都隶属于某个组织机构。能够按照组织机构层次来组织用户，并对用户信息实施编码标准化，实现统一按照单位的组织机构来划分用户，方便用户管理。通过自定义用户编码和其用户隶属的组织机构编码来对整个系统的用户管理进行统一描述，方便地查询、修改用户信息。

（2）角色管理

角色管理功能可实现对创建、读取和编辑数据等权限的管理。为了满足内部多级组织

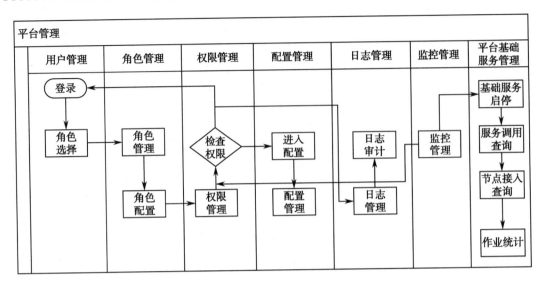

图 4.11.3-1　平台管理业务流程图

架构之间对数据的共享和私密性要求,每个用户可同时拥有一个或者多个角色,这取决于系统的配置。其功能包括角色创建、编辑、删除,用户组/用户的创建、编辑、删除,以及用户授权操作。

(3) 权限管理

权限管理目标是根据各部门需求创建系统角色并分配角色权限。提供功能包括:创建角色导航、创建角色、选择角色、分配角色权限、保存角色权限、继续设置等操作。

(4) 配置管理

保证平台应用正常运行的参数设置模块,实现功能包括:配置系统参数分析的参数、规则等;配置应用的各种版本状态、业务状态、性能状态等临界值,设置异常状态告警阀值;配置系统各种角色的个性化界面。

(5) 日志管理

当用户对资源进行操作时,系统会对用户进行认证,认证完毕是权限检测,接着执行相应的操作。整个过程可以配置日志记录功能,比如认证日志、权限检测日志和操作日志。为了灵活性,系统日志可以由系统管理员配置,对高可靠性的资源可以配置操作日志,对高级密性的业务系统可以配置认证日志和权限检测日志。对用户访问行为进行跟踪、记录,便于事前、事中、事后的安全审计,并为建立有效责任机制和监督机制奠定技术基础。

(6) 监控管理

提供图形化统一配置和监控界面,降低维护人员的使用难度,帮助运维人员及时发现问题、解决问题,提升系统稳定性。具体功能实现包括:可显示系统总体运行情况,实时状态;支持检测并显示作业的执行进度及运行结果等信息;支持检测每个作业处理数据的情况并进行显示;具备直观的监控界面,对作业各个步骤的运行情况等进行监控并显示监控信息;包括执行起始时间、作业运行时间、作业每个步骤的执行时间、执行结果、出现错误的位置、错误原因、出现错误的时间等内容;提供图形界面的性能分析展示,包括分析运行的任务的行为、图形化展示任务整个运行阶段每个时间线上的记录吞吐量、CPU 使用率、任务内存使用、物理机器资源占用等,及其平均值的计算;提供资源预估图形化工具,可估算任务运行是否所需的系统资源,如磁盘、CPU、内存等。或可指定单个作业最大可占用内存;提供对所有操作的日志记录及查看功能;支持任务调度状态显示,如执行、挂起等;支持直观展示系统资源使用情况及各任务资源使用情况;支持异常信息告警,告警级别、告警内容、发生时间、告警处理建议等信息展示。

(7) 管理控制台

通过管理控制台对平台状态监控,进行相关的分析和处理,达到对系统的有效管理和监控。状态监控实现对系统运行过程中的多种信号与数据进行初步的分析与状态判断。为保证通信、应用层、网络信道、处理节点、关键进程等正常运转,需要对其中的各类信号与数据进行状态识别与定性归类,并对出现故障的处理环节进行控制。为保障整个系统及各功能模块的正常运转与功能实现,管理控制台状态监控具备通信状态监控功能,应用层的状态监控功能,网络的状态监控功能,信道的状态监控功能,处理节点的状态监控功能,关键进程的状态监控功能。

(8) 平台数据中心建设

平台数据中心建设包括机房建设、网络建设、灾备建设、安全设施建设、安全保障建设。

机房建设。设备布置有足够的空间和间距,人流、物流和疏散均通畅。机房内设备的布置应有利于操作、管理,有利于各子系统间的技术连接,有利于统一管理和维护。

网络建设。为区域全民健康信息平台搭建一个稳定安全、高性能、可扩展的网络平台,构成一个独立网络,用于承载数据中心平台相关服务器、存储备份和网络安全设备,实现相关业务、网络安全域之间的数据和信息流快速交换、可靠传递,满足网络安全策略的控制需要。

灾备建设。利用磁盘阵列存储满足数据中心数据存储需要。通过部署本地存储虚拟化设备,实现新老存储的使用融合和关键业务数据的存储虚拟化,避免小型机上的数据库服务在使用新存储时出现稳定性和持续性问题。离线存储由磁带库实现。由原有的备份软件定期将关键业务数据从服务器上自动备份到磁带库上。

安全设施建设。安全设施建设需要考虑平台数据中心网络的保密性、完整性、可用性、真实性和可控性,将网络划分成不同的区域进行防护。

4.12　居民健康卡注册管理

4.12.1　功能原文

为居民提供健康服务身份统一注册、跨省市身份认证、信息归集索引、黑白名单管理等全生命周期服务,支撑系统互联互通和信息交换。

具体功能包括:身份注册、身份索引规则管理、医疗卫生机构管理、跨区域身份认证、黑白名单同步、多数据源信息比对等。

4.12.2　应用场景

(1) 信息采集及注册机构

信息采集及注册机构通过多种方式进行身份信息的数据采集工作,采集个人信息后对其信息进行多源信息比对审核,筛选人员信息合格后,进入制卡发卡等流程。

　　基于统一的密钥管理体系,通过身份认证技术,实现发放的居民健康卡在全国范围内读写。卡信息的全国联网,实现信息共享,保障不重复发卡,共享黑名单,共享用卡数据,以实现跨省市认证的目的。

　　(2) 发卡管卡机构

　　发卡管卡机构对居民健康卡发卡情况进行综合管理,设置居民健康卡机构注册规则,对卡制作、应用相关的各类医疗卫生机构,金融机构以及产品生产服务机构进行审核;设置发卡登记、核查规则,实现发卡情况的动态监控。并对居民健康卡全生命周期进行管理,包括为居民在使用卡片过程中提供挂失、解挂、解锁、补换等服务。

　　(3) 监管机构

　　监管机构通过对卡发放信息、卡应用况信息的统计与分析完成医疗卫生机构、人员的工作质量考核,以提高卫生机构工作人员的工作效率。

4.12.3　业务流程

　　身份注册是居民健康卡管理平台最基本的功能,卫生计生行政管理部门及医疗卫生机构通过多种方式进行身份信息的数据采集工作,采集个人信息后对其信息进行多源信息比对审核,筛选人员信息合格后,进入制卡发卡等流程,对不符合规定的信息进行绑定去重(图 4.12.3-1)。

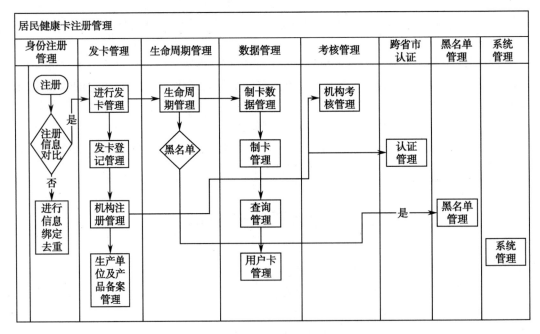

图 4.12.3-1　居民健康卡注册管理业务流程图

　　对卡制作、应用相关的各类医疗卫生机构,金融机构以及产品生产服务机构进行审核;设置发卡登记、核查规则,实现发卡情况的动态监控。

　　平台对卫生计生行政管理部门对居民健康卡全生命周期进行管理,包括为居民在使用卡片过程中提供挂失、解挂、解锁、补换等服务。

　　数据管理是平台的主要功能,卫生计生行政管理部门通过系统对制卡、发卡、用卡过程中产生的各类数据进行清洗与编码处理、查重、对比、推送、交换等处理,为居民健康档案和电子病历数据库的建立提供关联支撑。

机构注册管理包括机构注册考核,卫生计生行政管理部门通过对卡发放信息、卡应用情况信息的统计与分析完成医疗卫生机构、人员的工作质量考核,以提高卫生机构工作人员的工作效率。

居民健康卡是基于统一的密钥管理体系,完成机构注册的居民健康卡通过身份认证技术,实现发放的居民健康卡在全国范围内读写。卡信息的全国联网,实现信息共享,保障不重复发卡,共享黑名单,共享用卡数据,以实现跨省市认证的目的。

平台能够对于不符合居民健康卡持有条件的居民登记列入系统黑名单,禁止该类居民进行居民健康卡的申领和使用。并支持黑名单收集、登记、分发、检索、更新、校验等。包括列入黑名单的居民基本信息、黑名单列入理由、收集机构、时间、分发状态等。

系统管理是独立存在平台的一个基本功能卫生计生行政管理部门通过登录系统进行用卡用户角色分配,角色分级管理;对系统的运行情况进行安全审计;对系统故障进行监测与恢复处理;对运行环节进行详细的记录与管理。

4.12.4　功能设计

(1) 身份注册

个人数据零星采集。通过现场读取或录入方式获取个人的姓名、性别、身份证号码等人员基本信息注册数据,实现个人数据零星采集。

个人数据导入。将第三方软件采集的人员注册数据,按照一定的格式,批量导入卡注册管理系统,实现个人数据的快速批量注册。

个人数据修订。对采集后的个人数据,进行相关数据的修改和调整,同时记录修订日志,便于事前、事中、事后的安全审计。

个人数据查询。对个人注册数据按自定义条件进行查询,并提供打印与导出功能。

(2) 身份索引规则管理

个人数据对比。将零星或批量采集的个人注册数据,与现有数据库中的数据进行比对,通过国家居民健康卡平台进行查重。按照平台内的数据检查规则进行比对,保证数据完整性。

个人索引规则建立。通过公民身份号码、居民健康卡号等个人的唯一编码进行个人索引的建立,根据不同情况可以对索引规则进行灵活调整。

多元信息数据比对包括:现有数据库比对、医疗卫生数据库比对、金融数据库比对、公安数据库比对等。

(3) 机构管理

卡制作、应用相关的包括各类医疗卫生机构、金融机构、产品服务提供机构,系统有对具有卡制作、应用相关的各类机构的地理信息、人员信息、经营信息等多项基本信息管理的功能。

(4) 跨区域身份认证

全国联网信息共享。通过建立国家、省、市居民健康卡的注册信息管理机制,实现注册信息在各级数据存储中心内的全量自动更新同步,保证信息的全局一致性。

跨省身份认证功能。外省市就医时依据居民健康卡具有统一身份标识的属性,在全国联网信息共享的支撑下实现居民健康卡跨省、市、区(县)的异地身份认证使用。

(5) 黑白名单同步

黑名单收集。收集登记非法应用居民健康卡的居民信息,接收来自系统外以及上级系统的黑名单信息;黑名单分发,将收集到的黑名单信息分发到其他区域,以便跨区域的名单追踪;黑名单检索,列出所有黑名单信息;黑名单更新,黑名单信息发生变化时进行更新;黑名单校验,居民健康卡应用时对黑名单信息进行校验;统计汇总,针对用户卡及 SAM 的统计分析应用,系统提供了用户卡及 SAM 卡的统计汇总功能。

(6) 多数据源信息对比

多数据源维护。可以对不同渠道的数据源进行管理,并对相应数据进行配置和调整。

多数据源信息对比。对不同数据源的数据进行筛选、自动比对。对于无法自动比对的可以提供手工比对,对于比对的结果可以进行导出查看可快速整合。

4.13   大数据应用支撑

4.13.1   功能原文

应遵循统一规划、统一建设原则,可以遵循物理分布或逻辑统一,实现最大程度资源利用率,从而避免资源浪费。

具体功能包括:

1) 分布式操作系统。位于 IT 基础架构之上,为上层应用服务提供资源调度、应用管理、数据交换等基础服务。具体功能包括:分布式操作系统包含分布式服务管理模块、分布式资源管理模块、分布式服务管理模块、分布式数据服务调度接口。

2) 数据搜索引擎。可支持实时检索、稳定、可靠的快捷数据获取方式,同时也是一种以数据检索方式实现的数据分析挖掘方式。具体功能包括:数据接入模块、数据索引模块、通用数据访问接口、分布式结点管理和调度模块、数据分析与可视化模块。

3) 集中式数据存储。面向服务的数据存储方式,数据集中存储在一个结点,通过主备集群保证平台数据的高可靠性和高可用性,保证与传统业务系统的顺利融合。具体功能包括:数据输入输出接口、数据挖掘模型应用接口。

4) 分布式数据存储。提供分布式数据存储方式,数据分布存储在多个计算和存储结点,通过分布式框架保证平台数据的高可靠性和高可用性。具体功能包括:数据输入输出接口、数据挖掘模型应用接口。

5) 信息安全保障。一是安全设计。构建健康医疗大数据在产生、运输、存储以及使用等数据全生命周期的安全保障体系。基于国产密码技术,采用身份认证、授权访问、电子签名、传输加密、存储加密、隐私保护、安全审计等技术保证医学大数据的真实性、完整性、机密性、可用性、不可抵赖性。有效保障健康医疗大数据产生、传输、存储以及使用整个生命周期的安全:省统筹区域人口健康信息平台作为医疗卫生重要核心信息系统,按照国家信息安全等级保护三级基本要求实施,建立统一、安全、稳定、规范、高效的信息系统安全保障体系,实现信息安全保障的可信、可控、可管、可视和合规。二是技术先进,保障安全性、可维护性和可扩展性。建议采用国产密码技术、选择目前和未来一定时期内有代表性和先进性的成熟安全技术,满足健康医疗大数据在整个生命周期过程中具有持续的可维护和可扩展性。三是等级保障体系。根据健康医疗大数据在机密性、完整性、保密性方面的特征,建立分域分级的安全防护策略和措施,防止对其非法、非授权访问,确保重要业务操作行为可审计,形成集自主评测、自主加固与持续改进的能力于一体的防护体系。四是全生命周期安全建设方案。包括数据产生安全保障、数据传输安全保障、数据存储安全保障、数据使用安全保障、机构认证与授权以及等级保护安全合规性建设。

4.13.2　应用场景

(1) 分布式操作系统

分布式操作系统是面向分布式架构的应用系统,提供大数据集群资源管理、数据资源管理、大数据计算任务管理、大数据应用管理、数据交换管理等功能。分布式操作系统对应数据治理、数据管控、数据应用支撑、开放共享、上层应用服务提供资源、管理、调度的支撑,包括:

信息管理人员需要对健康医疗数据进行元数据管理、数据质量评估等数据治理行为,数据目录构建、数据安全审批、数据血缘追溯等管控行为,分布式操作系统通过集群资源管理、数据资源管理、计算任务管理等功能为数据管控提供支撑。

数据分析人员在进行健康医疗数据处理、挖掘的过程中,需要利用数据处理、挖掘、分析工具、通用算法模型等大数据工具,以及医学知识库、电子病历语义化分析工具等行业应用支撑工具,分布式操作系统为数据分析挖掘过程提供了数据资源、计算资源,保障了分析任务的高效执行;在健康医疗大数据分析过程中,针对部分敏感信息,为了实现隐私保护,保障分析过程可管可控,需要通过数据应用试验区进行分析挖掘,分布式操作系统为数据应用试验区提供了存储空间、计算资源以及任务调度等支持。

分布式操作系统为数据集开放、接口调用等数据开放共享行为提供了数据资源、任务调度等方面的支撑。

面向上层应用服务如智能搜索引擎、公共卫生管理、临床决策支持、患者服务等,分布式操作系统通过计算资源管理、数据资源管理等功能,支撑了上层应用服务的高效运行。

使用者。信息中心技术人员、运维人员作为分布式操作系统的使用者,对分布式操作系统进行配置、维护、监控。

服务对象。分布式操作系统的服务对象为数据治理、数据管控、数据应用支撑、开放共享、上层应用服务的使用者。例如信息管理人员,作为数据治理、数据管控的使用者,可以实现对健康医疗数据的质量评估、核查等数据治理工作,构建分级分类分域的健康医疗数据资源目录,面向不同数据使用需求进行安全审批,进行数据血缘追溯等;医学分析专家、科研医生等数据分析人员,作为数据应用支撑的使用者,可以快速、高效地进行数据分析挖掘,获取分析成果;行业企业、科研人群等作为开放共享的使用者,可以获取健康医疗数据集、API 接口等资源;临床医生、公众人群等上层应用服务的使用者可以快速获取相似病例、健康知识等信息。

(2) 数据搜索引擎

随着医疗卫生数据体量的海量化、数据结构的复杂化,数据使用者在应用中面对着更大、更全的数据资源池进行筛选、应用。对海量数据检索的过程中,存在着数据检索、读取速率降低的问题;对电子病历等文本数据检索的过程中,存在着数据难以精准锁定的问题。为了支持上层应用,需要建设新型的、高效的数据搜索引擎。

数据搜索引擎提供模糊、关联检索等多模式检索功能,帮助临床医生快速定位目标数据,了解相似病例信息;通过词频云功能,临床医生可了解与搜索目标相关度较高的疾病、药品、术式等信息,通过统计分析功能,可以基于检索结构进行分析挖掘,便于进行临床决策。

使用者。数据搜索引擎的使用者主要为信息管理人员,负责进行语料训练,开发统计分析模板等。

服务对象。数据搜索引擎的服务对象主要为业务医生、科研医生。业务医生通过相似病历检索等搜索行为进行诊断、用药决策辅助;科研医生通过对罕见病、人群队列等信息的精准检索、关联分析进行医学科研。

(3) 集中式数据存储

针对大数据环境下,部分分析模型无法支持从分布式存储中直接获取数据的场景,提供了集中式数据存储功能,为分析模型提供数据支持。

健康医疗大数据涵盖了患者基本信息、门诊住院信息、诊断信息、用药信息等不同业务属性、病种特征、人群特征的数据,为了深度利用这些数据,科研团队、医学专家等数据使用者通过数据挖掘工具、通用模型算法、医疗行业模型等手段进行数据价值的挖掘,该过程中,由于技术瓶颈等客观因素,部分分析模型还无法支持分布式环境下的数据调用,因此需要采用集中式数据存储,支撑数据挖掘过程的实现。

使用者。集中式存储的使用者主要为系统管理人员,负责维护与管理。

服务对象。集中式存储的服务对象主要为科研医生、高校分析人员等数据使用者,通过调用集中式存储中的数据,实现健康医疗数据的深度挖掘。

(4) 分布式数据存储

分布式存储是针对医疗健康大数据的一种高效存储、计算方式。将数据访问均摊到服务器阵列中的每个服务器的多个数据拷贝之上,单个硬盘或服务器的吞吐量限制都可以数倍甚至数百倍的突破,提供了极高的数据吞吐量,在面对海量多源异构的健康医疗数据时,能够利用"一次写入、多次读取"的特性,对数据集进行快速地读写,以适应对健康医疗大数据分析、可视化的数据读写需求;支持在不停止服务的情况下实时地加入新的服务器作为分布式存储的容量升级,不需要人工干预文件的重新分布;运用分布式架构优势,在大量计算节点上进行并行化处理,大大提升了对海量数据计算的效率。

分布式存储的应用场景包括:

对海量多源异构健康医疗数据的存储,例如患者基本信息、门诊住院信息等结构化数据,检验检查报告、电子病历、医学影像等半结构化、非结构化数据,采用分布式存储可以实现健康医疗数据的高效存储与调用,扩容简单,成本可控。

在大数据分析的场景下,分布式存储可以在不同节点上进行计算和存储,这样对整个系统的压力较低。

分布式存储的使用者主要为数据管理部门,例如信息中心等,实现对数据的快速输入并应对数据请求实现高效输出。

分布式存储的服务对象为数据治理、数据管控、数据应用支撑、开放共享以及上层应用服务的使用者。信息管理人员借助分布式存储提供的海量数据资源与快速调用能力,支撑数据的治理与管控;科研医生等数据使用者借助分布式存储高效获取目标数据,支撑医疗数据挖掘;分布式存储还支撑开放共享功能,面向行业企业、创新人群等用户提供医疗健康数据集,推动健康医疗数据价值扩散。

(5) 信息安全保障

信息安全保障面向数据传输、处理、管理、使用等数据全生命周期中存在的安全问题提供安全防护,既运用身份认证、授权访问、电子签名、传输加密、存储加密、隐私保护、安全审计、病毒防护等技术,面向网络、主机、数据、应用提供基础安全保障措施,实现数据在传输、存储、用户认证等机器行为方面的防护;又通过构建用户权限、数据使用管理、审核、监控机制,实现在用户行为方面的防护。

信息安全保障的使用者是数据治理、数据管理、数据应用支撑、开放共享以及上层应用服务的使用者,在数据质量评估、资源目录构建、数据安全审核、数据血缘追溯、数据分析应用、数据开放共享等过程中,实现信息安全防护。

4.13.3　业务流程

分布式操作系统提供了数据获取、资源管理、任务调度等功能,分布式存储实现了海量多源异构医疗健康数据的汇聚存储,集中式存储则为大数据挖掘过程中部分分析模型无法对接分布式存储的场景提供了灵活的数据供给方式,这些功能为信息管理人员进行数据治理、数据资产管控,为数据分析人员进行数据分析应用,为数据使用者获取数价值提供了支撑。

数据治理。分布式操作系统、分布式存储为元数据管理、数据质量管理等数据治理行为提供了数据资源、计算资源的支撑,信息安全保障约束了数据治理行为的合规有效,保障隐私信息安全(图 4.13.3-1)。

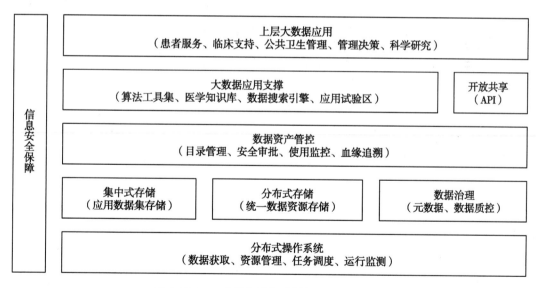

图 4.13.3-1　大数据应用支撑框架业务流程图

数据资产管控。分布式操作系统、分布式存储通过数据资源管理、计算资源管理、任务调度等功能为数据资源目录创建、安全审批、数据使用监控、数据血缘追溯提供支撑。通过信息安全保障,对信息管理人员、数据分析人员、数据使用者的数据访问、治理、管理、分析等行为进行安全控制。

数据应用支撑。数据应用支撑包括了数据处理、分析、挖掘、算法等大数据工具,医学知识库,电子病历语义化分析工具,数据应用试验区等,分布式操作系统数据应用支撑提供了任务调度、存储与计算资源等方面的支撑,分布式存储、集中式存储为数据应用过程提供了数据资源支持。

开放共享。医疗健康数据的开放共享包括了通用数据集、API 接口的开放,也包括信息资源目录、统计报表等信息的开放。分布式操作系统、分布式存储、集中式存储为开放共享提供了数据资源、计算资源,结合信息安全保障,实现健康医疗数据的可控开放。

大数据应用。健康医疗上层数据应用包括了智能搜索引擎、专项知识库等应用功能,也包括公共卫生管理、临床决策支持、慢性病管理、患者服务等分析应用,分布式操作系统为上层数据应用的运行提供了任务调度、计算资源的支撑,分布式存储、集中式存储为上层数据应用提供了数据资源支持,安全保障体系则实现了对上层数据应用发布、运行过程的安全防护。

4.13.4　功能设计

(1) 分布式操作系统

分布式操作系统包括分布式服务管理、分布式资源管理、分布式数据服务调度接口几块功能。

分布式服务管理。管理分布式环境下的用户信息;大数据应用发布、分布、更新与访问权限;管理与监控大数据集群的硬件资源状态。

分布式资源管理。该功能对大数据集群各节点中的 CPU、内存、硬盘等物理资源,以及存储与节点中的数据资源进行管理监控,并根据上层大数据应用发起的计算任务请求,进行资源分配。

分布式数据服务调度接口。该功能实现了对大数据集群各节点中数据的调度能力,并面向上层大数据应用提供 API 接口,供应用调用专项数据集。

(2) 数据搜索引擎

数据搜索引擎的主要功能有:分布式弹性检索,支持进行高效、快速的检索;多模式检索,支持文本检索,支持普通检索、条件检索、比较检索等多种检索方式;词频云,根据检索结果,根据相关度自动提供词频云;统计分析,支持配置分析模板,可根据检索结果进行分析展现。

(3) 集中式数据存储

面向数据挖掘应用,集中存储通过自身的 SAN/ISCSI 接口,为运算服务器提供多个大容量硬盘分区作为存储原始数据、中间运算结果和最终计算结果的数据盘。

(4) 分布式数据存储

分布式存储是采用运行在通用硬件上的分布式文件系统,通过一个高效的分布式算法,将数据的访问和存储分布在大量服务器之中,在可靠的多备份存储的同时还能将访问分布在集群中的各个服务器之上,是传统存储构架的一个颠覆性的发展。

通过分布式存储的算法,将数据访问均摊到服务器阵列中的每个服务器的多个数据拷贝之上,单个硬盘或服务器的吞吐量限制都可以数倍甚至数百倍的突破,提供了极高的数据吞吐量。

分布式存储可以做到在不停止服务的情况下实时地加入新的服务器作为分布式文件系统的容量升级,不需要人工干预文件的重新分布。

分布式存储假设系统故障(服务器、网络、存储故障等)是常态,而不是异常。因此通过多方面保证数据的可靠性。

分布式存储可以利用大量服务器构成一个数十、成百、上千的分布和并行的计算集群,通过并行计算框架 Map Reduce,能自动完成计算任务的并行化处理,自动划分计算数据和计算任务,在集群节点上自动分配和执行任务以及收集计算结果,将数据分布存储、数据通信、容错处理等并行计算涉及很多系统底层的复杂细节交由系统负责处理,大大减少了软件开发人员的负担。

(5) 信息安全保障

1) 基础安全保障:

网络安全。通过安全检测、攻击防护、安全隔离、访问控制等方式进行网络安全防护。

主机安全。通过主机加固、病毒防护、身份鉴别、脆弱性评估等方式进行主机安全防护。

数据安全。通过访问控制、数据权限管理、加密脱敏、安全审批等方式对数据安全进行防护。

应用安全。通过传输加密、访问控制等方式对应用层进行安全防护。

2) 应用机制安全:

数据分层管理。根据数据密级进行分层,针对不同密级数据制定不同的管理手段。

数据使用审核。针对数据使用者提出的数据使用申请,进行多级评审。

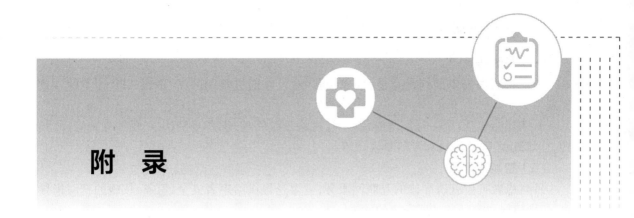

附 录

省统筹区域人口健康信息平台
应用功能指引

国家卫生计生委规划与信息司
国家卫生计生委统计信息中心
2016 年 9 月

一、惠民服务

（一）预约挂号

为广大居民提供预约专家号、普通号服务，可以通过健康网站、手机 APP 等多种方式实现。

具体功能包括：统一号源池管理、医疗机构号源管理、患者身份认证、预约规则管理，预约、挂号流程、医疗机构和专科专家介绍。

（二）智能导诊

针对患者提供就医导诊的互联网服务，主要是提供给患者安全、可靠、权威的就医指导意见，保障居民合理、有序、安全的就医。

具体功能包括：医疗机构介绍（包括医院简介、医生简介、科室简介、人均费用 / 平均住院日 / 手术费指标等）、医生检索（提供按照医院、专家、症状、疾病等不同条件检索查找医生）、就医体验与评价（查看居民在医疗机构就诊的就医体验和对医疗机构、医生的评价）、就医推荐（根据推荐规则，如距离、热度（如就诊人次）、历史评价等，推荐就医医疗机构或医生）。

（三）双向转诊

在双向转诊过程中，利用居民健康卡等实现转诊身份确认，可以通过跨院医生之间的交流、上级医院医生与患者交流，及时对患者做出临床诊断，并提供心理疏导和健康教育，为联系和安排相关医疗资源、利用区域人口健康信息平台等实现转诊身份确认及信息共享，为方便患者顺利转诊提供服务。

具体功能包括：远程医患交流、诊间预约、转诊绿色通道等服务、医保（新农合）转诊的业务联动。

（四）统一支付服务

基于居民健康卡整合居民就诊支付渠道，提供覆盖主流在线支付机构（基本 / 商业医疗保险、银行、第三方支付平台）的统一支付服务。

具体功能包括：用户管理（个人用户、接入机构用户、黑名单）、个人用户实名制认证管理、接入机构资质管理、促销管理、积分管理、综合分析、手机 APP。

（五）检验检查报告查询

广大居民可以通过区域人口健康信息平台提供的门户网站、手机 APP 等多种途径，查询近日在区域内医院进行的检验检查报告。

具体功能包括：报告提醒、报告查询、报告定制与推送。

（六）出院病人随访服务

病人出院后一段时间内，由主管医师与社区全科医生协同对患者提供的随访服务。

具体功能包括：随访规则管理、随访方案制定、随访信息记录、复查情况记录、随访结果分析与推送。

（七）出院病人膳食指南

为术后患者提供出院后的膳食指导，明确不同疾病、不同身体状况的饮食规则，避免常见的饮食误区，提供有针对性的个性化膳食指导以及对特定人群开展指导。

具体功能包括：膳食设置检索、膳食知识库、膳食推荐与评价。

（八）家庭医生签约服务

面向社区、乡镇居民，通过门户网站、手机 APP 等多种途径，预约家庭医生上门服务、查询服务记录、在线健康咨询。

具体功能包括:家庭医生签约服务申请与服务签订、个人及家庭就诊记录的查询和推送、家庭医生上门服务记录的查询和推送、居民健康咨询回复信息的查询和推送、健康常识及惠民活动信息的发布、社区医生信息的发布。

(九) 中医治未病服务

为居民提供高可及性的疾病预防和常见疾病高危因素等知识,提供疾病预防保健指南、各时节多发疾病预防知识、简易验方、公共卫生常识等多种健康知识,力求降低常见疾病发病率、增加疾病康复成功率,从而实现降低医疗支出、促进全民健康的目标。

具体功能包括:预防保健机构注册与审核、预防保健机构信用管理、"治未病"各类健康干预服务数据采集等、"治未病"数据分析与决策支持系统。

(十) 健康档案查询

居民通过互联网、自助服务等多种途径,依据居民健康卡等进行身份实名安全认证与有效授权,实现对居民电子健康档案的查询。

具体功能包括:居民可查询个人自身的就诊记录、检验检查结果、公共卫生服务记录、授权查询规则等。

(十一) 健康评估

依据健康评估模型对收集到的居民数据(诊疗数据、疾病管理数据、妇幼保健数据、健康体检数据等)进行健康评估以及相关危险因素分析。

具体功能包括:评估模型建立、指标体系建立、个人健康评估、群体健康评估,与个人健康管理互动,让健康医疗大数据服务惠及百姓。

(十二) 慢病管理

面向居民通过门户网站、手机 APP 等多种途径,提供针对高血压、Ⅱ型糖尿病等慢性病的信息查询和信息推送服务。

具体功能包括:慢病监护、随访评估信息、健康体检信息、健康状况信息、健康宣教和日常护理知识等。

(十三) 精神疾病管理

面向居民通过门户网站、手机 APP 等多种途径,提供针对各种精神疾病的信息查询和信息推送服务。

具体功能包括:就诊记录信息、随访评估信息、健康体检信息、日常心理健康和护理知识等。

(十四) 接种免疫服务

通过免疫接种服务记录在区域内的共享和互认,为儿童提供跨定点机构的接种服务,加强免疫接种服务过程中的信息对称,为居民提供免疫接种服务提醒和相关知识。

具体功能包括:免疫接种服务提醒、接种记录查询、跨区免疫接种服务、接种知识定制与推送、接种档案记录。

(十五) 医养服务

依托家庭医生签约机制,对社区内医疗护理服务与养老服务资源进行整合,以平台为纽带,以居民健康卡等为介质,以老年人适宜的医疗卫生服务为重点,实现区域内各类有需求的老年群体适宜的医疗卫生服务全覆盖。

具体功能包括:养护需求申请、服务计划推送、服务评价、全科医生与养老机构签约、需求评估、服务资源调配、服务计划制定、服务前提醒、服务档案记录、服务质控,服务机构排名等。

(十六) 用药服务

面向居民和社区医生提供合理用药与安全用药知识查询服务。针对艾滋病、结核病、高血压、糖尿病、精神疾病等需要长期服药的疾病,面向妇女、儿童、老年人等特定人群提供规范用药提醒服务。

具体功能包括:药品信息查询、规范用药提醒等。

(十七) 健康教育

为全省或辖区居民提供健康教育服务,包括普及性教育和针对特定目标人群(如慢病、精神疾病、传染病、妇女儿童、老年人等)的精准教育,并对教育效果做出评价。

具体功能包括:资源库管理、信息推送服务、健康教育服务登记、健康教育评价。

(十八) 新农合结算服务

面向参合农民、各级医疗机构、各级新农合经办机构等对象,以平台推送、网站信息发布、手机APP信息查询等服务方式,利用居民健康卡(含金融功能)等进行参合身份有效识别、费用结算、报销资金便捷发放,方便农民就医,保障农民健康,提高基金安全管理水平。

具体功能包括:报销费用查询、跨地域转诊信息服务、定点医疗机构查询、跨地域费用核查服务、跨地域费用结算服务(急诊、住院)、跨地域骗保行为信息发布、新农合就医报销补偿政策查询、公布功能、就医报销目录比对功能和跨区域基金流转预警。

(十九) 生育登记网上办理

夫妻生育第一个或第二个子女的,通过网上办事大厅、移动客户端等信息平台办理生育登记,并享受相关服务。夫妻申请再生育的,也可以网上办理。

具体功能包括:办事指南、服务指南、申请登记、办事进度查询、资格审查、领证通知、证照管理。

(二十) 计划生育药具网上配送

居民通过门户网站、手机APP等多种途径申领计划生育药具,填写电子申领表格,对确认身份并申领成功的居民提供线下药具配送服务。

具体功能包括:计划生育药具申领申请、申领人身份核实、配送计划管理、申领规则库、异常申领警示、人员黑名单管理、免费药具需求预测功能。

(二十一) 计划生育服务和指导

为人流或分娩后服务对象提供安全避孕咨询与指导。针对已生育或未生育人群提供个性化的技术指导与关怀,提高其保健意识和安全避孕能力。

具体功能包括:各类避孕节育措施的特点、禁忌证、使用方法、注意事项、可能出现的副作用及其处理方法,与计划生育药具网上配送的连接途径和方式等。

(二十二) 医疗信息分级公开

针对政府文件、部门规章、医疗卫生资源分级向公众公开,分为主动公开、依申请公开两类。

具体功能包括:信息分级规则库、信息发布。

(二十三) 贫困人口健康信息服务

为贯彻中央精准扶贫工作的精神和要求,依托区域人口健康信息平台,以居民健康卡为载体,为统筹区域的贫困人口提供健康医疗信息服务。

具体功能包括:贫困人口信息采集、更新、比对,贫困人口项目管理,贫困人口项目联动与协同。

二、业务协同

(二十四)疾病监测业务协同

二级以上医疗机构在进行免疫接种、传染病报告、结核病防治、艾滋病综合防治、精神疾病防治、血吸虫病病人管理、慢性病防治、职业病报告、职业性健康监护、伤害监测报告、中毒报告、行为危险因素监测、死亡医学登记等业务过程中,以电子健康档案和电子病历为基础,同步实现对疾控网底数据的建设,实现报病在医院,管理在疾控或专业医疗卫生机构、服务在社区的业务协同模式。试点业务包括心脑血管疾病、糖尿病、精神疾病、恶性肿瘤、呼吸系统疾病5类疾病。

具体功能包括:疾病诊断与建档协同、疾病分级分组管理与临床路径协同、医院门诊与随访管理协同、医疗体检与随访管理协同、医疗质量与疾病监管质控协同。

(二十五)疾病管理业务协同

基层医疗卫生机构在进行免疫接种、传染病、结核病、艾滋病、精神疾病、慢性病、职业病等个案处置、随访、干预、评估等业务过程中,同步实现对疾控网底数据的建设,实现报病诊疗在医院,管理在疾控或专业医疗卫生机构、随访服务在社区的业务协同模式。试点业务包括心脑血管疾病、糖尿病、精神疾病、恶性肿瘤、呼吸系统疾病等5类疾病。

具体功能包括:社区门诊与传染病、慢病随访填报协同、社区体检与传染病、慢病随访填报协同、辖区居民新增病例。

情况查询、全科医生任务推送和全科医生服务计划管理。

(二十六)突发公共卫生事件应急指挥协同

为突发公共卫生事件应急指挥提供信息和技术支撑,满足卫生应急值守、综合监测、风险评估、预警响应、资源管理、指挥调度、辅助决策、应急评价、培训演练等应急管理工作需要,增强风险预判能力和指挥决策等能力。

具体功能包括:应急值班信息、突发急性传染病和突发公共卫生事件监测信息、相关舆情信息的收集、分析与研判;突发公共卫生事件预警信息发布;联防联控工作机制和卫生应急指挥部等会议保障;卫生应急队伍、专家、储备、预案、知识、案例等应急资源的管理;应急能力评估和工作评价等。

(二十七)妇幼健康业务协同

区域妇幼健康业务协同主要是指妇幼健康业务在区域内不同医疗机构之间的协同联动。主要分为儿童保健业务协同、妇女保健业务协同、计划生育技术服务业务协同和出生缺陷防治业务协同。

具体功能包括:妇女保健信息采集、儿童保健信息采集、产妇分娩信息和出生医学证明信息采集、计划生育技术服务信息采集、出生缺陷防治信息采集,以及妇幼健康服务信息整合、保健服务提示。

(二十八)卫生计生监督应用协同

包括行政许可、日常监督检查和行政处罚,依托行政许可数据、平台健康档案和医疗质量数据,为卫生监督执法提供本底数据、监督执法线索和依据,化被动执法为主动发现。

具体功能包括:实现卫生行政许可,日常卫生计生监督检查、现场行政处罚等业务工作的信息化管理;实现卫生计生监督移动执法;实现健康档案与健康危害因素关联分析。

(二十九) 血液安全管理业务协同

联通血液管理中心和采血机构、医疗机构,在平台上实现血液采集、检测、制备、存储、运输、使用等业务跨机构的信息共享,收集单采血浆站原料血浆采集、检测、存储、供应等信息,监督采供血工作,开展血液安全风险监测。

具体功能包括:采血信息采集、血液使用追溯、血库资源调配、血库库存预警、血液安全预警、输血不良反应管理、收集单采血浆站原料血浆采集、检测、存储、供应等信息。

(三十) 院前急救业务协同

实现 120 等急救车和医疗机构之间,就急救患者的生命体征信息数据、健康档案信息共享,以及基于患者为核心的医疗数据应用于急救环节。

具体功能包括:患者健康档案、既往病例信息提取、传输、共享,急救车患者信息采集和传输、急救车实时监测生命体征与医疗机构信息互联、急救指引,车辆定位、视频互动等。

(三十一) 分级诊疗协同

推动机构间和医生间的信息共享和服务协同,为医院间分级诊疗提供信息化支撑,实现"基层首诊、双向转诊、急慢分治、上下联动"。

具体功能包括:分级诊疗签约服务、向上转诊、下转社区、社区医生抄方、医医互动和带教。

(三十二) 医疗医药联动应用协同

医疗服务需求与医药采购要求联动,统筹采购医药,支持医药采购监督、核查。临床机构把医药不良反应反馈给平台,加强药事服务、指导临床用药。

具体功能包括:药品需求预测、药品采购监督、用药不良反应反馈。

(三十三) 药品(耗材)采购使用联动应用协同

省级药品集中采购平台规范化建设并与国家药管平台联通,实现短缺药品报送。加强医疗卫生机构药品和高值医用耗材使用监管,监控重点药品,规范用药行为。

具体功能包括:儿童等重点人群和慢性病等重大疾病用药保障管理、药品需求预测、药品(耗材)采购管理(含定点生产药品管理)、短缺药品监测、合理用药管理。

(三十四) 计划生育业务协同

通过建设全员人口信息库和业务信息系统,支撑计划生育各项业务在计划生育服务机构、民政、公安、医疗机构等之间的协同与整合。计划生育服务管理需要从公安获取人口基本信息,从民政获取婚姻信息,从助产机构获取出生人口信息;人口出生管理需要从医院获取出生信息。

具体功能包括:出生人口信息,生育登记服务,计划生育依法行政,计划生育技术服务,出生人口性别比综合治理,计划生育家庭奖励和扶助,流动人口服务管理,计划生育基层群众自治。

(三十五) 出生人口监测业务协同

依托国家人口基础数据库、全员人口数据库,增加对出生人口监测的入口,强化监测力度,通过卫生计生系统内部信息比对共享,以及出生人口信息与公安、民政、人社、教育的交换共享,支撑人口问题的前瞻性、战略性和对策性研究,调整完善生育政策。

具体功能包括:生育登记服务、孕妇建档、孕产妇保健、住院分娩、出生医学证明办理、儿童预防接种等信息的交换共享,出生医学证明与公安出生户籍人口信息、民政婚姻和收养信息、人社社保信息、教育学籍信息的交换共享、出生人口比对与异常监测。

(三十六) 跨境重大疫情防控协同

通过与质监部门的信息交换共享,对出入境人员进行甄别,运用健康档案、医疗服务记录等相关信息,对出入境人员症状和病案进行分析,为疫情控制和预判提供信息支撑。

具体功能包括:出入境人员信息交换共享、出入境人员识别与就诊信息整合、出入境人员病案信息分析、出入境人员症状监测、疫情分析和预判。

(三十七) 药品(疫苗)监管协同

对医院重点药品(毒麻精类、疫苗)相关信息进行收集分析,实现全过程监管。

具体功能包括:医院重点药品(疫苗)信息动态监管。

(三十八) 食品安全防控协同

食品安全防控主要是公共卫生部门联合食药监、市场监管部门对食品在生产、流通和消费领域的安全预防、相关因素分析、突发食源性疾病事件与溯源、食物样本采集与送检、检验检测结果发布等进行信息共享和协同防控。

具体功能包括:食品安全风险监测结果分析、食源性疾病溯源、食品样本送检、食品检验检测结果分析。

(三十九) 医保业务监管协同

通过与医保机构的信息交换和共享,为新农合人员提供异地转诊、异地就医结算服务。包括新农合人员本地医院转诊证明、本地医院出院证明、新农合参合证明等,为新农合人员转诊到异地接受治疗、异地医保费用直付提供结算依据。

具体功能包括:本地医院转诊证明、本地医院出院证明、新农合人员参合证明、跨区域结算基金流转预警功能、新农合人员异地转诊结算信息接口。

(四十) 爱国卫生与健康危害因素应用协同

包括各级爱卫会办事机构基本信息、城市信息、卫生城镇创建、城乡环境卫生整洁行动、病媒生物监测、农村改厕等工作数据,以及各地饮用水水质监测、空气污染对人群健康影响监测、农村环境健康危害因素监测、公共场所健康危害监测等数据分析,为爱国卫生工作提供本底数据,为掌握环境健康危害因素及其风险评估提供依据。

具体功能包括:实现各级爱卫会办事机构管理、卫生城镇申报评审、城乡环境卫生整洁行动评估、健康城市建设评价、病媒生物监测和农村改厕等数据分析;实现饮用水水质监测、空气污染对人群健康影响监测、农村环境健康危害因素监测、公共场所健康危害监测等数据分析;实现健康危害因素与疾病相关性分析。

(四十一) 健康促进与教育业务协同

健康促进与教育业务协同是指健康促进与教育业务在各级健康教育专业机构、基层医疗卫生机构、医院、专业公共卫生机构之间协同联动,以健康教育专业机构为龙头,各机构主动参与,共同做好健康促进与教育工作,并实现信息共享。

具体功能包括:健康危险因素和健康素养水平监测系统、健康科普资源库、个性化健康教育和健康干预工具、健康教育效果评价等。

三、业务监管

(四十二) 医改进展监测

针对医改实施情况、进度进行监测,建立以医改进程监测为主题的综合指标监测服务,制定、审核、下发医改监测指标,监测周期内医改数据的上报、审核、统计。指标包含:年度监测指标(医改主要目标、全面深化公立医院改革、健全全民医保体系、大力发展社会办医、健全药品供应保障机制、完善分级诊疗体系、深化基层医疗卫生机构综合改革、统筹推进各项改革等)、季度监测指标等。

具体功能包括:提供指标的定义与维护、监测数据收集汇总、指标分析、指标展现等功能。

(四十三) 综合业务监管

对卫生政策执行、卫生计生人才队伍建设、卫生经济管理、中医药业务开展进行实时监测。

具体功能包括:卫生政策综合分析、卫生人力资源综合监管、卫生经济综合监管、中医药综合监管。

(四十四) 卫生服务资源监管

对医疗卫生机构、卫生人员、开放床位、卫生设施、卫生事业费等卫生服务资源进行统一监管。

具体功能包括:卫生人员统计分析、医疗设施和设备统计分析、事业经费投入统计分析。

(四十五) 医务人员职业行为监管

对未经注册的医师、护士和其他专技人员从事诊疗活动、使用卫生技术人员从事超出执业范围以外诊疗活动进行监管。

具体功能包括:使用执业医师、执业护士、药师、执业技师库,对平台注册的卫计人员进行比对和监管。

(四十六) 医疗行为监管

对医疗机构开展的诊疗行为和超出诊疗业务登记范围的行为进行监管。

具体功能包括:建立医疗机构库、诊疗科目对应诊疗活动库,对平台注册的医疗机构进行比对和监管。

(四十七) 传染性疾病管理业务监管

对医疗卫生机构传染病防治工作进行监管,包括监管疾病发病及防治等工作。

具体功能包括:预防接种、传染病疫情报告、传染病疫情控制、传染病诊疗质量、消毒隔离制度执行情况、医疗废物处置和病原微生物实验室生物安全的监管。

(四十八) 慢病管理业务监管

针对慢病人群管理开展情况进行统一监管。

具体功能包括:高危人群管理率、慢性病规范管理率、服药率和控制率、慢性病防治宣传教育知晓率、区域慢性病危险因素监测。

(四十九) 精神疾病业务监管

针对精神疾病人群管理开展情况进行统一监管。

具体功能包括:严重精神障碍患者报告患病率、严重精神障碍患者规范管理率、严重精神障碍疾病患者治疗率、有肇事肇祸倾向的患者管理率、精神病患者纳入新农村合作医疗或城镇职工基本医疗保险救助率、免费药物治疗和免费住院治疗对象管理率、精神疾病防治知识知晓率、患者门诊和住院费用管理、合理制定计划购买药品和数量监管、项目经费使用及管理监管、承担肇事肇祸病人应急处置任务监管。

(五十) 预防接种业务监管

针对预防接种工作开展情况进行监测。

具体功能包括:受种者基本信息和疫苗接种信息登记情况、儿童建卡证情况、国家免疫规划疫苗应种人数和实种人数统计和报告情况、第二类疫苗接种统计和报告情况、群体性接种应种接种人数和实种接种人数统计和报告情况、疫苗出入库和损耗报告统计报告情况、国家免疫规划针对传染病监测报告情况、疑似预防接种异常反应监测报告情况。

(五十一) 妇女保健业务监管

针对妇女保健业务开展情况进行统一监管。

具体功能包括:妇女常见病筛查率、婚前医学检查率、婚前医学检查疾病检出率、孕产妇建卡率、产前检查率、产前出生缺陷筛查率、产前出生缺陷确诊率、产妇艾滋病病毒检测率、产妇梅毒感染率、产妇梅毒检测率、高危产妇占产妇总数的百分比、孕产妇产前筛查高危百分比、剖宫产率、活产数、出生医学证明签发率、出生医学信息报告率、产后访视率、住院分娩率、孕产妇系统管理率、孕产妇死亡数、计划生育手术例数、计划生育手术并发症发生率、再生育技术服务例数。

(五十二) 儿童保健业务监管

针对儿童保健业务开展情况进行统一监管。

具体功能包括:新生儿访视率、出生性别比、0~6 岁儿童健康管理率、6 个月内婴儿纯母乳喂养率、3 岁以下儿童系统管理率、新生儿苯丙酮尿症筛查率、新生儿甲状腺功能减低症筛查率、新生儿听力筛查率、5 岁以下儿童低体重率、5 岁以下儿童肥胖发生率、5 岁以下儿童生长迟缓率、5 岁以下儿童死亡率。

(五十三) 国家基本公共卫生服务项目监管

针对国家基本公共卫生服务项目开展情况进行统一监管。

具体功能包括:居民电子健康档案建档率、基层医疗卫生服务机构提供的 0~6 岁以下儿童、孕产妇、65 岁及以上老年人、高血压患者、Ⅱ 型糖尿病患者、严重精神障碍患者、结核病患者的健康管理,了解健康教育、预防接种服务、传染病和突发公共卫生事件报告和处理、卫生监督协管、中医药健康管理的服务数量。

(五十四) 食品安全监测业务监管

建成风险监测数据库,掌握食品中主要污染物及有害因素的污染水平和趋势,确定危害因素的分布和可能来源,掌握和分析食品安全状况,及时发现食品安全隐患,建成食源性疾病数据库,构建食源性疾病监测溯源平台,掌握主要食源性疾病的流行情况,实现食源性疾病信息与监管部门共享。

具体功能包括:食品安全风险监测计划、食品化学污染物及有害因素监测、食品微生物风险监测、食源性疾病监测、食品安全风险监测质量管理、食品安全风险监测数据汇总分析及预警管理、食品安全风险监测报告管理。

(五十五) 医院运营情况监管

对各级医疗机构的运营情况进行全面监测与分析,提供日常管理数据支持。

具体功能包括:资产运营(流动比率、速动比率、医疗收入/百元固定资产、业务支出/百元业务收入、资产负债率、固定资产总值、医疗收入中药品收入、医用材料收入比率、医疗收入中检查化验收入、管理费用率)、工作负荷(年门诊人次、健康体检人次、年急诊人次、留观人次、年住院患者入院、出院例数,出院患者实际占用总床日、年住院手术例数、年门诊手术例数)、工作效率(出院患者平均住院日、平均每张床位工作日、床位使用率、床位周转次数、手术类型构成)、患者负担(每门诊人次费用、每住院人次费用、参保患者个人卫生支出比例、医保目录外费用比例、城市三级综合医院普通门诊就诊人次占比、DRGS或单病种成本核算开展情况分析)。

(五十六) 基建装备管理

对医疗卫生机构业务用房建设和医疗设备等相关工作的监管。

具体功能包括:业务用房的基本情况(总占地面积,单体建筑建筑面积、建设年代,危房和亟需改造用房面积),新建、改扩建、迁建等工程的基本情况(建设规模、投资、工程进展)。医疗设备基本情况(1万元以上医疗设备数量、品牌、采购方式、价格、使用情况、维修维护情况、维护费用、报废等处置以及大型医用设备相关使用人员情况)。

(五十七) 预约挂号业务监管

对与第三方机构合作从事预约挂号业务的医疗机构及其合作运营商、运行的预约挂号业务数据进行统一的监管。

具体功能包括:医疗机构备案、预约挂号运营公司备案、医院号源数据监测、预约挂号交易监测、预约挂号用户信息监测、推送的病历数据监测、预约服务的支付数据监测,预约黑名单监测、就诊评价监测。

(五十八) 检验检查互认业务监管

对互认的检验检查项目、医疗机构、病历信息进行统一的监管。

具体功能包括:互认医院监控、互认项目标准管理、违反互认规则病例浏览、违反规则数据统计(按机构、按科室、按医生)、遵循互认规则病例浏览、遵循规则数据统计(按机构、按科室、按医生)、互认价值分析。

(五十九) 医疗质量情况监管

通过建立医疗质量指标体系,开展医院质量监测,对合理用药、诊疗质量、服务规范和患者安全进行监测、警示与追踪评价。

具体功能包括:医疗服务执行与提示、临床知识库接口、质量管理指标统计分析。

(六十) 医院感染情况监管

建立医院感染监测数据库,进行医院感染监测信息管理和发布。

具体功能包括:数据采集与填报、指标管理、信息监测、综合分析。

(六十一) 基层医疗卫生机构绩效考核监管

针对基层医疗卫生机构,通过对考核相关业务监测数据的采集,实现绩效监管。

具体功能包括:考核指标管理、医疗服务质量数量、患者满意度、任务完成情况、城乡居民健康状况。

(六十二) 中医药服务项目监管

对中医药服务项目执行实行规范、透明、动态监管,有效控制,提高项目执行质量。

具体功能包括:中医医疗机构注册、中医药服务项目管理、中医药服务项目报表模板管理、中医药服务项目查询、中医药服务项目执行数据管理、中医药服务项目质量控制管理、中医药服务项目执行动态监管数据同步服务、中医药服务项目执行数据统计分析及挖掘。

(六十三) 基本药物运行情况监管

对医疗机构基本药物采购、配送、支付、价格、使用等各环节进行监管。开展基本药物临床综合评价。

具体功能包括:基本药物采购、配送、支付、报销、使用、价格等环节数据监测,基本药物临床使用安全性、有效性、合理性、可负担性、依从性等方面信息收集。

（六十四）合理用药业务监管

收集医疗机构药物使用管理相关信息，系统记录患者临床诊断、处方医师、调剂审核等相关信息，实现处方规范管理。建立药事服务平台，发挥药师在处方审核、评估、调剂和指导合理用药等工作中的作用，为患者提供用药管理、咨询、随访等服务。

具体功能包括：药事服务平台管理，医疗机构药品目录、合理用药标准管理、处方审核（药物配伍审查、注射液体外配伍审查、药物剂量审查等）、非合理用药信息及处方分析以及药品（耗材）临床综合评价。

（六十五）健康促进与教育业务监管

针对各级健康教育专业机构、基层医疗卫生机构、医院、专业公共卫生机构开展健康促进和教育工作情况进行监管。

具体功能包括：健康教育专业机构人员、经费等信息监测，各类机构健康促进与教育相关业务开展内容、方式、频次、覆盖人数监测等。

（六十六）人口决策支持管理

充分利用信息化手段，加强人口信息的监测评估和统计分析，为人口与计划生育领域的决策提供支撑。

具体功能包括：人口信息监测、人口自身变动统计分析、人口结构统计分析、人口与发展统计分析、家庭单元信息统计、统计分析管理、人口迁移流动评估、育龄妇女生育行为评估、出生人口变动预测、人口与计划生育政策辅助决策等。

（六十七）人口信息服务与监管

对人口信息监测关键指标，例如婚姻、妊娠、生育、人口素质等进行对比分析和预警预测。

具体功能包括：婚情统计、孕情统计、生育信息统计、避孕信息统计、人口教育统计。

（六十八）远程医疗业务监管

对各远程医疗服务中心、分中心以及会员医院、运营商的资质以及远程医疗业务进行统一的监管。

具体功能包括：远程医疗服务中心备案、远程医疗服务分中心备案、会员医院备案、运营商备案、远程医疗专家信息备案、远程医疗服务项目备案、会诊记录个案（申请信息、专家诊断）、远程教育课程信息、远程费用结算信息监管、远程医疗服务质量监管（服务满意度分析、诊断前后符合情况分析、受邀方评价分析、系统运行情况评价分析）、会诊业务综合统计分析。

（六十九）电子证照管理

建立医疗机构、医师、护士电子证照管理制度，为区域内医生、护士、药师、医技人员的执业证件在平台上注册和医疗机构的电子认证。

具体功能包括：医疗机构、医师、护士在平台上注册、变更、注销等业务，建立执业档案，记录和完善执业行为，并且对外提供身份认证服务。

（七十）居民健康卡应用监督

根据《居民健康卡应用目录》及实现时间要求，对区域内已实现的居民健康卡应用区域范围、业务广度与深度进行统计与汇总，对各级各类卫生计生机构的居民健康卡受理环境建设情况及用卡引导情况进行评估评价与工作考核。

具体功能包括：分区域、分年度健康卡应用实现情况统计与分析，机构卡受理环境建设统计与分析,用卡情况统计与分析,综合分析与辅助决策,居民健康卡应用目录维护管理等。

四、平台基础建设

(七十一) 数据规范上报和共享

实现省、市、县四级人口健康信息平台健康医疗数据采集、统计分析等功能要求。省级平台要实现对上联通国家人口健康信息平台,对下联通市县两级人口健康信息平台,并实现对市县两级平台的标准化、规范化管理。省市县三级平台要实现区域内医疗机构的数据采集,并按照卫生计生行业的数据标准和工作要求,定时规范向上级人口健康信息平台报送数据。基于省级平台实现跨省间的居民电子健康档案和电子病历的数据互联互通和业务协同。省级平台要实现与中医药与教育、科技、工业和信息化、公安、民政、人社、农业、体育等部门间的数据互通共享。

具体功能包括:数据采集、数据标准化上报、平台的规范化管理、平台间数据共享与交互规范、部门间数据共享和交换标准、部门间平台联通与数据共享等。

(七十二) 平台主索引

以"居民身份证号码"作为平台基础服务的主索引。通过与居民健康卡注册管理系统关联,进行身份认证、个人注册基本信息核实等。按照平台业务系统和《居民健康卡应用目录》提供相关索引服务。

具体功能包括:个人主索引注册、主索引服务,数据自动匹配关联、主索引维护等。

(七十三) 注册服务

依托人口健康信息平台,提供对居民个人、医疗卫生人员、医疗卫生机构、医疗卫生术语等基础共享信息的注册,提供唯一的标识号,实现在省域范围内的信息识别。

具体功能包括:

1. 个人注册:指在一定区域管辖范围内,形成一个个人注册库,个人的健康标识号、基本信息被安全地保存和维护,提供给人口健康信息平台所使用,并可为医疗就诊及公共卫生相关的业务系统提供人员身份识别功能。

2. 医疗卫生人员注册:提供医疗卫生人员个人信息登记、服务处所登记、唯一个人标识分配、个人信息查询、个人标识查询。

3. 医疗卫生机构注册:提供医疗卫生机构信息登记、唯一机构标识分配、空间方位信息登记、机构信息查询、机构位置查询及地图展现、机构标识查询。

4. 医疗卫生术语注册:提供术语的注册、更新维护,提供术语间语义映射;既可由平台管理者又可由平台接入机构进行注册、更新维护。

(七十四) 数据采集与交换

以集约化建设模式实现人口健康信息平台批量数据采集和个案数据交换,强化数据采集与交换的过程数据质量控制,以及数据标准化管理。

具体功能包括:

1. 数据采集:提供丰富的采集元数据服务、支持灵活的数据采集方式;支持基于数据标准的数据转换;支持推送和订阅双模式的数据分发;支持多目的的数据分发;支持重复数据删除。

2. 数据整合:基于数据标准的关键信息提取,基于特征信息模糊匹配的数据关联,提供手工干预的数据管理功能。

3. 数据交换：提供文档共享服务、文档订阅服务、任务调度服务、通用消息服务、共享文档转换工具等功能。

4. 数据质量管理：数据质量类别管理、质量度量规则管理、质量检核方法管理、质量检核方法审核、数据质量检核调度、数据质量检核执行、数据质量检核入库、问题数据展现、问题数据趋势分析、数据质量检核监控、检核日志管理、数据质量报告、专项数据质控规则处理模块（一致性、完整性控制、异常数据管理、重叠身份管理、差错修订、重复数据删除）等功能。

5. 数据标准管理：数据标准管理提供对术语、数据元、数据集以及值域代码的管理与维护。

6. 数据标准服务：提供按需发布标准规范，供人口健康信息平台 / 应用系统参考使用；基于数据标准规范配置接口标准、交换文档等内容，以实现语义化的数据交换；与外部标准体系之间的接口（国家卫计委相关标准、国际标准）；支撑共享交换过程中的代码、数据转换。

（七十五）信息资源管理

提供全员人口信息、电子健康档案、电子病历三大基础数据库、医疗卫生核心数据、标准规范数据等的规范化管理。

具体功能包括：

1. 主数据管理：提供属性自动匹配和重复数据删除功能，以及基于工作流的主数据手动干预功能；提供多源数据的原始数据查询、差异比较功能；提供主数据的历史变更回溯功能。

2. 参考数据管理：提供数据值、数据集生命周期管理，提供数据值、数据集版本管理与血缘关系管理功能，提供参考数据查询、发布功能。

3. 文档注册：提供文档元数据的采集、抽取、转换等功能。

4. 事件注册：提取文档中与事件相关的元数据进行注册，依据事件信息建立居民与文档之间的关联关系，通过事件获取相关文档。

5. 索引服务：通过索引服务从基本业务系统查看居民的健康事件信息，以及事件信息所涉及的文档目录及摘要信息。结合信息资源存储服务提供文档信息的即时展示。

（七十六）信息资源存储

提供全省全员人口库、健康档案库、电子病历库、文档库、医学影像库等的存储，提供跨地域的数据存储 / 数据访问服务。

具体功能包括：

1. 三大基础库：实现基于数据标准的全员人口、健康档案、电子病历三大基础信息资源的数据模型的定义、变更、发布的全生命周期管理。提供数据建模、物理模型转换、物理模型部署功能，提供标准数据元引用。

2. 文档库：实现基于分布式文件存储的卫生信息共享文档的存储管理，以及文档访问索引建设。提供文档存储区域设定，提供基于 MD5 的文档有效性验证，提供文档的离线备份与恢复，提供文档元数据描述，提供文档分类管理；提供文档快速检索。

3. 医学影像库：提供医学影像缓存服务，提供影像转换、抽取、分块、压缩等处理，提供机构端影像调阅网关。

4. 空间数据库：提供定位数据注册、变更的管理，提供定位数据与实体的关联管理，提供区域边界的定义与管理。

(七十七) 信息资源目录

基于元数据、信息资源分类、标识符编码和全文检索技术实现信息资源的统一管理,充分利用目录注册、目录聚合、目录发布等功能,实现信息资源目录体系的两大重要任务,即定位发现和共享整合。

具体功能包括:

1. 元数据管理:提供自动化信息资源编目、信息资源注册、智能化的查询功能。支持集中式和分布式部署,实现基于 Metadata 的信息资源管理。

2. 基于 IHE XDS 的文档共享管理:支持文档类信息提交,支持非文档类信息提交,基于分阶段提交的性能优化,支持多种文档格式的提交,支持单一和患者文档提交模式,定制化的信息索引机制,提供患者域外文档存在分析功能。

3. 基于 IHE PIX 的个人主索引管理:区域性唯一标识(ID)管理(分配、删除、合并等)、ID映射管理、个人信息管理、主索引查询、主索引数据维护、重复信息匹配、个人关系管理等。

(七十八) 全程健康档案服务

实现健康档案全生命周期的信息服务。

具体功能包括:

1. 档案管理:对健康档案的全生命周期进行管理,包括建档、注销、属地变更等。

2. 健康档案调阅:为平台应用提供统一的健康档案访问入口。配合信息安全手段实现居民健康档案的受控访问。为健康档案浏览器提供顶层数据访问服务。提供健康档案检索、健康档案状态查询、健康档案获取、健康档案摘要调阅等服务内容。

3. 组装服务:提供组装模板制作与维护功能;提供所见即所得的数据组装仿真,提供模板的版本化管理,提供规范的模板发布流程处理;提供组装引擎,提供组装服务运行监控。

4. 健康档案浏览器:提供健康档案中任何可用信息的跨域集成视图,包括通过平台提供的索引服务追踪到所有事件的相关数据。

5. 电子病历浏览器:实现医疗服务过程中居民历次门诊与住院病历、检查、检验等各种报告的浏览与查看,患者病历、各种报告的过滤等。提供通过患者基本信息、诊疗事件信息、文档信息等快速检索精确定位患者病历,提供医学影像阅片。

(七十九) 区域业务协同

围绕居民健康档案开展区域业务协同,实现以人为核心的多条线业务联动。平台提供编排服务和业务规则服务等基础支撑功能,实现事件驱动的自动化业务流程处理。

具体功能包括:

1. 编排服务:编排服务是驱动事务执行的引擎。根据流程编排计划触发和管理每一步并行或串行操作及调用服务。提供图形化流程编排工具、流程仿真工具、流程引擎、流程管理控制台。

2. 业务规则服务:业务规则服务是细颗粒的验证和逻辑处理规则对象的采集器,它在运行期间进行组合以执行适用于正在被处理的特定类型的平台互联互通性事务的业务逻辑。业务规则以硬编码方式或者业务规则服务调用方式使用。

(八十) 信息安全

提供身份认证、用户管理和权限控制、审计追踪、通讯安全、节点认证等手段保证信息安全和隐私保护。具体功能包括:

1. 用户访问管理:用户访问管理功能,允许并管理用户通过平台访问个人的健康信息,用户在进行系统访问时进行有效的身份认证。

2. 不可抵赖：不可抵赖功能，在系统执行关键业务操作时，对参与者／操作者发生动作加入数字签名功能；在敏感信息传送时，对传送数据进行数字签名，确保消息的发送者或接收者以后不能否认已发送或接收的消息；支持对数字签名信息加盖时间戳。时间戳保证在国家的法定时间源下，从而保障时间的授时和守时监测。

3. 数据安全传递：数据安全传递功能，对数据交换的参与者双方进行有效的身份认证；对交换数据进行数据完整性保护；对通信过程中的整个报文或会话过程敏感信息字段进行加密，支持基于标准的加密机制。

4. 数据安全路由：数据安全路由功能，在通信双方建立连接之前，应用系统进行会话初始化验证；确保只和认证及授权过的来源和目的地进行数据传递。

5. 隐私保护：通过访问权限管理、数据加密等多种安全手段，在保证健康档案（含电子病历）共享的同时实现对居民隐私的保护。提供单点登录、授权、认证、基于角色的访问、数据库高级安全、应用流程控制等。病人同意原则：强调居民／病人权利，居民健康信息授权使用。匿名化：用于分析研究时隐去不必要的人员基本信息。居民个人隐私诊断信息隐藏，如艾滋病、精神疾病等。

6. 审计追踪：提供对每个事务所涉及到的系统、用户、医护工作者、患者／居民、健康数据等的报告功能，提供与隐私和安全有关的事件进行审计的功能。提供行为审计记录、安全信息的统计分析、用户访问行为监测等功能。

7. 节点与机构认证：节点与机构认证主要实现对接入节点和接入机构与平台交互过程中的安全管理。提供节点与机构注册、节点与机构管理、节点与机构证书管理、节点与机构浏览等功能。对外提供的交互服务：节点与机构认证服务、节点与机构查询服务。

8. 平台安全加固：在省市县各级人口健康信息平台建立安全架构体系，采用国家批准的密码技术，实行各级人口健康信息平台国家安全体系认证、安全产品认证和服务认证，实现人口健康信息传输安全、存储安全和使用安全，使人口健康信息平台信息安全达国家计算机信息系统等级保护三级及以上要求，建立安全评估指标体系，建立安全策略管理系统，威胁预警与态势感知系统，以及可视化监测与分析系统，提高在应用层面、网络层面和数据层面的安全能力。

（八十一）平台管理

为人口健康信息平台基础管理功能，提供用户、角色、权限管理，实现版本控制、日志和监控管理。

具体功能包括：

1. 用户管理：对用户进行全面管理，包括用户组的增加、修改和删除，用户的增加、修改和删除，用户与用户组之间的对应，以及其余角色的权限管理，安全可靠的密码管理等功能。

2. 角色管理：完成对系统内角色的维护，以及对角色的分级管理。具体功能包括：提供角色定义、权限设置、用户角色分配、用户角色查询、用户角色变更记录查询等功能。

3. 权限管理：提供权限定义、查询及维护功能，提供权限授权角色查询、授权用户查询等功能。

4. 配置管理：提供组件版本自动更新功能、系统参数设置功能，提供个性化服务功能等。

5. 日志管理：平台运行情况的监控记录。提供日志的图形化监控功能，提供错误日志统计的功能,提供对平台运行产生的系统日志进行查询的功能。

6. 监控管理:为提高对平台接入节点状态的监控,以及对接入节点上传数据质量的监控,平台需建立一整套完整的监管服务功能。具体功能包括:集成网络设备监管系统的监控数据,以及实现接口数据质量评估,同时建立完善的数据监控机制,从而对接入节点的网络状态、硬件状态、数据上传的情况(按接口分类的上传数量、上传成功率、质量评估结果等)进行综合展示,以指导各接入机构进行相应的改造和接口优化。

7. 管理控制台:对平台的运维提供管理操作界面。管理控制台中集成平台内各项基础服务的管理界面,形成统一的界面风格。具体功能包括:提供基础服务的启动、停止、挂起操作,提供平台运行环境概览,提供基础服务调用情况查询,提供接入节点的运行状态展示,提供文档交换作业的统计分析。

8. 平台数据中心建设:省统筹区域人口健康信息平台数据中心建设应包括机房建设、网络建设、灾备建设和安全设施建设等内容,并达到相关建设标准,实现日常运行维护安全保障。

(八十二)居民健康卡注册管理

为居民提供健康服务身份统一注册、跨省市身份认证、信息归集索引、黑白名单管理等全生命周期服务,支撑系统互联互通和信息交换。

具体功能包括:身份注册、身份索引规则管理、医疗机构管理、跨区域身份认证、黑白名单同步、多数据源信息比对等。

(八十三)大数据应用支撑

应遵循统一规划、统一建设原则,可以遵循物理分布或逻辑统一,实现最大程度资源利用率,从而避免资源浪费。

具体功能包括:

1. 分布式操作系统   位于 IT 基础架构之上,为上层应用服务提供资源调度、应用管理、数据交换等基础服务。具体功能包括:分布式操作系统包含分布式服务管理模块、分布式资源管理模块、分布式服务管理模块、分布式数据服务调度接口。

2. 数据搜索引擎   可支持实时检索、稳定、可靠的快捷数据获取方式,同时也是一种以数据检索方式实现的数据分析挖掘方式。具体功能包括:数据接入模块、数据索引模块、通用数据访问接口、分布式结点管理和调度模块、数据分析与可视化模块。

3. 集中式数据存储   面向服务的数据存储方式,数据集中存储在一个结点,通过主备集群保证平台数据的高可靠性和高可用性,保证与传统业务系统的顺利融合。具体功能包括:数据输入输出接口、数据挖掘模型应用接口。

4. 分布式数据存储   提供分布式数据存储方式,数据分布存储在多个计算和存储结点,通过分布式框架保证平台数据的高可靠性和高可用性。具体功能包括:数据输入输出接口、数据挖掘模型应用接口。

5. 信息安全保障   一是安全设计。构建健康医疗大数据在产生、运输、存储以及使用等数据全生命周期的安全保障体系。基于国产密码技术,采用身份认证、授权访问、电子签名、传输加密、存储加密、隐私保护、安全审计等技术保证医学大数据的真实性、完整性、机密性、可用性、不可抵赖性。有效保障健康医疗大数据产生、传输、存储以及使用整个生命周期的安全:省统筹区域人口健康信息平台作为医疗卫生重要核心信息系统,按照国家信息安全等级保护三级基本要求实施,建立统一、安全、稳定、规范、高效的信息系统安全保障体系,实现信息安全保障的可信、可控、可管、可视和合规。二是技术先进,保障安全性、可维护性和可扩展性。建议采用国产密码技术、选择目前和未来一定时期内有代表性和先进性的成熟安全技术,满足健康医疗大数据在整个生命周期过程中具有持续的可维护和可扩展性。三是等级保障体系。根据健康医疗大数据在机密性、完整性、保密性方面的特征,建立分域分级的安全防护策略和措施,防止对其非法、非授权访问,确保重要业务操作行为可审计,形成集自主评测、自主加固与持续改进的能力于一体的防护体系。四是全生命周期安全建设方案。包括数据产生安全保障、数据传输安全保障、数据存储安全保障、数据使用安全保障、机构认证与授权以及等级保护安全合规性建设。

《区域全民健康信息平台功能设计指导》
编写致谢单位

万达信息股份有限公司

卫宁健康科技集团股份有限公司

东软集团股份有限公司

东华软件股份公司

智业软件股份有限公司

上海京颐科技股份有限公司

江苏曼荼罗软件股份有限公司

中科软科技股份有限公司

杭州创业软件股份有限公司

中电数据服务有限公司

北京汇美科友科技有限公司

成都金盘电子科大多媒体技术有限公司

北京锐软科技股份有限公司

神州数码医疗科技股份有限公司

北京华招易联信息技术有限公司

北京三维天地科技有限公司